Ben Schöttker

Indirekte Vergleiche der Wirksamkeit von Therapieverfahren

Ben Schöttker

Indirekte Vergleiche der Wirksamkeit von Therapieverfahren

Eine Beschreibung und Validitätsprüfung von Methoden für indirekte Wirksamkeits- vergleiche therapeutischer Interventionen in systematischen Reviews

Südwestdeutscher Verlag für Hochschulschriften

Imprint
Any brand names and product names mentioned in this book are subject to trademark, brand or patent protection and are trademarks or registered trademarks of their respective holders. The use of brand names, product names, common names, trade names, product descriptions etc. even without a particular marking in this work is in no way to be construed to mean that such names may be regarded as unrestricted in respect of trademark and brand protection legislation and could thus be used by anyone.

Publisher:
Südwestdeutscher Verlag für Hochschulschriften
is a trademark of
Dodo Books Indian Ocean Ltd., member of the OmniScriptum S.R.L Publishing group
str. A.Russo 15, of. 61, Chisinau-2068, Republic of Moldova Europe
Printed at: see last page
ISBN: 978-3-8381-2474-2

Zugl. / Approved by: Lübeck, Universität zu Lübeck, Diss., 2010

Copyright © Ben Schöttker
Copyright © 2011 Dodo Books Indian Ocean Ltd., member of the OmniScriptum S.R.L Publishing group

Vorwort

Der Wirksamkeitsvergleich therapeutischer Interventionen ist nicht nur gesetzlich festgeschrieben (§135 und §35b, SGB V), sondern ist auch ein zentrales Element von klinischen Leitlinien bzw. Entscheidungssituationen. Entscheidungsunterstützungsinstrumente wie systematische Übersichtsarbeiten und Health Technology Assessments (HTA) sollten daher über ein valides methodisches Instrumentarium verfügen. Randomisierte kontrollierte Studien, die Therapien direkt miteinander vergleichen, gelten als Goldstandard für den Wirksamkeitsvergleich. Da Studien dieses Typs nur begrenzt zur Verfügung stehen, sind Wirksamkeitsvergleiche auf indirekt vergleichende Methoden angewiesen, deren Validität allerdings kontrovers diskutiert wird.

Nachdem indirekte Vergleiche zunächst in den angelsächsischen Ländern Verbreitung fanden, werden sie seit kurzem auch in Deutschland für die Nutzenbewertung herangezogen. Nachdem sie das Institut für Qualität und Wirtschaftlichkeit (IQWiG) bereits seit Oktober 2009 für Kosten-Nutzen-Bewertungen einsetzen kann (siehe IQWiG-Methodenpapier zur Kosten-Nutzen-Bewertung; www.iqwig.de), werden sie seit 2011 auch für die Bewertung des Zusatznutzens neuer Wirkstoffe herangezogen. Nach § 35b SGB V wird für jedes Arzneimittel mit einem neuen Wirkstoff, das in den Markt eingeführt wird, der Nutzen bewertet und auf Grundlage des medizinischen Zusatznutzens im Verhältnis zur zweckmäßigen Vergleichstherapie ein Erstattungsbetrag vereinbart. Der medizinische Zusatznutzen wird in der Regel durch einen indirekten Vergleich ermittelt werden, da direkt vergleichende Studien meist noch nicht verfügbar sind.

Dieses Buch evaluiert alle zurzeit verfügbaren indirekt vergleichenden Methoden durch eine umfassende Beschreibung und Bewertung. HTA-Institutionen sollen in der Frage beraten werden, ob indirekte Vergleich geeignet sind, als Entscheidungshilfe zu dienen. Gleichzeitig wird den Verfassern von Nutzendossiers mit Therapievergleichen eine umfassende Beschreibung der indirekten vergleichenden Methoden an die Hand gegeben, die bei der Durchführung indirekter Vergleiche hilfreich sein sollte. Es wird ferner ausgeführt und diskutiert, wann indirekte Vergleiche eine ausreichende Validität aufweisen können. Diese Kapitel sollen diejenigen, die Nutzendossiers überprüfen müssen (z.B. von Seiten des IQWiG), bei ihrer Arbeit unterstützen.

Valide ist eine Methode, wenn sie frei von systematischen Fehlern ist. Präzise Ergebnisse liefert sie, wenn sie ein geringes Maß an zufälligen Fehlern produziert. Es wird im Rahmen dieses Buches überprüft, ob die indirekt vergleichenden Methoden in diesen beiden Qualitätskriterien dem Goldstandard „direkter Vergleich" ebenbürtig sind.

Weitere Fragestellungen zu indirekten Vergleichen, die Gegenstand dieses Buches sind, lauten:

- Wie häufig wurden die verschiedenen Methoden für indirekte Wirksamkeitsvergleiche therapeutischer Interventionen bisher in publizierten systematischen Reviews eingesetzt?
- Wie ist die Validität indirekter Vergleiche zu beurteilen, wenn in den indirekten Vergleich zusätzlich Ergebnisse von direkt vergleichenden Studien eingeschlossen werden?
- Führen indirekte Vergleiche zu den gleichen Schlussfolgerungen über Therapieeffektunterschiede wie direkte?
- Lässt sich ein „Goldstandard" identifizieren, nach dem indirekte Vergleiche der Wirksamkeit von therapeutischen Interventionen vorgenommen werden sollten?

An der Erstellung dieses Buches waren weitere Personen beteiligt, denen ich Dank schulde. Zunächst ist wichtig mitzuteilen, dass dieses Buch bis auf formale Änderungen identisch mit meiner Dissertation ist. Herzlich bedanken möchte ich mich deshalb bei Herrn Prof. Dr. Dr. Raspe für die Überlassung des Themas und eines Arbeitsplatzes im Institut für Sozialmedizin der Universität zu Lübeck. Die Dissertation ging aus dem vollständig vom Deutschen Institut für Medizinische Dokumentation und Information (DIMDI) finanzierten Projekt „indirekte Vergleiche" hervor, zu dem ein HTA-Bericht erschienen ist, der kostenlos auf den Internetseiten des DIMDI verfügbar ist.

Mein besonderer Dank gilt Frau Dr. Dagmar Lühmann, die die HTA-Abteilung am Institut für Sozialmedizin leitet. Sie hat in angenehmen Diskussionen und durch konstruktive Ratschläge entscheidend zum Gelingen des besagten DIMDI-Berichts beigetragen. Für die Erstellung und Durchführung der Literatursuche gilt mein Dank Frau Edda Bhattacharjee vom DIMDI und erneut Frau Dr. Dagmar Lühmann. Bei Frau Dalila Boulkhemair (Universität zu Lübeck) möchte ich mich für die Durchführung der Suche nach Methodenpapieren zu indirekten Vergleichen auf den Internetseiten der HTA-Institutionen bedanken.

Frau Dr. Gundula Behrens (Statistikerin am Institut für Epidemiologie und Präventivmedizin, Uniklinikum Regensburg) bin ich sehr dankbar, dass sie Beschreibungen mathematischer Sachverhalte in diesem Buch auf ihre korrekte Darstellung hin überprüft hat.

Nicht unerheblich war auch die Hilfe aus meinem familiären Umfeld. Lothar Schöttker danke ich für die finanzielle Unterstützung, Thomas Fritscher und Monika von Moller für orthographische Korrekturen und Tim Schöttker für Hilfen bei der Formatierung.

Heidelberg, im März 2011

Ben Schöttker

Inhalt

Tabellenverzeichnis VII
Tabellenverzeichnis VII
Abbildungsverzeichnis IX
Abkürzungsverzeichnis XI
1 Einleitung 1
  1.1 Gesundheitspolitischer Hintergrund - Der gesetzliche Auftrag für die Nutzenbewertung therapeutischer Interventionen 1
  1.2 Die international anerkannten Standards der Nutzenbewertung 2
  1.3 Eingrenzung des Themas auf Wirksamkeitsvergleiche therapeutischer Interventionen 3
  1.4 Bedarf an indirekten Wirksamkeitsvergleichen 3
    1.4.1 Internationaler Status quo des Einsatzes indirekt vergleichender Methoden auf institutioneller Ebene 4
  1.5 Einsatzszenarien für direkte und indirekte Vergleiche 5
    1.5.1 Geometrie von Evidenznetzwerken 9
  1.6 Ableitung von Forschungsfragen aus dem bisherigen Forschungsstand zu indirekt vergleichenden Methoden 11
    1.6.1 Allgemeine Annahmen und Voraussetzungen für indirekte Vergleiche ... 12
    1.6.2 Beschreibung indirekt vergleichender Methoden in systematischen Literaturübersichten 13
    1.6.3 Häufigkeit des Einsatzes indirekt vergleichender Methoden 13
    1.6.4 Validität indirekter Vergleiche 14
    1.6.5 Validität indirekter Vergleiche, die direkt vergleichende Studien mit aufnehmen 16
    1.6.6 Präzision indirekt vergleichender Methoden 17
    1.6.7 Fähigkeit zu den gleichen Schlussfolgerungen zu gelangen wie direkte Vergleiche 18
    1.6.8 Der Goldstandard unter den Methoden für indirekte Therapievergleiche ... 19
2 Methodik 20
  2.1 Literaturrecherche 20
    2.1.1 Recherche in elektronischen Datenbanken 20
    2.1.2 Handsuchen 21
  2.2 Literaturselektion 22
    2.2.1 Abstractselektion 23
    2.2.2 Volltextselektion 24
  2.3 Strategie der Literaturauswertung 25

2.4 Beschreibung der indirekt vergleichenden Methoden (vgl. Forschungsfrage 1 und 2) 26
2.5 Häufigkeit des Einsatzes der verschiedenen Methoden für indirekte Vergleiche (vgl. Forschungsfrage 3) 26
2.6 Methodik der Validitätsprüfung indirekter Vergleiche (vgl. Forschungsfrage 4) 27
    2.6.1 Indirekte Vergleiche ohne Meta-Analysen 27
    2.6.2 Indirekte Vergleiche mit meta-analytischen Methoden 27
        2.6.2.1 Datensätze für die Validitätsprüfung 27
        2.6.2.2 Schätzung der Diskrepanzen zwischen direktem und indirektem Vergleich 28
        2.6.2.3 Berechnung der z-Werte der Diskrepanzen zwischen direktem und indirektem Vergleich 30
        2.6.2.4 Test auf systematische Über- oder Unterschätzung 31
        2.6.2.5 Quantifizierung des Ausmaßes der Diskrepanz 34
        2.6.2.6 Häufigkeit von statistisch signifikant diskrepanten Datensätzen 34
2.7 Methodik der Validitätsprüfung indirekter Vergleiche, die direkt vergleichende Studien mit einschließen - Subgruppenanalyse (vgl. Forschungsfrage 5) 35
2.8 Beurteilung der Präzision indirekt vergleichender Methoden (vgl. Forschungsfrage 6) 36
2.9 Überprüfung der Kongruenz in den Schlussfolgerungen von direktem und indirektem Vergleich (vgl. Forschungsfrage 7) 36
2.10 Ermittlung eines Goldstandards unter den indirekt vergleichenden Methoden (vgl. Forschungsfrage 8) 37

3 Ergebnisse 38
3.1 Ergebnisse der Literaturrecherchen und der Literaturselektion 38
3.2 Allgemeine Annahmen und Voraussetzungen für indirekte Vergleiche (vgl. Forschungsfrage 1) 41
    3.2.1 Heterogenität 41
    3.2.2 Umgang mit Heterogenität in systematischen Reviews mit indirekten Vergleichen 43
3.3 Beschreibung der indirekt vergleichenden Methoden (vgl. Forschungsfrage 2) 45
    3.3.1 Nicht-adjustierter indirekter Vergleich 46
    3.3.2 Adjustierter indirekter Vergleich 49
        3.3.2.1 Weiterentwicklung der adjustierten indirekten Vergleiche: Einschluss von direkt vergleichenden Studien 53
    3.3.3 Meta-Regression 55
        3.3.3.1 Weiterentwicklung der Meta-Regression: Aufnahme von Kovariaten in die Meta-Regression 57
        3.3.3.2 Weiterentwicklung der Meta-Regression: Einschluss von kontrollierten direkt vergleichenden Studien (Gemischtes Modell) 57

3.3.3.3 Weiterentwicklung der Meta-Regression: Meta-Regression mit Bayes' Theorem ... 59
3.3.4 Netzwerk-Meta-Analyse ... 59
3.3.5 Weiterentwicklung der NMA: Modellierung unterschiedlicher Nachbeobachtungszeiten ... 68
3.3.6 Sonstige Methoden ... 69
3.3.7 Exkurs: Methoden ohne Meta-Analysen ... 71
3.4 Relative Häufigkeit des Einsatzes der verschiedenen Methoden für indirekte Vergleiche (vgl. Forschungsfrage 3) ... 73
3.5 Validitätsprüfung indirekt vergleichender Methoden (vgl. Forschungsfrage 4 und 5) ... 78
   3.5.1 Test auf systematische Über- oder Unterschätzung ... 80
   3.5.2 Ausmaß der durchschnittlichen Diskrepanz ... 84
   3.5.3 Anteil der statistisch signifikant diskrepanten Datensätze der verschiedenen Methoden ... 85
3.6 Subgruppenanalyse (vgl. Forschungsfrage 4 und 5) ... 87
   3.6.1 Test auf systematische Über- oder Unterschätzung ... 88
   3.6.2 Ausmaß der durchschnittlichen Diskrepanz ... 92
   3.6.3 Anteil der statistisch signifikant diskrepanten Datensätze der verschiedenen Methoden ... 93
3.7 Präzision indirekt vergleichender Methoden (vgl. Forschungsfrage 6) ... 94
3.8 Kongruenz in den Schlussfolgerungen von direktem und indirektem Vergleich (vgl. Forschungsfrage 7) ... 97
3.9 Gibt es einen Goldstandard unter den indirekten Vergleichen? ... 99

4 Diskussion und Beantwortung der Forschungsfragen ... 100
4.1 Diskussion der Methodik ... 100
4.2 Wann können indirekte Vergleiche vertrauenswürdige Ergebnisse liefern? (vgl. Forschungsfrage 1) ... 102
   4.2.1 Grundvoraussetzung: Systematischer Review ... 103
   4.2.2 Voraussetzungen für indirekte Vergleiche ... 103
4.3 Welche Methoden zur Durchführung indirekter Vergleiche therapeutischer Interventionen existieren bisher und wie lassen sie sich charakterisieren bzw. beschreiben? (vgl. Forschungsfrage 2) ... 107
   4.3.1 Systematik der Methoden für indirekte Wirksamkeitsvergleiche ... 107
   4.3.2 Diskussion methodenspezifischer Ursachen für systematische Verzerrungen ... 108
4.4 Häufigkeit der verschiedenen indirekt vergleichenden Methoden (vgl. Forschungsfrage 3) ... 115
4.5 Validität indirekter Vergleiche (vgl. Forschungsfrage 4) ... 116

4.6 Auswirkungen auf die Validität indirekter Vergleiche, wenn direkt vergleichende Studien mit in den indirekten Vergleich aufgenommen werden (vgl. Forschungsfrage 5) 123
4.7 Wie ist die Präzision indirekter Vergleiche zu beurteilen? (vgl. Forschungsfrage 6) 125
4.8 Kommen indirekter und direkter Vergleich zu identischen Schlussfolgerungen? (vgl. Forschungsfrage 7) 126
4.9 Kein Goldstandard unter den Methoden für indirekte Vergleiche (vgl. Forschungsfrage 8) 127
4.10 Ergänzungen zum aktuellen Forschungsstand zu indirekten Therapievergleichen durch diese Arbeit 128
4.11 Forschungsbedarf 130
4.12 Schlussfolgerungen und Empfehlungen 133

5 Zusammenfassung 138

6 Literaturverzeichnis 141

7 Anhang 161
7.1 Durchsuchte Datenbanken 161
7.2 Suchstrategien 164
   7.2.1 Suchstrategien in digitalen Datenbanken 164
7.3 Ergebnisse der Handsuchen 166
7.4 Nach Durchsicht im Volltext ausgeschlossene Literatur mit Ausschlussgrund ... 171
7.5 Nach Durchsicht im Volltext eingeschlossene Literatur 181
7.6 Checklisten 187
7.7 Ergebnistabellen 191
   7.7.1 Methodische Daten der systematischen Reviews mit indirekten Vergleichen 191
   7.7.2 Heterogenitätsbetrachtung in systematischen Reviews mit indirekten Vergleichen 194
   7.7.3 Publikationen mit einer Netzwerk-Meta-Analyse 205
   7.7.4 Gegenüberstellung der Meta-Analyse-Ergebnisse des direkten und indirekten Vergleichs aus den Typ-5-Publikationen 208
7.8 Forest-Plots der Diskrepanzen zwischen direkten und indirekten Vergleichen 273

Tabellenverzeichnis

Tabelle 1: Möglichkeiten bei Inkonsistenz und/oder Heterogenität mit einer NMA zu verfahren ... 68

Tabelle 2: Anzahl der Einsätze der verschiedenen Methoden zur Durchführung indirekter Vergleiche in systematischen Reviews ... 77

Tabelle 3: Anzahl der den Reviews für die Hauptanalyse entnommenen Datensätze ... 79

Tabelle 4: Verteilungsparameter der z-Werte (Hauptanalyse) ... 83

Tabelle 5: Test auf Lage des Mittelwerts der z-Werte (Hauptanalyse) ... 83

Tabelle 6: Ausmaß der durchschnittlichen Diskrepanz zwischen direktem und indirektem Vergleich (Hauptanalyse) ... 84

Tabelle 7: Anteil der statistisch signifikant diskrepanten Datensätze (Hauptanalyse) ... 86

Tabelle 8: Übersicht über die in der Hauptanalyse und Subgruppenanalyse eingeschlossenen Datensätze ... 87

Tabelle 9: Verteilungsparameter der z-Werte (Subgruppenanalyse) ... 90

Tabelle 10: Test auf Lage des Mittelwerts der z-Werte (Subgruppenanalyse) ... 91

Tabelle 11: Ausmaß der durchschnittlichen Diskrepanz zwischen direktem und indirektem Vergleich (Subgruppenanalyse) ... 92

Tabelle 12: Anteil der statistisch signifikant diskrepanten Datensätze (Subgruppenanalyse) ... 93

Tabelle 13: Anzahl der kongruenten Schlussfolgerungen aus direktem und indirektem Vergleich ... 98

Tabelle 14: Über das DIMDI recherchierte elektronische Datenbanken ... 161

Tabelle 15: Im ISI Web of Knowledge® enthaltene Datenbanken ... 162

Tabelle 16: HTA-Institutionen (Internetseiten für die Handsuche) ... 162

Tabelle 17: Suchstrategie in DIMDI-Datenbanken (20.2.2008); Recherchezeitraum 1999-2008 ... 164

Tabelle 18: Suchstrategie, ISI Web of Knowledge®, 28.2.2008 ... 166

Tabelle 19: Ergebnisse der Referenzensuche im Abschnitt „Statistical methods for indirect comparisons" des systematischen Reviews von Glenny et al.[115] ..166

Tabelle 20: Übersicht über die weiteren Methodenpapiere, die aus den Referenzen anderer Reviews oder bereits gefundener Methodenpapiere exzerpiert wurden. ... 167

Tabelle 21: Systematische Übersichtsarbeiten, denen Glenny et al.[115] Meta-Analysen entnahmen, um mit ihnen sowohl direkte als auch indirekte Vergleiche durchzuführen. 168

Tabelle 22: Details über die im Volltextscreening ein- bzw. ausgeschlossenen Publikationen bei der Suche auf den Internetseiten der Cochrane Collaboration 169

Tabelle 23: Ergebnisse der Handsuchen auf den Internetseiten der HTA-Institutionen .. 169

Tabelle 24: Übersicht über die Anzahlen an ausgeschlossener Literatur nach Ausschlussgründen 171

Tabelle 25: Eingeschlossene Literatur, sortiert von Typ-1- bis Typ-5-Publikationen mit Zuordnung zu der in der jeweiligen Publikation behandelten oder eingesetzten Methode des indirekten Vergleichs 181

Tabelle 26: Methodische Daten systematischer Reviews mit indirekten Vergleichen; geordnet nach der verwendeten Methode 191

Tabelle 27: Verwendete Verfahren zur Ermittlung von Heterogenität in systematischen Reviews mit indirekten Vergleichen 194

Tabelle 28: Umgang mit vorliegender Heterogenität in den Typ-5-Publikationen 198

Tabelle 29: Ausmaß der statistischen Heterogenität in Reviews mit signifikanter Diskrepanz zwischen den Ergebnissen des direkten und indirekten Vergleichs 201

Tabelle 30: Zusätzlich abgefragte Charakteristika in Publikationen mit einer NMA 205

Tabelle 31: Erhebung und Umgang mit Heterogenität und Inkonsistenz in Publikationen mit einer NMA 206

Tabelle 32: Allgemeine Informationen zu den Meta-Analysen aus den Typ-5-Publikationen 208

Tabelle 33: Hintergrundinformationen zu den indirekt vergleichenden Meta-Analysen aus den Typ-5-Publikationen 225

Tabelle 34: Hintergrundinformationen zu den direkt vergleichenden Meta-Analysen aus den Typ-5-Publikationen 240

Tabelle 35: Weitere Parameter der Gegenüberstellung der Therapieeffektunterschiede zwischen direktem und indirektem Vergleich in den Meta-Analysen der Typ-5-Publikationen 251

Abbildungsverzeichnis

Abbildung 1: Einsatzszenarien für direkte und indirekte Vergleiche 6
Abbildung 2: Extremata von geometrischen Strukturen in Evidenznetzwerken 9
Abbildung 3: Ergebnisse der Literaturrecherchen und Handsuchen 39
Abbildung 4: Verwendungszwecke der eingeschlossenen Literatur 40
Abbildung 5: Wahlmöglichkeiten um mit heterogenen Therapieeffekten umzugehen 44
Abbildung 6: Nicht-adjustierter indirekter Vergleich 47
Abbildung 7: Adjustierter indirekter Vergleich 50
Abbildung 8: Adjustierter indirekter Vergleich unter Einschluss von direkt vergleichenden Studien 55
Abbildung 9: Beispiel für zwölf Studien mit Indizien zur Wirksamkeit der Interventionen A und B 61
Abbildung 10: Darstellung des Beispiels als Evidenznetzwerk 61
Abbildung 11: Evidenznetzwerk aus drei Therapieoptionen 66
Abbildung 12: Indirekter Vergleich nach Moore et al. und Hind et al. 71
Abbildung 13: Anzahl der Einsätze der verschiedenen Methoden zur Durchführung indirekter Vergleiche mit Meta-Analyse(n) in systematischen Reviews, publiziert im Zeitraum von 01/1999 bis 02/2008 74
Abbildung 14: Häufigkeit von Publikationen mit indirekten Vergleichen von 2000 bis 2007 75
Abbildung 15: Histogramm der z-Werte der nicht-adjustierten indirekten Vergleiche; Hauptanalyse 80
Abbildung 16: Histogramm der z-Werte der adjustierten indirekten Vergleiche; Hauptanalyse 81
Abbildung 17: Histogramm der z-Werte der indirekten Vergleiche mittels Meta-Regression; Hauptanalyse 81
Abbildung 18: Histogramm der z-Werte der NMAs; Hauptanalyse 82
Abbildung 19: Histogramm der z-Werte der nicht-adjustierten indirekten Vergleiche; Subgruppenanalyse 88
Abbildung 20: Histogramm der z-Werte der adjustierten indirekten Vergleiche; Subgruppenanalyse 89

Abbildung 21: Histogramm der z-Werte der indirekten Vergleiche mittels Meta-Regression; Subgruppenanalyse 89

Abbildung 22: Histogramm der z-Werte der NMAs; Subgruppenanalyse 90

Abbildung 23: Häufigkeitsverteilung der prozentualen Zu- bzw. Abnahme der Konfidenzintervallweite im indirekten Vergleich im Verhältnis zum direkten 96

Abbildung 24: Diskrepanz zwischen direktem und indirektem Vergleich bei der Verwendung von nicht-adjustierten indirekten Verfahren 274

Abbildung 25: Diskrepanz zwischen direktem und indirektem Vergleich bei der Verwendung von adjustierten indirekten Verfahren und dichotomen Daten; Teil 1 276

Abbildung 26: Diskrepanz zwischen direktem und indirektem Vergleich bei der Verwendung von adjustierten indirekten Verfahren und dichotomen Daten; Teil 2 277

Abbildung 27: Diskrepanz zwischen direktem und indirektem Vergleich bei der Verwendung von adjustierten indirekten Verfahren und kontinuierlichen Daten 278

Abbildung 28: Diskrepanz zwischen direktem und indirektem Vergleich bei der Verwendung von Meta-Regressionen für den indirekten Vergleich 279

Abbildung 29: Diskrepanz zwischen direktem und indirektem Vergleich bei der Verwendung von NMA mit kontinuierlichen Daten 279

Abbildung 30: Diskrepanz zwischen direktem und indirektem Vergleich bei der Verwendung von NMA mit dichotomen Daten 280

Abbildung 31: Diskrepanz zwischen direktem und indirektem Vergleich bei der Verwendung von sonstigen Methoden 281

Abkürzungsverzeichnis

Abb.	Abbildung
Abs.	Absatz
Adjust.	Adjustiert
AHRQ	Agency for Healthcare Research and Quality
AMG	Arzneimittelgesetz
ARR	Absolute Risikoreduktion
Chi², χ^2	Realisierung einer χ^2-Teststatistik
Cochrane Collaboration	Cochrane Collaboration of Systematic Reviews
CONSORT	Consolidated Standards for Reporting of Trials
DAHTA	Deutsche Agentur für Health Technology Assessment
DARE	Database of Abstracts of Reviews of Effects
df	Anzahl Freiheitsgrade
DIMDI	Deutsches Institut für Medizinische Dokumentation und Information
GB	Großbritannien
GRADE	Grades of Recommendation Assessment, Development and Evaluation
HR	Hazard Ratio
HTA	Health Technology Assessment
INAHTA	International Network of Agencies for Health Technology Assessment
IQWIG	Institut für Qualität und Wirtschaftlichkeit im Gesundheitswesen
KI	Konfidenzintervall
ln	Logarithmus naturalis (Natürlicher Logarithmus)
MD	Mittelwertsdifferenz
MeSH	Medical Subject Heading
MPG	Medizinproduktegesetz
n	Stichprobenumfang
n. b.	Nicht berichtet
NHS	National Health Service
NICE	National Institute for Health and Clinical Excellence
NMA	Netzwerk-Meta-Analyse

NNT	Number-needed-to-treat
Nr.	Nummer
OR	Odds Ratio
p	p-Wert
PBAC	Pharmaceutical Benefits Advisory Committee
Q-Test	Realisierung der Q-Teststatistik; einer χ^2-Teststatistik zur Beurteilung von Heterogenität in Meta-Analysen
QUORUM	Quality of reporting of Meta-Analyses
RCT	Randomisierte kontrollierte Studie („randomized controlled trial")
RD	Risikodifferenz
RR	Relatives Risiko
s	Standardabweichung
S.	Seite
SAS®	Statistical Analysis System (Statistiksoftware)
SE	„Standard error"; Englisch für Standardfehler
SGB	Sozialgesetzbuch
SMD	Standardisierte Mittelwertsdifferenz
SPSS®	Statistical Package for the Social Sciences (Statistiksoftware)
vs.	versus
WinBUGS®	Windows Bayesian Inference Using Gibbs Sampling (Statistiksoftware)
WMD	Gewichtete Mittelwertsdifferenz

1 Einleitung

1.1 Gesundheitspolitischer Hintergrund - Der gesetzliche Auftrag für die Nutzenbewertung therapeutischer Interventionen

Therapeutische Interventionen können in vier Typen differenziert werden: Arzneimittel, Medizinprodukte, (Zahn-) medizinische Behandlungen (z. B. Operationstechniken) und Heilmittel (z. B. Physiotherapie)[190].

Die Genehmigung ihrer Anwendung am Patienten ist in Deutschland gesetzlich geregelt. Voraussetzungen für die Marktzulassung von Arzneimitteln sind laut AMG (Arzneimittelgesetz)[16] die nachgewiesene Wirksamkeit, Sicherheit und Qualität. Für das „Inverkehrbringen" von Medizinprodukten werden nach § 6 Medizinproduktegesetz (MPG)[21] Nachweise zur Qualität, Sicherheit und Leistung gefordert. Für neue (zahn-) ärztliche Behandlungsverfahren und Heilmittel ist dagegen keine Zulassung (Arzneimittel) oder Registrierung (Medizinprodukte) bei einer Behörde erforderlich. Der Leistungserbringer (z. B. ein Arzt) haftet im Rahmen berufsrechtlicher Regelungen für die Sicherheit der Behandlung[190].

Entscheidungen über die Kostenübernahme für diese therapeutischen Interventionen durch die Solidargemeinschaft werden vor allem bei Arzneimitteln zunehmend auf Nutzenbewertungen im Rahmen von Health Technology Assessments (HTA) gestützt[190].

In Deutschland ist dies im Sozialgesetzbuch (SGB) V in § 35 b und § 139 a und b verankert[15]. In § 35 b Abs. (Absatz) 1 heißt es: „Das Institut für Qualität und Wirtschaftlichkeit im Gesundheitswesen (IQWiG) kann nach § 139 b Abs. 1 und 2 beauftragt werden, den Nutzen oder das Kosten-Nutzen-Verhältnis von Arzneimitteln zu bewerten. Bewertungen nach Satz 1 können für jedes erstmals verordnungsfähige Arzneimittel mit patentgeschützten Wirkstoffen sowie für andere Arzneimittel, die von Bedeutung sind, erstellt werden. Die Bewertung erfolgt durch Vergleich mit anderen Arzneimitteln und Behandlungsformen unter Berücksichtigung des therapeutischen Zusatznutzens für die Patienten im Verhältnis zu den Kosten (...). Das Institut bestimmt auftragsbezogen über die Methoden und Kriterien für die Erarbeitung von Bewertungen nach Satz 1 auf der Grundlage der in den jeweiligen Fachkreisen anerkannten internationalen Standards der evidenzbasierten Medizin und der Gesundheitsökonomie"[15]. Kostenbetrachtungen zu Therapien ergänzen erst seit kurzem das methodische Repertoire des IQWiG und können an eine Nutzenbewertung, die zentrales Element des HTAs bleibt, angeschlossen werden[20]. Die Ergebnisse dieser HTAs leitet das IQWiG an den Gemeinsamen Bundesausschuss weiter, welcher die Entscheidung zu treffen hat, ob die bewertete Therapie in den Leistungskatalog der gesetzlichen Krankenversicherung aufgenommen wird bzw. bleibt (SGB V § 139 b Abs. 4 und § 92)[15].

Dem Beschlussgremium des Gemeinsamen Bundesausschusses gehören Vertreter der Kassenärztlichen und Kassenzahnärztlichen Bundesvereinigungen, der Deutschen Krankenhausgesellschaft, des Spitzenverbands Bund der Krankenkassen und Unparteiische an (SGB V § 91 Abs. 2)[15]. Ihre Entscheidungen haben direkten Einfluss auf die Versorgung der 70,2 Millionen gesetzlich krankenversicherten Bürger der Bundesrepublik Deutschland (Stand 1. Juli 2008)[8]. Aufgrund der Tragweite von Entscheidungen auf Basis von Nutzenbewertungen ist es nachvollziehbar, dass das SGB V zu ihrer Erstellung nur die anerkannten Standards der evidenzbasierten Medizin zulässt.

1.2 Die international anerkannten Standards der Nutzenbewertung

Nutzenbewertungen werden häufig im Rahmen von HTAs erstellt. HTA-Berichte sollen gesundheitspolitischen Entscheidungsträgern helfen, informiert Entscheidungen zu treffen. Das HTA sollte neben dem Nutzen auch andere Auswirkungen der therapeutischen Interventionen in der Gesundheitsversorgung, wie politische, ethische, soziale und ökonomische Aspekte, bewerten[96]. Für jeden dieser Aspekte sollten HTAs unter Verwendung einer systematischen Methodik eine Zusammenstellung der besten verfügbaren Evidenz erarbeiten.

Dies impliziert eine Evidenzhierarchie, die verschiedene Studientypen, in denen die therapeutischen Interventionen untersucht wurden, entsprechend ihrer Validität ordnet. Solche Evidenzhierarchien führt die randomisierte kontrollierte Studie (RCT) an, weil ihre Ergebnisse am wenigsten anfällig für systematische Verzerrungen (Bias) sind[3, 5, 11]. RCTs haben dafür häufig den Nachteil, dass ihre strengen Einschlusskriterien und Studienbedingungen in Ergebnissen resultieren, die schlecht auf Alltagsbedingungen übertragbar sind[199].

Dennoch stellen RCTs den international anerkannten „Goldstandard" für Nutzenvergleiche dar, wenn sie die zu vergleichenden Therapien direkt gegeneinander testen[172]. Liegen mehrere RCTs zu demselben Therapievergleich vor, bietet es sich an, diese im Rahmen eines systematischen Reviews zu erfassen, der Bestandteil eines HTAs sein kann. Systematische Reviews recherchieren die bestverfügbare Evidenz an wissenschaftlichen Studien zu einer oder mehreren Forschungsfrage/n, fassen ihre Ergebnisse zusammen und bewerten diese[9]. Die Meta-Analyse ist dabei ein routinemäßig in Reviews eingesetztes statistisches Verfahren, um Ergebnisse mehrerer Einzelstudien zur gleichen Fragestellung zu einem Gesamteffektschätzer zusammenzufassen. Hierfür wird gelegentlich auch der dem Englischen entlehnte Begriff „Poolen" verwendet.

1.3 Eingrenzung des Themas auf Wirksamkeitsvergleiche therapeutischer Interventionen

An eine Nutzenbewertung kann eine Kosten-Nutzen-Analyse angeschlossen werden[44]. Methoden für Kostenvergleiche von Therapien werden in dieser Arbeit nicht berücksichtigt. Für die Beurteilung des Nutzens einer Therapie müssen deren positive (Wirksamkeit) und negative Eigenschaften (unerwünschte Wirkungen) miteinander abgewogen werden. Unerwünschte Wirkungen werden nur selten gezielt in RCTs erfasst[246]. In dieser Arbeit werden nur die Ergebnisse von RCTs wiedergegeben, um Biasquellen zu minimieren. Deshalb wird bei allen Therapievergleichen anstelle von Nutzen- von Wirksamkeitsvergleichen gesprochen. Dies ist möglich, da die Wirksamkeit der in dieser Arbeit betrachteten Therapien (fast ausschließlich Arzneimittel) in Zulassungsstudien nachgewiesen wurde.

Ebenfalls nicht Gegenstand dieser Arbeit sind Methoden für die Wirksamkeitsbewertung therapeutischer Interventionen, die versuchen Ergebnisse aus RCTs und anderen Studiendesigns zusammenzufassen (sogenannte Cross-Design-Synthesen)[26, 95].

Es wird sich somit auf die Methoden für direkte und indirekte Wirksamkeitsvergleiche beschränkt, die die Ergebnisse von RCTs zusammenfassen. Der Fokus liegt dabei auf den meta-analytischen Methoden der Ergebniszusammenfassung.

1.4 Bedarf an indirekten Wirksamkeitsvergleichen

Wie im Abschnitt 1.2 ausgeführt, stellen RCTs, die Therapien direkt gegeneinander testen, den international anerkannten Standard der evidenzbasierten Medizin für Wirksamkeitsvergleiche therapeutischer Interventionen dar[172]. Diese sind jedoch nur für wenige Therapievergleiche verfügbar[115]. Zwei Gründe werden hierfür diskutiert:

Zum einen sehen im Bereich der Pharmakotherapie viele Arzneimittelhersteller bislang keine Veranlassung ihre neuen Arzneistoffe gegen bereits im Markt befindliche Arzneistoffe zu testen[223], weil für eine Zulassung häufig der Vergleich neuer Arzneistoffe gegen Placebo ausreicht. Auch wenn in der Zulassungsstudie gegen die aktuelle Standardtherapie getestet wird, wird der neue Arzneistoff nur direkt gegen eine Therapieoption geprüft. Studien, die neue Arzneistoffe gegen andere im Markt befindliche Arzneimittel testen, fehlt deshalb häufig die notwendige Finanzierung. Zum anderen steigt mit dem medizinisch-wissenschaftlichen Fortschritt die Zahl der Therapieoptionen für eine bestimmte Indikation. Bei multiplen Behandlungsmöglichkeiten für dieselbe Indikation wird es in der Regel keinen RCT geben in dem alle verfügbaren Therapiemöglichkeiten direkt miteinander verglichen werden, da dies einen sehr großen (u. a. finanziellen) Aufwand bedeutet.

Beim Vergleich der Wirksamkeit von Therapieoptionen muss daher verstärkt indirekt verglichen werden. Unter indirekten Vergleichen versteht man den Vergleich verschiedener Interventionen, die in unterschiedlichen Studien gegen einen gemeinsamen Komparator getestet wurden. Der gemeinsame Komparator kann eine aktive Therapie (meist Standardtherapie) oder ein Placebo sein.

Indirekte Vergleiche werden herangezogen, um die komparative Wirksamkeit von solchen Interventionen zu ermitteln, für die es keine direkt vergleichenden Studien gibt[9].

1.4.1 Internationaler Status quo des Einsatzes indirekt vergleichender Methoden auf institutioneller Ebene

Es wurden die Gründe für den unbestrittenen Bedarf an indirekten Wirksamkeitsvergleichen für Entscheidungen im Gesundheitswesen angeführt. Die meisten HTA-Institutionen verzichten jedoch derzeit auf ihre Durchführung[11], da viele Fragen zur Validität indirekter Vergleiche bisher noch ungeklärt sind[110]. Sie beschränken sich auf direkt vergleichende Studien oder geben narrative Übersichten, wenn keine vorhanden sind[149, 200, 201, 254]. Dies hat zur Folge, dass Fragen zu Wirksamkeitsvergleichen, zu denen keine direkt vergleichenden Studien vorliegen, nicht abschließend beantwortet werden konnten.

Aus HTA-Institutionen liegen aktuell drei Methodenpapiere und eine wichtige Methodenanwendung vor, die sich mit der Thematik der indirekten Vergleiche befassen.

Das erste Methodenpapier stammt von der AHRQ aus den USA und wurde im April 2008 als Entwurf[4] veröffentlicht (Informationsstand vom 18.06.2009)[6]. Der Stellenwert, der indirekt vergleichenden Methoden zugeordnet wird, lässt sich aus dem folgenden Zitat ableiten: „Nichtsdestotrotz ist die Evidenz von direkt vergleichenden Studien immer den Ergebnissen von adjustierten indirekten Vergleichen von placebo- oder aktiv-kontrollierten Studien vorzuziehen um einen Wirksamkeits- und Schadensvergleich zu evaluieren" (Zitat aus dem Englischen)[4].

Das zweite Methodenpapier wurde vom NICE (Großbritannien) im Juni 2008 veröffentlicht und erlaubt den Einsatz indirekt vergleichender Methoden im Rahmen systematischer Reviews bzw. HTAs[14]. Dort heißt es unter anderem: „Es gibt Situationen, in denen Daten von direkt vergleichenden RCTs zu Interventionen (und/oder Komparatoren) nicht verfügbar sind. In diesen Fällen sollten indirekte Vergleiche berücksichtigt werden" (Zitat aus dem Englischen)[14]. Zudem gibt das NICE-Methodenpapier differenzierte Empfehlungen, unter welchen Umständen welche indirekt vergleichende Methode eingesetzt werden sollte.

Auch eine deutsche HTA-Institution hat in dem am 09.09.2008 erschienenen Vorbericht „Vergleichende Nutzenbewertung verschiedener antihypertensiver Wirkstoffgruppen als Therapie der ersten Wahl bei Patienten mit essentieller Hypertonie" erstmals einen indirekten Vergleich zur Nutzenbewertung therapeutischer Verfahren eingesetzt[12]. Im Methodenpapier des IQWiG (Version 3.0 vom 27.05.2008)[11] findet sich allerdings (noch) keine Beschreibung von indirekt vergleichenden Methoden.

Eine umfassende Auseinandersetzung mit Methoden für indirekte Therapievergleiche findet aktuell in Australien statt. Das für HTAs zuständige "Pharmaceutical Benefits Advisory Committee (PBAC)" hat eine Arbeitsgruppe zu diesem Thema eingesetzt, deren Abschlussbericht seit Dezember 2008 vorliegt[7]. Dieser Abschlussbericht spricht Empfehlungen über die Aufnahme von indirekten Vergleichen in das Methodenpapier des PBAC, hinsichtlich der verschiedenen Methoden für indirekte Vergleiche differenziert, aus.

1.5 Einsatzszenarien für direkte und indirekte Vergleiche

In den vorangegangenen Abschnitten wurde ausgeführt, dass ein direkt vergleichender RCT oder eine Meta-Analyse mehrerer solcher RCTs den Goldstandard des Wirksamkeitsvergleichs therapeutischer Optionen darstellt. Es wurden jedoch auch Gründe dafür benannt, dass häufig keine direkt vergleichenden Studien durchgeführt werden. In diesen Fällen kann auf indirekte Vergleiche zurückgegriffen werden. Im Folgenden soll erläutert werden, wann Therapievergleiche als direkt oder indirekt zu bezeichnen sind.

Man versetze sich in die Situation eines Forschers, der zwei oder mehr Therapien miteinander vergleichen möchte. Den Standards der evidenzbasierten Medizin folgend wird er einen systematischen Review erstellen, in dem er die bestverfügbare Evidenz (in der Regel RCTs) über eine systematische Literaturrecherche identifiziert. Je nachdem, welche Therapiearme die gefundenen RCTs aufweisen, stellt sich ein anderes Szenario ein, in dem ein direkter und/ oder indirekter Vergleich eingesetzt werden kann. Einige mögliche Szenarien werden in Abbildung 1 (siehe S. 6) gezeigt. Die Buchstaben A, B und C stellen die Therapieoptionen dar, die miteinander verglichen werden sollen. Die grau unterlegten Buchstaben X und Y symbolisieren eine aktive oder Placebo- Kontrolle, über die ein indirekter Vergleich ermöglicht wird. Eine verbindende Linie zwischen den Buchstaben zeigt das Vorhandensein von RCTs an, die diese beiden Therapieoptionen direkt miteinander vergleichen.

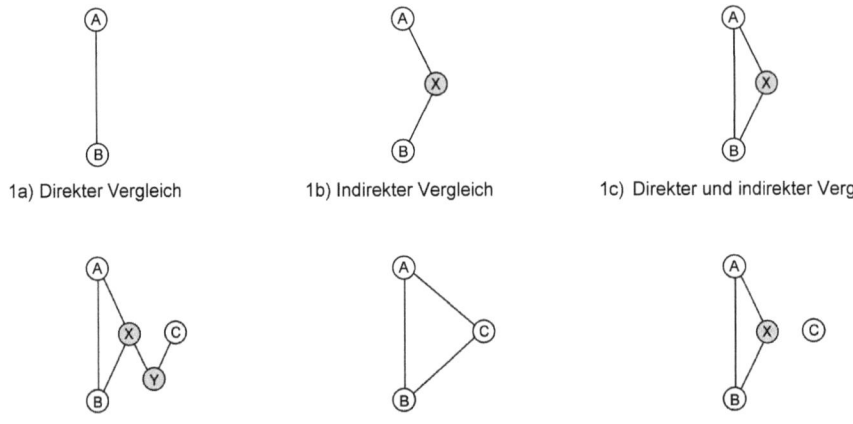

1a) Direkter Vergleich 1b) Indirekter Vergleich 1c) Direkter und indirekter Vergleich

1d) Erweiterung des Netzwerks 1e) Geschlossene Schleife aus Head-to-Head-Studien 1f) Unterbrechung im Netzwerk

Abbildung 1: Einsatzszenarien für direkte und indirekte Vergleiche

(Modifizierte Abbildung aus dem „Briefing paper for methods review workshop on evidence synthesis - indirect and Netzwerk-Meta-Analyses" des NICE[232]; ebenfalls veröffentlicht in Sutton et al.[233])

Die Darstellung als graphisches Modell ist eine Hilfestellung zur Veranschaulichung von Evidenznetzwerken. Ein vollständiges Evidenznetzwerk beruht auf einer systematischen Literaturrecherche und beinhaltet alle RCTs, die die Wirksamkeit der interessierenden Interventionen jemals getestet haben, unabhängig davon, welche Vergleichsinterventionen ihnen in diesen Studien gegenübergestellt wurden[165].

In der folgenden Erläuterung der Abbildung wird unterschieden, ob direkte oder indirekte Methoden zur Zusammenfassung der Studienergebnisse, die das Evidenznetzwerk bilden, in Frage kommen. Die ausführliche Beschreibung der verschiedenen indirekt vergleichenden Methoden erfolgt im Ergebnisteil (siehe Abschnitt 3.3, S. 45ff.).

Direkter Vergleich (Abbildung 1a)

Der bereits beschriebene Fall des direkt vergleichenden RCT stellt den „Goldstandard" beim Wirksamkeitsvergleich von therapeutischen Interventionen in der evidenzbasierten Medizin dar. Der Therapievergleich kann auf Basis eines direkten Vergleichs vorgenommen werden. Sind mehrere direkt vergleichende Studien verfügbar, werden ihre Ergebnisse meist im Rahmen einer Meta-Analyse gepoolt.

Indirekter Vergleich (Abbildung 1b)

Dieser Fall tritt bei placebokontrollierten Arzneimittelstudien häufig auf: Es liegen vergleichende Studien der Medikamente A und B jeweils mit einem anderen Komparator (z. B. Placebo) vor, aber keine direkten Vergleichsstudien mit A und B.

Dies ist das einfachste Beispiel für einen indirekten Vergleich: Der Wirksamkeitsvergleich von Therapie A und B wird anhand ihrer komparativen Wirksamkeit gegenüber dem gemeinsamen Komparator X ermittelt.

Direkter und indirekter Vergleich (Abbildung 1c)

Dieser Fall ähnelt Abbildung 1a. Zusätzlich zu der direkt vergleichenden Studie sind jetzt Studien für A und B verfügbar, die diese mit einem gemeinsamen Komparator, wie z. B. Placebo, vergleichen. Diese placebokontrollierten Studien würden auch den indirekten Vergleich von A und B über Placebo ermöglichen. Kontrovers ist, ob auf diese Informationen über die Wirksamkeit von A und B aus den placebokontrollierten RCTs verzichtet werden sollte[232, 233]. Es sind vier verschiedene Varianten möglich, wie man von diesem Evidenznetzwerk aus zu einer vergleichenden Wirksamkeitsbewertung von A versus (vs.) B kommen kann:

a) Entscheidung nur auf Basis der direkt vergleichenden Studie/n fällen[9].

b) Entscheidung nur auf Basis des indirekten Vergleichs fällen. Diese Option widerspricht der gängigen Lehrmeinung, hat aber dann ihre Berechtigung, wenn es sich bei der/den direkt vergleichenden Studie/n um (eine) qualitativ minderwertige Studie/n (z. B. Beobachtungsstudie/n) handelt, aber die placebokontrollierten Studien von A und B qualitativ hochwertig sind[222].

c) Sowohl den direkten Vergleich über den/die direkt vergleichenden Studie/n als auch den indirekten Vergleich über X getrennt durchführen. Anschließend mithilfe eigener Überlegungen die Ergebnisse aus beiden Ansätzen narrativ zu einer Aussage über den Wirksamkeitsvergleich von A und B zusammenführen[222].

d) In einer Analyse die Ergebnisse der RCTs, die A und B direkt gegeneinander testen und die A bzw. B gegen den gemeinsamen Komparator testen, zu einem Gesamteffektschätzer für den Wirksamkeitsvergleich von A und B zusammenfassen. Für dieses Vorgehen sind inzwischen verschiedene Methoden aus dem Kontext der indirekten Therapievergleiche vorhanden.

Erweiterung des Netzwerks (Abbildung 1d)

In diesem Beispiel wird mit C eine dritte Therapieoption von Interesse eingeführt. Sie ist über den Komparator Y an das Evidenznetzwerk angeschlossen. Komparator Y ist wie X eine Therapieoption, die für die Forschungsfrage nicht von Interesse ist. Es ist mithilfe einer Methode aus dem Kontext der indirekten Therapievergleiche möglich eine Aussage über die komparative Wirksamkeit von A, B und C zu machen[232, 233].

Geschlossene Schleife aus direkt vergleichenden Studien (Abbildung 1e)

In einer geschlossenen Schleife einer Evidenzkette ist es schwer zu sagen, welche Teile beim Vergleich von A vs. B vs. C zu einem direkten oder einem indirekten Vergleich beitragen. Dies ist abhängig von der Forschungsfrage, die festlegt, welche Therapieoptionen miteinander verglichen werden sollen. Soll ein paarweiser Vergleich zweier dieser drei Therapieoptionen durchgeführt werden, entspräche dies Szenario 1c. Je nach Fragestellung verkörpert eine der drei Therapieoptionen den gemeinsamen Komparator für den indirekten Vergleich. Ein direkter Vergleich wäre aber auch möglich.

Sollen jedoch alle drei Therapieoptionen in eine Rangfolge hinsichtlich ihrer Wirksamkeit gebracht werden, ist kein direkter Vergleich mehr möglich, da keine dreiarmige Studie mit den Armen A, B und C existiert. Für diese Aufgabenstellung gibt es dagegen eine Methode aus dem Kontext der indirekten Therapievergleiche.

In diesem Beispiel wird klar, dass es allein von den interessierenden Therapieoptionen, und damit von der Fragestellung abhängt, welche Vergleiche direkt und welche indirekt durchgeführt werden können. Je mehr Therapieoptionen von Interesse sind, desto unwahrscheinlicher ist es, dass die Fragestellung mit direkter Evidenz beantwortet werden kann. Hierfür sind direkt vergleichende Studien mit entsprechend vielen Armen wie Therapieoptionen notwendig.

Unterbrechung im Netzwerk (Abbildung 1f)

In diesem Beispiel ist die dritte Therapieoption C noch nicht an das Evidenznetzwerk angeschlossen. Diese mag neu und deshalb noch nicht mit A, B oder X in Studien verglichen worden sein. C steht somit außerhalb des Evidenznetzwerks.

Unabhängig von der Form/Geometrie des Evidenznetzwerks gehören Therapien, die nicht in Studien gegen Komparatoren getestet wurden, die im Evidenznetzwerk vertreten sind, diesem nicht an.

Solange keine Studie durchgeführt wurde, die C mit A, B oder X vergleicht, existiert keine direkt oder indirekt vergleichende Methode, die einen Wirksamkeitsvergleich von C mit A und/oder B ermöglichen könnte.

1.5.1 Geometrie von Evidenznetzwerken

Da es für die Durchführung indirekter Vergleiche hilfreich ist, alle RCTs in einem Evidenznetzwerk darzustellen, richtet sich die aktuelle Forschung auf die Struktur dieser Netzwerke. Georgia Salanti hat mit Co-Autoren zwei aktuelle Publikationen[211, 212] zu diesem Thema verfasst. Es wird der Begriff „Geometrie" von Therapienetzwerken eingeführt: „Die Geometrie eines Netzwerkes kann den erweiterten klinischen Kontext der Evidenz wiedergeben (...)[212]". Georgia Salanti stellt die drei wichtigsten geometrischen Formen vor, die in Abbildung 2 für ein Netzwerk aus sechs Therapieoptionen A bis F dargestellt sind.

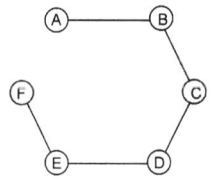
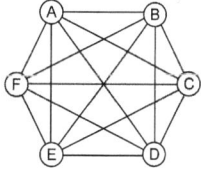

2a) Lineares Netzwerk   2b) Sternförmiges Netzwerk   2c) Polygonales Netzwerk

Abbildung 2: Extremata von geometrischen Strukturen in Evidenznetzwerken

Lineares Netzwerk (Abbildung 2a)

Wenn neue Therapien nur gegen die jeweils vorher entwickelte getestet werden und ältere Therapien in Studien nicht mehr berücksichtigt werden, entsteht eine lineare Struktur[211]. Eine solche Struktur kann sich herausbilden, wenn ein großer therapeutischer Fortschritt durch jede neue Therapie erzielt wird, so dass es als unakzeptabel angesehen wird, gegen ältere, weniger wirksame Therapien zu testen[211].

Mit direkten Vergleichen kann die neueste Therapie F nicht mit den Therapien A bis D verglichen werden, da nur direkt vergleichende Studien von F versus E vorliegen. Mit indirekten Vergleichen ist dies jedoch möglich.

Sternförmiges Netzwerk (Abbildung 2b)

Ein sternförmiges Netzwerk existiert in Indikationsfeldern, in denen entweder immer gegen Placebo getestet wird oder gegen eine Standardtherapie, die stets als Referenz für neue Therapien gewählt wird[212]. Dies ist z. B. in Zulassungsstudien der Fall, in denen gegen die Standardtherapie oder, falls ethisch vertretbar, gegen Placebo getestet wird. Dafür dass direkt vergleichende Studien wie z. B. für A versus B nicht durchgeführt werden, können verschiedene Gründe vorliegen. Es kann z. B. die Standardtherapie sehr etabliert und noch nicht durch die neuen Therapien A bis F verdrängt worden sein[211]. Ein anderer Grund könnte darin liegen, dass keine Sponsorengelder für die Durchführung komparativer Studien freigegeben werden, da die Hersteller der aktiven Therapien nicht das Risiko eingehen wollen, dass sich ihre Therapie einer anderen unterlegen zeigen könnte[212].

In Abbildung 2 (siehe S. 9) werden Placebo und Standardtherapie als gemeinsamer Komparator X dargestellt. Das sternförmige Netzwerk stellt eine Erweiterung des unter 1b dargestellten Paradebeispiels für einen indirekten Vergleich dar. Neben A und B sind nun auch die Therapieoptionen C, D, E und F bisher nur gegen den gemeinsamen Komparator X getestet worden. Dementsprechend sind für das Sternnetzwerk Methoden des indirekten Vergleichs geeignet, um Wirksamkeitsvergleiche der interessierenden Therapieoptionen zu erstellen.

Polygonales Netzwerk (Abbildung 2c)

Zu einem polygonalen Netzwerk kommt es, wenn alle Therapieoptionen in direkt vergleichenden Studien gegeneinander getestet werden[211]. Solche Strukturen entstehen in Indikationsfeldern, in denen viele Therapieoptionen zur Verfügung stehen, die einander in ihrer Wirksamkeit vergleichbar sind und an deren Erforschung ein hohes Interesse besteht. Ein Beispiel, das der polygonalen Struktur nahe kommt, ist die Wirksamkeit von Arzneistoffen der ersten Wahl bei Bluthochdruck[196, 212].

In der polygonalen Struktur fehlen aber meist einige Verbindungen bzw. direkt vergleichende Studien. Durch einen indirekten Vergleich können diese Verbindungen konstruiert und das Ergebnis einer direkt vergleichenden Studie abgeschätzt werden[240]. Eine Methode aus dem Kontext der indirekten Vergleiche kann auch in solch komplexen Netzwerken alle Therapieoptionen in eine Rangfolge nach ihrer Wirksamkeit bringen.

Evidenznetzwerke in der Realität

Abbildung 2 (siehe S. 9) stellt die Extremformen von geometrischen Strukturen in Evidenznetzwerken dar. In der Realität treten, neben teilweise fehlenden Studien zu Therapievergleichen, meist Mischungen aus den drei verschiedenen Strukturen auf[212].

So kann sich ein sternförmiges Netzwerk mit der Zeit durch hohes Interesse an komparativen Vergleichen in ein polygonales Netzwerk wandeln, nachdem zunächst nur Vergleiche der Therapien mit Placebo durchgeführt wurden. Evidenznetzwerke multipler Therapieoptionen können auf diese Weise einen sehr hohen Komplexitätsgrad erreichen.

1.6 Ableitung von Forschungsfragen aus dem bisherigen Forschungsstand zu indirekt vergleichenden Methoden

Im vorangegangenen Abschnitt wurden u. a. Szenarien vorgestellt, in denen ohne den Einsatz von indirekt vergleichenden Methoden keine Aussagen über Wirksamkeitsunterschiede möglich sind. Ein Bedarf an indirekt vergleichenden Methoden ist daher unbestreitbar (siehe Abschnitt 1.4, S. 3ff.). Die meisten HTA-Institutionen verzichten jedoch bisher auf ihren Einsatz, da sie noch nicht ausreichend evaluiert sind (siehe Abschnitt 1.4.1, S. 4f).

Diese Arbeit soll alle zurzeit verfügbaren indirekt vergleichenden Methoden durch eine umfassende Beschreibung und Bewertung evaluieren. Sie soll HTA-Institutionen in der Frage, ob indirekte Vergleich geeignet sind in HTAs eingesetzt zu werden, als Entscheidungshilfe dienen.

Eine Methode zur Evaluation der Wirksamkeit von Therapien in HTAs sollte eine hohe Validität und Präzision aufweisen. Valide ist eine Methode, wenn sie frei von systematischen Fehlern ist. Präzise Ergebnisse liefert sie, wenn sie ein geringes Maß an zufälligen Fehlern produziert. Es soll überprüft werden, ob die indirekt vergleichenden Methoden in diesen beiden Qualitätskriterien dem Goldstandard „direkter Vergleich" ebenbürtig sind.

Um die Methodenbeschreibungen und die Bewertung von Validität und Präzision strukturiert zu bearbeiten, werden acht Aspekte getrennt beleuchtet:

1. Voraussetzungen, die gegeben sein müssen, damit indirekte Vergleiche eingesetzt werden können.
2. Beschreibung und Charakterisierung der aktuell verfügbaren Methoden
3. Häufigkeit ihres Einsatzes
4. Validität

5. Validität, wenn direkt vergleichende Studien in den indirekten Vergleich mit eingeschlossen werden.
6. Präzision
7. Kongruenz in den Schlussfolgerungen, wenn zu einem Therapievergleich auch ein direkter Vergleich vorliegt.
8. Gibt es einen Goldstandard unter den indirekt vergleichenden Methoden?

Zu diesen acht Aspekten wird in den folgenden acht Unterkapiteln der aktuelle Forschungsstand wiedergegeben. Es wird der noch ausstehende benannt und aus ihm je eine Forschungsfrage abgeleitet. Die resultierenden acht Forschungsfragen dienen als „roter Faden" dieser Arbeit (siehe Kapitelüberschriften in Methodik-, Ergebnis- und Diskussionsteil). Aus der Bearbeitung der Forschungsfragen resultieren Beschreibungen der indirekt vergleichenden Methoden sowie Prüfungen ihrer Validität und Präzision. Diese Ergebnisse bilden die Grundlage für eine Formulierung von Empfehlungen zu dem Einsatz der verschiedenen indirekt vergleichenden Methoden in HTAs.

1.6.1 Allgemeine Annahmen und Voraussetzungen für indirekte Vergleiche

Der erste Aspekt in der Beurteilung der indirekt vergleichenden Methoden betrifft die Voraussetzungen, die gegeben sein müssen, damit sie eingesetzt werden können.

Indirekte Wirksamkeitsvergleiche sind mathematische Methoden, mit denen die Ergebnisse verschiedener Studien zu einer Aussage über die komparative Wirksamkeit der interessierenden Therapieoptionen zusammengefasst werden. Mathematische Zusammenfassungen von Ergebnissen klinischer Studien werden als Meta-Analysen bezeichnet.

Entscheidend für die Einsetzbarkeit einer mathematischen Methode ist, ob die ihr zugrunde liegenden Annahmen ein realistisches Abbild der Wirklichkeit darstellen. Wird eine Methode unter realitätsfernen Annahmen angewendet, liefert sie Ergebnisse, die nicht die Wirklichkeit widerspiegeln und entsprechend fehlerbehaftet sind.

Eine Annahme ist allen meta-analytischen Methoden und damit auch den indirekten Vergleichen gemein: Es wird davon ausgegangen, dass die Variabilität der Studienergebnisse nur durch den Zufall bedingt ist[225].

Es ist nicht bekannt, ob dies die einzige Annahme bzw. Voraussetzung für einen validen indirekten Vergleich ist und ob sie allen indirekt vergleichenden Methoden gemein ist. Es wird deshalb folgende Forschungsfrage formuliert:

1. Forschungsfrage

Unter welchen Voraussetzungen können indirekte Vergleiche vertrauenswürdige Ergebnisse liefern?

1.6.2 Beschreibung indirekt vergleichender Methoden in systematischen Literaturübersichten

Indirekte Vergleiche gehören zu den jüngsten Weiter- und Neuentwicklungen von Meta-Analyse-Techniken. Die Aufmerksamkeit der wissenschaftlichen Öffentlichkeit für diese Methoden wurde erst durch die Publikation von Bucher et al.[61] im Jahr 1997 geweckt, in der eine Anleitung zur Berechnung eines indirekten Vergleichs gegeben wird. Es folgten Weiterentwicklungen dieser Methodik und Methodenneuentwicklungen. Die einzige systematische Literaturübersicht über alle vorhandenen indirekt vergleichenden Methoden stammt von Glenny et al.[115]. Sie ist ein von der britischen staatlichen HTA-Institution NICE (National Institute of Clinical Excellence) in Auftrag gegebener HTA-Bericht, der die Methoden für indirekte Wirksamkeitsvergleiche beschreibt, die Häufigkeit ihres Einsatzes erfasst und sie evaluiert. Das HTA spiegelt den Kenntnisstand des Jahres 1999 (Zeitpunkt der systematischen Literaturrecherche) wider.

Methoden, die Glenny et al.[115] in ihrem HTA-Bericht unter Angabe von Annahmen und Berechnungsformeln beschreiben, sind der nicht-adjustierte indirekte Vergleich, der adjustierte indirekte Vergleich (nach Bucher[61]) und der indirekte Vergleich mittels Meta-Regression.

Die zweite Forschungsfrage zielt darauf ab, die Methodenbeschreibungen von Glenny et al.[115] um Weiterentwicklungen der genannten Methoden und Methodenneuentwicklungen aus den Jahren 2000 bis 2008 zu ergänzen.

2. Forschungsfrage

Welche Methoden zur Durchführung indirekter Vergleiche therapeutischer Interventionen existieren bisher und wie lassen sie sich charakterisieren bzw. beschreiben?

1.6.3 Häufigkeit des Einsatzes indirekt vergleichender Methoden

Die Häufigkeit des Einsatzes einer Methode in publizierten systematischen Reviews lässt sich in vielerlei Richtung deuten. Eine hohe Publikationsrate kann auf ein breites Einsatzspektrum der Methode sowie eine hohe Bekanntheit und Beliebtheit unter den Anwendern hindeuten.

Zudem gibt die häufige Publikation einer Methode auch ein Hinweis hinsichtlich ihrer Qualität. Häufig wird durch den Peer-Review-Prozess (Beurteilung durch einen/ mehrere Gutachter) vieler Zeitschriften die Veröffentlichung von Untersuchungen, die mit inadäquaten Methoden durchgeführt wurden, verhindert.

Glenny et al. ermittelten alle in der Datenbank DARE (Database of Abstracts of Reviews of Effects) im Zeitraum von 1994 bis März 1999 erfassten systematischen Reviews, die Meta-Analysen von RCTs aufwiesen[115]. In 36 (9,5 %) dieser systematischen Reviews wurde ein indirekter Vergleich durchgeführt. Die systematischen Reviews setzten unterschiedliche Methoden zu ihrer Durchführung ein: 63,9 % der Reviews verwendeten einen adjustierten indirekten Vergleich, 30,6 % einen nicht-adjustierten indirekten Vergleich und 5,6 % einen indirekten Vergleich mittels Meta-Regression.

Durch die 3. Forschungsfrage soll geklärt werden, ob es neun Jahre nach Glennys Untersuchung Veränderungen in der relativen Häufigkeit der Verwendung der verschiedenen indirekten Methoden gegeben hat.

3. Forschungsfrage

Wie häufig wurden die verschiedenen Methoden für indirekte Wirksamkeitsvergleiche therapeutischer Interventionen bisher in publizierten systematischen Reviews eingesetzt?

1.6.4 Validität indirekter Vergleiche

Validität heißt allgemein Gültigkeit[13]. Dies bedeutet für Methoden des indirekten Wirksamkeitsvergleichs, dass sie das erheben, was erhoben werden soll: Den wahren Effektunterschied zweier therapeutischer Interventionen.

Für eine Validitätsprüfung wird ein Komparator benötigt, gegen den getestet werden kann. Der Komparator sollte den aktuell gültigen Standard darstellen, der erwiesenermaßen den wahren Therapieeffektunterschied am besten abschätzen kann. Es bietet sich deshalb an, die Ergebnisse indirekter Vergleiche denen direkter gegenüberzustellen, da diese als der „Goldstandard" in der vergleichenden Bewertung von Therapien angesehen werden.

Eine Prüfung der Validität indirekt vergleichender Methoden wurde bisher nur in dem bereits erwähnten HTA-Bericht von Glenny et al.[115] durchgeführt. Sie führen eine empirische Validitätsprüfung des nicht-adjustierten und adjustierten indirekten Vergleichs durch. Empirisch ist diese Validitätsprüfung, da Therapieeffektunterschiede aus publizierten systematischen Reviews entnommen wurden, die sowohl einen direkten als auch einen indirekten Therapievergleich ermöglichen.

Der nicht-adjustierte indirekte Vergleich zeigt einen hohen Anteil an signifikanten Ergebnisunterschieden zum direkten Vergleich (Diskrepanzen), sodass die Autoren ihn als unzuverlässig bewerten und von seinem Einsatz grundsätzlich abraten.

Der adjustierte indirekte Vergleich zeigt dagegen einen geringeren Anteil an signifikanten Diskrepanzen zum direkten Vergleich, weshalb Glenny et al.[115] das Fazit ziehen, dass er nützlich sein könnte, um indirekte Evidenz zu einem Wirksamkeitsvergleich zu erhalten. Voraussetzung sei, dass die eingeschlossenen Studien eine hohe Validität aufweisen und die zugrundegelegten Annahmen nicht verletzt werden.

Es besteht Forschungsbedarf dahingehend, die berechneten Anteile statistisch signifikant unterschiedlicher Ergebnisse von adjustierten und nicht-adjustierten indirekten mit ihren korrespondierenden direkten Vergleichen auf eine breitere Datenbasis zu stellen und für sie Konfidenzintervalle zu ergänzen. Diese sind notwendig, um allgemeingültige Schlussfolgerungen ableiten zu können. Die Ergebnisse von Glenny et al.[115] sind nicht verallgemeinerbar und gelten nur für die bis zum Jahre 1999 gefundenen systematischen Reviews mit ihren indirekten Vergleichen. Die Anteile statistisch signifikant unterschiedlicher Ergebnisse sollten zudem auch für die Meta-Regression und die neuentwickelten indirekt vergleichenden Methoden erhoben werden.

Ein wichtiges Validitätskriterium einer Methode ist, dass sie keinen systematischen Fehler in der Datenauswertung produziert. Indirekte Vergleiche würden einen systematischen Fehler aufweisen, wenn sie die Ergebnisse korrespondierender direkter Vergleiche systematisch über- oder unterschätzen würden. Glenny et al.[115] zeigen für ihre Stichprobe grafisch, dass dies nicht der Fall ist. Sie formulieren die Hypothese, dass indirekte Vergleiche die Ergebnisse eines direkten Vergleichs nicht systematisch über- oder unterschätzen. Es besteht Bedarf an der Entwicklung eines statistischen Testverfahrens, mit dem diese Hypothese für alle indirekt vergleichenden Methoden empirisch überprüft werden kann.

Neben dem Anteil der statistisch signifikanten Unterschiede zu den Ergebnissen direkter Vergleiche und der Fähigkeit, Ergebnisse direkter Vergleiche nicht systematisch zu über- oder unterschätzen, wird ein drittes Kriterium in der Validitätsbewertung indirekter Vergleiche vorgeschlagen: Das Ausmaß der durchschnittlichen Diskrepanz. In der Literatur mit Anwendungsbeispielen von indirekten Vergleichen, zu denen auch direkte vorliegen, zeigt sich, dass die Ergebnisse in der Regel nicht identisch sind. Diese Diskrepanz kann auf dem Zufall beruhen, könnte aber auch das Resultat einer systematischen Verzerrung darstellen. In einer systematischen Literatursuche lassen sich alle Literaturbeispiele, in denen sowohl ein indirekter als auch ein direkter Vergleich angewendet wurden, finden.

Mit meta-analytischen Methoden lässt sich die durchschnittliche Diskrepanz, die bei der Verwendung einer indirekt vergleichenden Methode aufgetreten ist, ermitteln. Die Validität einer indirekt vergleichenden Methode kann umso höher eingeschätzt werden, je kleiner ihre durchschnittliche Diskrepanz in Gegenüberstellung zu den Ergebnissen von direkten Vergleichen ist. Anhand ihrer durchschnittlichen Diskrepanz kann auch die Validität der verschiedenen Methoden für indirekte Vergleiche in eine Reihenfolge gebracht werden. In der Literatur finden sich bisher noch keine Beispiele für die Ermittlung einer durchschnittlichen Diskrepanz.

Die Validitätsprüfung aller identifizierten Methoden für indirekte Vergleiche anhand der drei kurz vorgestellten Validitätskriterien stellt den Kern dieser Arbeit dar. Nur wenn indirekten Vergleichen eine hohe Validität attestiert werden kann (äquivalent zu der eines direkten Vergleichs), können sie Akzeptanz in der evidenzbasierten Medizin finden und ihr Einsatz in HTAs empfohlen werden.

In aller Kürze wird folgende Forschungsfrage formuliert:

4. Forschungsfrage

Wie ist die Validität indirekter Vergleiche gegenüber den Ergebnissen von direkten Vergleichen zu beurteilen?

1.6.5 Validität indirekter Vergleiche, die direkt vergleichende Studien mit aufnehmen

Nach der Definition eines indirekten Vergleichs ist der Einschluss von direkt vergleichenden Studien zunächst einmal nicht vorgesehen (siehe Abschnitt 1.5, S. 5ff.)[14]. Es ist jedoch das Ziel eines systematischen Review, die gesamte verfügbare und geeignete Evidenz zu einer Fragestellung abzubilden[178]. Wenn Ergebnisse von direkt vergleichenden Studien verfügbar sind, sollten diese daher auch neben dem indirekten Vergleich in die Beantwortung der Forschungsfrage mit einfließen[66, 110]. Die eine Möglichkeit ist, den direkten und indirekten Vergleich getrennt voneinander durchzuführen, darzustellen und zu interpretieren[9]. Die andere ist, die direkt vergleichenden Studien mit in den indirekten Vergleich aufzunehmen und in einer Analyse einen Effektschätzer für den Therapieeffektunterschied zu ermitteln.

Methoden, die dies ermöglichen, sind bisher keiner Validitätsprüfung zugeführt worden.

Eine empirische Überprüfung ihrer Validität ist möglich, wenn man ihre Ergebnisse denjenigen gegenüberstellt, in denen ausschließlich der direkte Vergleich berücksichtigt wird (siehe Forschungsfrage 5). Für diese Gegenüberstellungen bietet es sich an, ebenfalls die drei Validitätskriterien zu betrachten, die im vorangegangenen Abschnitt vorgestellt wurden.

5. Forschungsfrage

Wie ist die Validität indirekter Vergleiche gegenüber den Ergebnissen von direkten Vergleichen zu beurteilen, wenn in den indirekten Vergleich zusätzlich Ergebnisse von direkt vergleichenden Studien eingeschlossen werden?

1.6.6 Präzision indirekt vergleichender Methoden

Neben der Validität ist die Präzision ein wichtiges Qualitätskriterium zur Bewertung einer Methode. Die Präzision gibt die Genauigkeit, mit der eine Effektgröße geschätzt wird, wieder. Eine hohe Präzision wird durch einen großen Stichprobenumfang und eine möglichst geringe Streuung der Daten bedingt[10].

Glenny et al.[115] führten den mathematischen Nachweis, dass viermal so viele gleich große Studien für den indirekten Ansatz gebraucht werden wie für den direkten Vergleich, damit er gleich präzise Schätzer aufweisen kann. Diese Relation sei näherungsweise wahr, wenn der Therapieeffektunterschied aus Studien variierender Größe gepoolt werde. Neben den geforderten gleich großen Studien liegen weitere Einschränkungen vor, damit diese 4-zu-1-Relation gilt[115]:

1. Es wird ein Modell mit festen Effekten mit Studiengewichtung nach dem Prinzip der inversen Varianz gewählt.
2. Alle Effektschätzer der Einzelstudien haben den gleichen Standardfehler.
3. Zwischen allen Studien tritt eine gleich große Heterogenität auf.
4. Der indirekte Vergleich wird als adjustierter indirekter Vergleich durchgeführt.

Die Begriffe „feste Effekte" und „Heterogenität" stehen im Zusammenhang mit Meta-Analyse-Techniken und werden in Abschnitt 3.2.1 (siehe S. 41ff.) erläutert.

Da es unwahrscheinlich ist, dass alle diese Annahmen in der Realität gleichzeitig angetroffen werden können, soll die 4-zu-1-Relation empirisch überprüft werden (siehe Forschungsfrage 6).

6. Forschungsfrage

Wie ist die Präzision, mit der indirekte Vergleiche Therapieeffektunterschiede schätzen, im Vergleich zu derjenigen von direkten Vergleichen zu beurteilen?

1.6.7 Fähigkeit zu den gleichen Schlussfolgerungen zu gelangen wie direkte Vergleiche

Neben der Beurteilung der Validität indirekt vergleichender Methoden ist von besonderer klinischer Relevanz, ob indirekte und direkte Vergleiche auch zu den gleichen Schlussfolgerungen kommen. Für die Schlussfolgerung im Vergleich von z. B. Therapie A und B gibt es drei Möglichkeiten:

1. Therapie A beeinflusst die Zielgröße signifikant wirksamer als Therapie B.
2. Therapie B beeinflusst die Zielgröße signifikant wirksamer als Therapie A.
3. Therapie A und B sind gleich wirksam bzw. unwirksam.

Sollten sich indirekter und direkter Vergleich in Validität und Präzision stark ähneln, dürften sie bei gleichem Studienmaterial auch zu identischen Schlussfolgerungen über Therapieeffektunterschiede gelangen.

Glenny et al.[115] berechneten den Anteil der indirekten Vergleiche, die mit korrespondierenden direkten Vergleichen zu kongruenten Schlussfolgerungen kamen. Allerdings berechneten sie diese Größe nur für die Methode des adjustierten indirekten Vergleichs. Aus den 44 adjustierten indirekten Vergleichen ließen sich in 32 Fällen die gleichen Schlussfolgerung über den Therapieeffektunterschied ableiten, wie aus den korrespondierenden direkten (Anteil 72,7 %).

Es besteht Forschungsbedarf darin, diesen Anteil nicht nur auf die adjustierten indirekten Vergleiche beschränkt zu ermitteln. Des Weiteren sollte ein Konfidenzintervall für diesen Anteil ergänzt werden, um die Ergebnisse einer Stichprobenuntersuchung allgemeiner interpretieren zu können. In Forschungsfrage 7 wird dieser Forschungsbedarf bzgl. aller indirekt vergleichenden Methoden verallgemeinert formuliert:

7. Forschungsfrage

Führen indirekte Vergleiche zu den gleichen Schlussfolgerungen über Therapieeffektunterschiede wie direkte?

1.6.8 Der Goldstandard unter den Methoden für indirekte Therapievergleiche

Nachdem grundsätzlich geklärt wird, welche indirekten Methoden in ihrer Validität und Präzision derjenigen direkter Vergleiche ebenbürtig sind, sollen zum Abschluss die verschiedenen indirekt vergleichenden Methoden untereinander verglichen werden.

Die Frage nach einem Goldstandard unter den indirekt vergleichenden Methoden ist bisher noch nicht in der Literatur behandelt worden und wird deshalb als Forschungsfrage 8 formuliert.

8. Forschungsfrage

Lässt sich ein „Goldstandard" identifizieren, nach dem indirekte Vergleiche der Wirksamkeit von therapeutischen Interventionen vorgenommen werden sollten?

2 Methodik

Die Forschungsfragen sollten auf der Basis einer Literaturanalyse beantwortet werden. Diese wird in den folgenden Abschnitten „Literaturrecherche, –selektion und –auswertung" beschrieben. Anschließend wird das Vorgehen erläutert, wie mithilfe der eingeschlossenen Literatur die acht Forschungsfragen (siehe Abschnitt 1.6, S.11ff.) beantwortet werden können.

2.1 Literaturrecherche

Für die durchgeführte systematische Literaturrecherche wurden drei Ziele definiert:

1. Das Auffinden von Methodenpapieren und Methodenbeschreibungen zur Durchführung von indirekt vergleichenden Bewertungen der Wirksamkeit von Interventionen.
2. Das Auffinden von systematischen Übersichtsarbeiten, in denen sowohl indirekt als auch direkt vergleichende Wirksamkeitsbewertungen von Interventionen berichtet werden.
3. Das Auffinden von systematischen Übersichtsarbeiten, die ausschließlich indirekt vergleichende Bewertungen der Wirksamkeit von Interventionen vornehmen.

Hierzu wurden unterschiedliche Recherchestrategien in verschiedenen elektronischen Datenbanken eingesetzt. Zusätzlich wurden vier Handsuchen durchgeführt.

2.1.1 Recherche in elektronischen Datenbanken

Deutsches Institut für medizinische Dokumentation und Information (DIMDI)-Datenbanken

Die recherchierten Datenbanken umfassen das medizinische Datenbankangebot des DIMDI (siehe Tabelle 14, S. 161). In Anlehnung an die Suchstrategie von Glenny et al.[115] wurde die Literaturrecherche in vier terminologischen Modulen konstruiert („indirekte Vergleiche", „RCT", „besondere Studiencharakteristika" und „Meta-Analyse"). Diese wurden additiv miteinander verknüpft (siehe Tabelle 17, S. 164). Die Suche wurde auf Meta-Analysen beschränkt, die zum Großteil RCTs beinhalten. Die spätere Validitätsprüfung der Methoden zur Durchführung indirekter Vergleiche sollte nicht durch zusätzliche Fehlerquellen aus dem Studienmaterial erschwert werden. Keine Einschränkung dagegen wurde in der Art der therapeutischen Interventionen, die in den Meta-Analysen verglichen wurden, vorgenommen. So wurden auch Vergleiche, z. B. zwischen einer Operationstechnik und einer Pharmakotherapie eingeschlossen, sofern ihre Wirksamkeit in RCTs untersucht wurde.

ISI Web of Knowledge®

Die zweite elektronische Suche wurde im „ISI Web of knowledge®" (umfasst die Datenbanken „Science citation index expanded", „Social science citation index" und den „Arts and humanities citation index") vorgenommen. Ziel der Recherche war das Auffinden von Referenzen, in denen drei relevante Schlüsselpublikationen[61, 115, 223] zitiert wurden. Die durchsuchten Datenbanken sind in Tabelle 15 (siehe S. 162) und die angewendete Suchstrategie ist in Tabelle 18 (siehe S. 166) dokumentiert.

2.1.2 Handsuchen

Die vier Handsuchen zielten in erster Linie auf das Auffinden von Methodenpapieren und Methodenbeschreibungen zur Durchführung von indirekten Wirksamkeitsvergleichen therapeutischer Interventionen. Dabei wurde die systematische Literaturrecherche in elektronischen Datenbanken um relevante Publikationen ergänzt, die vor dem Jahr 1999 publiziert wurden.

1. Handsuche: Suche in Zitationslisten der Publikation von Glenny et al.[115] und aufgefundener Methodenpapiere

Um Methodenpapiere und Methodenbeschreibungen zu ergänzen, die in der medizinisch-wissenschaftlichen Literatur vor dem Jahr 1999 publiziert wurden, wurden die Zitationslisten einiger Schlüsselpublikationen zu der Thematik gescreent.

An erster Stelle ist hier die Publikation von Glenny et al.[115] zu nennen, aus dessen Abschnitt 4 („Statistical methods for indirect comparisons"; Seite 19 - 24) alle Referenzen einem Volltextscreening unterzogen wurden.

Weitere Publikationen wurden durch Screening der Referenzen der bis zu diesem Zeitpunkt gefundenen Methodenpapiere und Reviews über indirekte Therapievergleiche ergänzt.

2. Handsuche: Überführung der vor 1999 publizierten systematischen Reviews, die sowohl direkte als auch indirekte Vergleiche zu dem selben Therapievergleich ermöglichen

Dem HTA-Bericht von Glenny et al.[115] wurden ebenfalls alle vor dem Jahr 1999 publizierten systematischen Reviews entnommen, die sowohl direkte als auch indirekte Vergleiche therapeutischer Interventionen ermöglichen. Sie sollten der Validitätsprüfung indirekt vergleichender Methoden dienen.

3. Handsuche: Homepage der Cochrane Collaboration of Systematic Reviews
Die Cochrane Collaboration ist ein Zusammenschluss von Wissenschaftlern in einer international unabhängigen Non-Profit-Organisation. Ihre Hauptaufgabe liegt in der Erstellung qualitativ hochwertiger systematischer Reviews zu therapeutischen Interventionen. Bei der Erstellung der Reviews greifen die Autoren auf das Handbuch[9] und die Trainingsmaterialien[18] der Cochrane Collaboration zurück.

Diese sind im Internet[9, 18] frei zugänglich und konnten auf die Berücksichtigung von indirekt vergleichenden Methoden geprüft werden.

Aktuelle methodische Themen mit Relevanz für die Erstellung systematischer Reviews werden von der Arbeitsgruppe „Cochrane Methodology Review Group" bearbeitet. Die Publikationen dieser Arbeitsgruppe werden im Internet[19] publiziert. Diese wurden auf Anleitungen zur Durchführung indirekter Therapievergleiche in systematischen Reviews durchsucht. Alle Protokolle und Reviews wurden hierfür in einer Titelselektion auf das Vorkommen der Schlagwörter "comparison, compare, meta-analysis" oder "aggregation of data" hin durchsucht. Beim Vorkommen mindestens eines dieser Schlagworte wurde deren Volltext gelesen. Protokolle, die bisher keine Ergebnisse publizierten, wurden im Rahmen des Volltextscreenings ausgeschlossen.

4. Handsuche: Homepages von HTA-Institutionen
Da vergleichende Wirksamkeitsbewertungen vor allem von HTA-Institutionen vorgenommen werden, bildeten ihre Internetseiten die Ausgangsbasis für diese Handsuche. Es wurden alle Internetpräsentationen der in der INAHTA (International Network of Agencies for Health Technology Assessment) zusammengeschlossenen HTA-Institutionen durchsucht und die Institutionen mit der Frage nach Methodenpapieren angeschrieben. Diese Institutionen werden mindestens zur Hälfte ihres Budgets aus öffentlich-rechtlichen Mitteln finanziert. Eine Liste der Institutionen ist in Tabelle 16 (siehe S. 162) dokumentiert. Der Aufbau der Internetseiten der HTA-Institutionen ist zu heterogen um eine einheitliche Suchstrategie zu berichten.

2.2 Literaturselektion
Nachdem die gesamte potentiell für die Beantwortung der Forschungsfragen relevante Literatur in der systematischen Literaturrechere identifiziert wurde, schloss sich der Schritt der Literaturselektion an.

Die Auswahl der zu berücksichtigenden Publikationen erfolgte in zwei Schritten: Die erste Selektion geschah anhand der Kurzfassungen (Abstracts) und die zweite anhand der Volltextpublikationen.

2.2.1 Abstractselektion

Ziel der ersten Selektion war die Identifikation von potentiell relevanten Artikeln aus den Rechercheergebnissen. Dabei wurde auf eine hohe Sensitivität geachtet. D. h. es wurden nur solche Referenzen verworfen, die sicher auszuschließen waren. Für die erste Selektion, die auf Basis der Abstracts durchgeführt werden sollte, wurden folgende, sehr grobe Ein- und Ausschlusskriterien formuliert:

Einschlusskriterien der Abstractselektion

Referenzen wurden im Volltext bestellt, wenn sie einem oder mehreren der folgenden Kriterien genügten:

- Die Publikation enthält methodische Ausführungen zu einem indirekten Wirksamkeitsvergleich therapeutischer Interventionen.
- Bei der Publikation handelt es sich um einen systematischen Review (mit oder ohne Meta-Analyse), in welchem sowohl die Ergebnisse von direkten als auch indirekten Vergleichen der Wirksamkeit therapeutischer Interventionen berichtet werden.
- Bei der Publikation handelt es sich um einen systematischen Review (mit oder ohne Meta-Analyse), in welchem die Ergebnisse von indirekten Vergleichen der Wirksamkeit therapeutischer Interventionen berichtet werden.

Ausschlusskriterien der Abstractselektion

Ausgeschlossen wurden:

- Einzelstudien
- Übersichtsarbeiten, aus deren Kurzfassung nicht hervorgeht, dass es sich um einen systematischen Review mit oder ohne Meta-Analyse handelt.
- Übersichtsarbeiten zu diagnostischen Testverfahren oder komplexen Interventionen
- Publikationen, die ausschließlich als Abstract vorlagen.
- Mehrfachpublikationen mit identischem Inhalt

In einem zweiten Selektionsschritt wurden die Volltexte hinsichtlich ihrer Relevanz zur Beantwortung der Forschungsfragen gesichtet.

2.2.2 Volltextselektion

In der Volltextselektion sollten die zur Beantwortung der Forschungsfragen relevanten Publikationen von den irrelevanten getrennt werden. Damit eine Publikation als irrelevant ausgeschlossen werde konnte, musste sie mindestens einer der folgenden acht Ausschlusskriterien zur Begründung zugeordnet werden können. Dabei handelt es sich um eine konkretisierte Version der Ausschlussgründe in der Abstractselektion. In Tabelle 24 (siehe S. 171ff.) wird die in der Volltextselektion ausgeschlossene Literatur, sortiert nach Ausschlussgründen, aufgelistet. Trafen mehr als zwei Ausschlussgründe auf eine Publikation zu, wurde subjektiv der am besten passende Ausschlussgrund gewählt.

Ausschlusskriterien der Volltextselektion

1. Einzelstudien
2. Übersichtsarbeiten, Editorials und Kommentare, bei denen es sich nicht um systematische Übersichtsarbeiten handelt.
3. Systematische Übersichtsarbeiten zu diagnostischen Testverfahren und komplexen Interventionen (z. B. im Rahmen umfangreicher Präventionskampagnen)
4. Übersichtsarbeiten, in denen nicht über die Durchführung und die Ergebnisse eines indirekten Vergleichs der Wirksamkeit therapeutischer Intervention berichtet wird.
5. Publikationen, ausschließlich methodischen Inhalts, die keine Anleitung geben, wie indirekte Vergleiche therapeutischer Interventionen durchzuführen sind.
6. Mehrfachpublikationen mit identischem Inhalt
7. Kosten-Nutzen-Betrachtungen, für die keine systematische Literaturrecherche durchgeführt wurde.
8. Der Volltext konnte nicht beschafft werden, da der Artikel nicht über Subito bestellbar war, nur in einem Buch erschien oder bisher nur als Abstract oder Protokoll publiziert wurde.
9. Systematische Übersichtsarbeiten, die den indirekten Vergleich überwiegend auf Basis von nicht-randomisierten oder unkontrollierten Studien durchführen.

2.3 Strategie der Literaturauswertung

Im Anschluss an die Volltextselektion wurden die eingeschlossenen Publikationen für die weitergehenden Analysen nach fünf Typen unterschieden. Diese werden vorgestellt und ihre Verwendung zur Beantwortung der Forschungsfragen (siehe Abschnitt 1.6, S. 11ff.) aufgezeigt.

Typ 1: Methodenpapiere

Mithilfe der Methodenpapiere sollte die Grundlage zur Beantwortung der ersten beiden Forschungsfragen gelegt werden. Dafür wurden die verschiedenen Methoden identifiziert und den Publikationen Informationen über die Durchführung, Anwendungsmöglichkeiten und –beschränkungen, sowie Stärken und Schwächen dieser Methoden entnommen. Ziel war, für jede der möglichen Methoden eine möglichst vollständige Methodenbeschreibung anhand der Items der Checkliste in Abschnitt 7.6 (siehe S. 187) zu erhalten.

Typ 2: Systematische Reviews ohne Meta-Analyse, die nur einen indirekten Vergleich vornehmen.

In diesen systematischen Reviews wird die Methode des narrativen indirekten Vergleichs angewendet. Sie wurden zur Methodenbeschreibung herangezogen (vgl. Forschungsfrage 1 und 2) und zur Beantwortung der Forschungsfrage 3 nach der Häufigkeit der verschiedenen Methoden gezählt.

Typ 3: Systematische Reviews ohne Meta-Analyse, die sowohl einen direkten als auch einen indirekten Vergleich vornehmen.

Wie die Reviews des Typs 2 wurden diese Publikationen der Methode des narrativen indirekten Vergleichs zugeordnet. Sie wurden ebenfalls zur Methodenbeschreibung herangezogen (vgl. Forschungsfrage 1 und 2) und zur Beantwortung der Forschungsfrage 3 nach der Häufigkeit der verschiedenen Methoden gezählt. Zur Beurteilung der Validität dieser Methode wurden die Ergebnisse des narrativen indirekten Vergleiches dem des direkten Vergleichs gegenübergestellt. Des Weiteren wurde die Anzahl der kongruenten bzw. nichtkongruenten Schlussfolgerungen ermittelt (vgl. Forschungsfrage 4, 5 und 7).

Typ 4: Systematische Reviews mit Meta-Analyse(n), die nur einen indirekten Vergleich vornehmen.

In dieser Gruppe konnte gezählt werden, wie oft welche Methoden zur Durchführung von indirekten Vergleichen im Rahmen von Meta-Analysen bisher zum Einsatz kamen (vgl. Forschungsfrage 3). Zudem sollten Methoden aufgespürt und dem Katalog von Methodenbeschreibungen zugeführt werden, die durch Typ-1-Publikationen nicht identifiziert wurden. Die Beschreibung von bereits bekannten Methoden sollte vervollständigt und durch Varianten ergänzt werden (vgl. Forschungsfrage 1 und 2). Diese Ziele sollten durch die Extraktion von Informationen anhand des in Abschnitt 7.6 (siehe S. 187) dargestellten ersten Auswertungsbogens erreicht werden.

Typ 5: Systematische Reviews mit Meta-Analyse(n), die sowohl einen direkten als auch indirekten Vergleich vornehmen.

Die für Publikationen des Typs 4 geltenden Auswertungsstrategien wurden genauso auf die des Typs 5 angewendet (für Forschungsfrage 1, 2 und 3). Zudem sollte anhand der Typ-5-Publikationen die Validitätsprüfung der Methoden zur Durchführung indirekter Vergleiche im Verhältnis zu den Ergebnissen von direkten Vergleichen durchgeführt werden (vgl. Forschungsfrage 4 und 5). Aus diesem Grund wurden im zweiten Auswertungsbogen (siehe Abschnitt 7.6, S. 187f.) Fragen nach Ergebnissen der Meta-Analysen und in sie eingeschlossenen Einzelstudien ergänzt. Zusätzlich sollte die Präzision der Effektschätzer der indirekten Vergleiche denen der direkten gegenübergestellt werden (vgl. Forschungsfrage 6). Des Weiteren konnte überprüft werden, ob ein indirekter und direkter Vergleich zu den gleichen Schlussfolgerungen kommen (vgl. Forschungsfrage 7).

2.4 Beschreibung der indirekt vergleichenden Methoden (vgl. Forschungsfrage 1 und 2)

Die Beschreibung der Methoden und ihrer Voraussetzungen erfolgte anhand der aufgefundenen Methodenpapiere (Typ-1-Publikationen) und den Methodikabschnitten von Publikationen mit Anwendungsbeispielen (Typ-2- bis Typ-5-Publikationen).

2.5 Häufigkeit des Einsatzes der verschiedenen Methoden für indirekte Vergleiche (vgl. Forschungsfrage 3)

Die Publikationstypen 2 bis 5 wurden ausgewertet um zu erheben, wie häufig die einzelnen Methoden zur Durchführung von indirekten Vergleichen bisher eingesetzt wurden.

Eine systematische Recherche nach Reviews, die indirekte Vergleiche durchführten, wurde nur in den DIMDI-Datenbanken und im ISI Web of Knowledge® vorgenommen. Deshalb beschränkt sich der Zeitraum für den diese Erhebung durchgeführt werden konnte auf den Recherchezeitraum vom 01.01.1999 bis 20.02.2008. Literatur, die nur über Handsuchen identifiziert werden konnte, wurde für die quantitative Erhebung nicht berücksichtigt.

2.6 Methodik der Validitätsprüfung indirekter Vergleiche (vgl. Forschungsfrage 4)

Für die Validitätsprüfung der indirekten Vergleiche wurde eine unterschiedliche Methodik für solche verwendet, die Meta-Analysen einsetzten und solche, die dies nicht taten (narrative indirekte Vergleiche). Narrative indirekte Vergleiche ermitteln keine gepoolten Effektschätzer und konnten deshalb nur unter Berücksichtigung ihrer Schlussfolgerungen den Ergebnissen direkter Vergleiche gegenübergestellt werden.

2.6.1 Indirekte Vergleiche ohne Meta-Analysen

Die Ergebnisse narrativer indirekter Vergleiche sollten anhand der Typ-3-Publikationen überprüft werden. Die Typ-3-Publikationen stellen systematische Reviews dar, die zu einem Therapievergleich sowohl einen direkten als auch einen indirekten Vergleich vorgenommen haben und dabei auf die Durchführung von Meta-Analysen verzichteten.

Die Schlussfolgerungen der indirekten Vergleiche sollten den Ergebnissen von direkt vergleichenden Studien gegenübergestellt und auf Kongruenz geprüft werden.

2.6.2 Indirekte Vergleiche mit meta-analytischen Methoden

2.6.2.1 Datensätze für die Validitätsprüfung

Als Goldstandard für den Vergleich von Therapieverfahren gilt die direkt vergleichende Studie. Mithilfe der Validitätsprüfung sollte festgestellt werden, ob die verschiedenen Methoden zur Durchführung indirekter Vergleiche zur selben Fragestellung zu den gleichen Ergebnissen kommen wie direkt vergleichende Studien.

Zur Validitätsprüfung wurden deshalb systematische Reviews von RCT herangezogen, die sowohl einen direkten als auch einen indirekten Vergleich durchführten (Typ-5-Publikationen). Diesen Reviews wurden die Ergebnisse direkter und indirekter Vergleiche entnommen (Datensätze). Dabei konnte bei mehreren zu vergleichenden Therapieoptionen und unterschiedlichen erhobenen Zielgrößen auch mehr als ein Datensatz aus einem systematischen Review extrahiert werden.

Da die meisten Review-Autoren nicht die relevanteste Zielgröße zur Beantwortung ihrer Forschungsfrage(n) definierten, war die Aufnahme aller Zielgrößen notwendig, die Aspekte eines Wirksamkeitsvergleichs darstellen. Es ließ sich kein objektiver Kriterienkatalog finden nach dem die relevanteste Zielgröße zur Beantwortung einer Forschungsfrage eines systematischen Reviews ausgewählt hätte werden können. Auch Methoden zur Zusammenführung verschiedener Zielgrößen (Multi-Outcome-Synthesen) stellen bisher keine ausreichend validierten Ansätze dar, die ohne das Risiko zusätzlicher potentieller Biasquellen eingesetzt werden könnten[27].

Die erhobenen Datensätze wurden nach der verwendeten Methode des indirekten Vergleichs sortiert und nummeriert (siehe Tabelle 32 und 33, S. 208ff.). Die Validitätsprüfung erfolgte dann methodenspezifisch. Auf eine methodenübergreifende Prüfung wurde aufgrund der großen Unterschiedlichkeit der indirekt vergleichenden Methoden verzichtet.

2.6.2.2 Schätzung der Diskrepanzen zwischen direktem und indirektem Vergleich

Um die Ergebnisse der indirekten Vergleiche denen der direkten gegenüberzustellen, wurde in jedem Datensatz die Differenz der Therapieeffektunterschiede zwischen direktem ($\hat{\theta}_{Direkt}$) und indirektem Vergleich ($\hat{\theta}_{Indirekt}$) gebildet. Diese Differenz wird auch als Diskrepanz ($\hat{\theta}_{Diskrepanz}$) bezeichnet. Sie wurde für dichotome und kontinuierliche Daten nach unterschiedlichen Formeln geschätzt, welche der Seite 44 des HTA-Berichts von Glenny et al.[115] entnommen werden konnten.

Kontinuierliche Daten

Schätzung der Diskrepanz[115]:

$$\hat{\theta}_{Diskrepanz} = \hat{\theta}_{Direkt} - \hat{\theta}_{Indirekt}$$

Schätzung ihres 95%-Konfidenzintervalls[115]:

$$\hat{\theta}_{Diskrepanz} \pm 1.96 \sqrt{\left(\widehat{SE}(\hat{\theta}_{Direkt})\right)^2 + \left(\widehat{SE}(\hat{\theta}_{Indirekt})\right)^2}$$

Für die Schätzung des Konfidenzintervalls der Diskrepanz werden die Standardfehler von $\hat{\theta}_{Direkt}$ und $\hat{\theta}_{Indirekt}$ benötigt. Diese wurden jedoch meist nicht in den Reviews publiziert. Sie wurden deshalb aus den Konfidenzintervallgrenzen von $\hat{\theta}_{Direkt}$ bzw. $\hat{\theta}_{Indirekt}$ rekonstruiert (adaptierte und umgeformte Formeln nach Bortz[55], S. 98):

$$\widehat{UG} = \hat{\theta}_{Direkt} - 1.96 \, \widehat{SE}(\hat{\theta}_{Direkt}) \quad \text{und} \quad \widehat{OG} = \hat{\theta}_{Direkt} + 1.96 \, \widehat{SE}(\hat{\theta}_{Direkt})$$

$$\widehat{SE}(\hat{\theta}_{Direkt}) = \frac{-\widehat{UG} + \hat{\theta}_{Direkt}}{1.96} \quad \text{und} \quad \widehat{SE}(\hat{\theta}_{Direkt}) = \frac{\widehat{OG} - \hat{\theta}_{Direkt}}{1.96}$$

Dabei steht $\widehat{OG}$ für die obere Grenze eines 95%-Konfidenzintervalls und $\widehat{UG}$ für die untere. Beide Konfidenzintervallgrenzen wurden in den Reviews gerundet publiziert. Um den Rundungsfehler zu minimieren, wird $\widehat{SE}(\hat{\theta}_{Direkt})$ sowohl aus der unteren als auch aus der oberen Grenze geschätzt und aus diesen Schätzungen der Mittelwert gebildet (Formel vom Autor dieser Arbeit erstellt):

$$\widehat{SE}(\hat{\theta}_{Direkt}) = \frac{1}{2}\left(\frac{-\widehat{UG}_{Direkt} + \hat{\theta}_{Direkt}}{1.96} + \frac{\widehat{OG}_{Direkt} - \hat{\theta}_{Direkt}}{1.96}\right)$$

Für $\widehat{SE}(\hat{\theta}_{Indirekt})$ gilt die entsprechende Formel.

Dichotome Daten

Die Schätzung der Diskrepanz und ihres 95%-Konfidenzintervalls erfolgte für die dichotomen Daten entsprechend. Einzige Ausnahme ist, dass alle den Reviews entnommenen Effektschätzer und Konfidenzintervallgrenzen logarithmiert wurden und folgerichtig auch der natürliche Logarithmus der Diskrepanz erhalten wurde[115]:

$$\ln \hat{\theta}_{Diskrepanz} = \ln \hat{\theta}_{Direkt} - \ln \hat{\theta}_{Indirekt}$$

Die 95%-Konfidenzintervallgrenzen können mithilfe dieser Formel geschätzt werden (Formel von Glenny et al.[155] adaptiert für dichotome Daten duch Einsatz logarithmierter Effektschätzer):

$$\ln \hat{\theta}_{Diskrepanz} \pm 1.96 \sqrt{\left(\widehat{SE}(\ln \hat{\theta}_{Direkt})\right)^2 + \left(\widehat{SE}(\ln \hat{\theta}_{Indirekt})\right)^2}$$

Die für diese Formel benötigten Standardfehler der Effektschätzer des direkten und indirekten Vergleichs wurden wieder aus den entsprechenden Konfidenzintervallgrenzen rekonstruiert, wenn sie nicht in den Reviews publiziert wurden. Hierfür wurden diese vom Autor dieser Arbeit erstellten Formeln verwendet:

$$\widehat{SE}(\ln \hat{\theta}_{Direkt}) = \frac{1}{2}\left(\frac{-\ln \widehat{UG}_{Direkt} + \ln \hat{\theta}_{Direkt}}{1.96} + \frac{\ln \widehat{OG}_{Direkt} - \ln \hat{\theta}_{Direkt}}{1.96}\right)$$

$$\widehat{SE}(\ln \hat{\theta}_{Indirekt}) = \frac{1}{2}\left(\frac{-\ln \widehat{UG}_{Indirekt} + \ln \hat{\theta}_{Indirekt}}{1.96} + \frac{\ln \widehat{OG}_{Indirekt} - \ln \hat{\theta}_{Indirekt}}{1.96}\right)$$

2.6.2.3 Berechnung der z-Werte der Diskrepanzen zwischen direktem und indirektem Vergleich

Um die Diskrepanzen aus Therapievergleichen, die unterschiedliche Effektmaße und Standardfehler aufweisen, miteinander vergleichbar zu machen, wurde für jede Diskrepanz i zwischen einem direkten und indirekten Vergleich ein z-Wert ermittelt[115]. Einem systematischen Review, der mehrere Therapievergleiche durchgeführt hat, konnten auch mehrere Diskrepanzen entnommen werden. Es gibt daher häufig mehr als einen z-Wert pro systematischem Review. Die Berechnung der z-Werte aus den Diskrepanzen geschah wieder für kontinuierliche und dichotome Daten unterschiedlich:

Kontinuierliche Daten (Formeln von Glenny et al.[155]; S. 44)

$$z_i = \frac{\hat{\theta}_{i,\,Diskrepanz}}{\widehat{SE}(\hat{\theta}_{i,\,Diskrepanz})}$$

$$\widehat{SE}(\hat{\theta}_{i,\,Diskrepanz}) = \sqrt{\left(\widehat{SE}(\hat{\theta}_{i,\,Direkt})\right)^2 + \left(\widehat{SE}(\hat{\theta}_{i,\,Indirekt})\right)^2}$$

Dichotome Daten (Formeln von Glenny et al.[155], adaptiert für dichotome Daten)

$$z_i = \frac{\ln \hat{\theta}_{i,\,Diskrepanz}}{\widehat{SE}(\ln \hat{\theta}_{i\,Diskrepanz})}$$

$$\widehat{SE}(\ln \hat{\theta}_{i,\,Diskrepanz}) = \sqrt{\left(\widehat{SE}(\ln \hat{\theta}_{i,\,Direkt})\right)^2 + \left(\widehat{SE}(\ln \hat{\theta}_{i,\,Indirekt})\right)^2}$$

Einsatz der z-Statistik

Ein z-Wert von „Null" zeigt an, dass der direkte und indirekte Vergleich den Therapieeffektunterschied zwischen Therapie A und B auf den gleichen Wert schätzen. Ein negativer z-Wert zeigt eine Überschätzung dieses Therapieeffektunterschieds durch den indirekten Vergleich an. Ein positiver z-Wert weist hingegen auf eine Unterschätzung des Therapieeffektunterschieds durch den indirekten Vergleich hin[115].

Die berechneten z-Werte werden für jede Diskrepanz i zwischen dem Effektschätzer eines direkten und indirekten Vergleichs als Teststatistik (sogenannte z-Statistik) für folgende Null- (H_0) und Alternativhypothese (H_1) eingesetzt:

$H_0 : z_i = 0$

$H_1 : z_i \neq 0$

Die Nullhypothese wird abgelehnt, wenn $|z_i| > 1.96$ (entspricht $\alpha = 0.05$). D. h., wenn der z-Wert entweder größer 1.96 oder kleiner -1.96, bzw. der Betrag des z-Werts größer 1.96 ist[115]. Bei Annahme der Alternativhypothese ist die Diskrepanz zwischen einem direkten und indirekten Vergleich statistisch signifikant ($\alpha = 0.05$).

2.6.2.4 Test auf systematische Über- oder Unterschätzung

Essentiell für die Validität einer Methode ist, dass sie keinen systematischen Fehler aufweist. Für eine indirekt vergleichende Methode kann dies angenommen werden, wenn sie die Ergebnisse von direkten Vergleichen weder systematisch über- noch unterschätzt.

Dies wurde überprüft, indem für jede Methodik des indirekten Vergleichs einzeln getestet wurde, ob sich die Verteilung der erhaltenen z-Werte wie eine Normalverteilung verhält, deren Mittelwert $\bar{z}$ nicht statistisch signifikant vom Wert „Null" abweicht.

Test auf Normalverteilung

Zur Beurteilung der Normalverteilung wurde der Anderson-Darling-Test auf Normalverteilung eingesetzt (berechnet mit der Prozedur „Proc Capability" in SAS® 9.2). Er ermittelt die Güte der Anpassung der untersuchten Verteilung im Vergleich zu einer empirischen Normalverteilungsfunktion. In dieser Analyse ist für die empirische Normalverteilungsfunktion bekannt, dass sie einen Erwartungswert von $\mu = 0$ hat. Ihre Varianz ist unbekannt und wird aus der Varianz der Verteilungsfunktion der z-Werte geschätzt. Der Anderson-Darling-Test testet die Nullhypothese, dass die z-Werte dieser Analyse eine zufällige Stichprobe dieser spezifischen empirischen Normalverteilungsfunktion sind. Wird die Nullhypothese mit $\alpha > 0.05$ nicht verworfen, konnten keine Anzeichen gefunden werden, dass die Verteilung der z-Werte nicht unterschiedlich von der empirischen Normalverteilung mit ihrem Erwartungswert von „Null" ist. Um die Nullhypothese zu widerlegen ist eine hohe Power notwendig. Der Anderson-Darling-Test wurde ausgewählt, weil er von allen Tests auf Normalverteilung einer der Tests mit der höchsten Power ist[229].

Allerdings kann selbst der Anderson-Darling-Test auch bei deutlicher Asymmetrie der Verteilung die Nullhypothese schlecht verwerfen, wenn die Stichprobengröße sehr klein ist. Auf der anderen Seite verwerfen statistische Tests auf Normalverteilung die Nullhypothese bei sehr großen Stichprobenumfängen sehr leicht, wenn durchaus von approximativer Normalverteilung ausgegangen werden könnte. Deshalb ist es notwendig bei sehr kleinen und sehr großen Stichprobenumfängen die Verteilung durch Betrachtung von Histogrammen und/oder Normal-Quantil-Plots auch visuell zu beurteilen.

Aus diesem Grund wurden zur Plausibilitätsprüfung der Ergebnisse des Anderson-Darling-Tests für alle betrachteten Verteilungen der z-Werte Histogramme erstellt (mit der Prozedur „Proc Capability" in SAS® 9.2). Bei schwer visuell beurteilbaren Verteilungen ist die Normalverteilung in einem Normal-Quantil-Plot besser zu erkennen als in einem Histogramm. Bei einem Normal-Quantil-Plot handelt es sich um eine Auftragung der Quantile einer empirischen Häufigkeitsverteilung gegen diejenigen einer theoretischen Normalverteilung. Resultiert eine Gerade, liegt Normalverteilung vor. Da das Vorliegen einer Normalverteilung bei den zu prüfenden Verteilungen bereits anhand der Histogramme, durch visuellen Abgleich mit einer aus den Daten geschätzten Normalverteilungslinie, gut eingeschätzt werden konnte, wurde auf die zusätzliche Darstellung der Verteilungen in als Normal-Quantil-Plots verzichtet.

Test auf Lage des Mittelwerts der z-Werte

Zur statistischen Überprüfung, ob die Mittelwerte der z-Werte z_i der verschiedenen indirekt vergleichenden Methoden j statistisch signifikant vom Wert $\bar{z}_{i,j} = 0$ abweichen, mussten die entsprechenden $\bar{z}_{i,j}$ zunächst erst berechnet werden. Formal entsprach dies einer Meta-Analyse der z-Werte mit festen Effekten entsprechend der folgenden Formel[234]:

$$\bar{z}_{i,j} = \frac{\sum_{i=1}^{n_j}(z_{i,j}\,\omega_i)}{\sum_{i=1}^{n}\omega_i}$$

Üblicherweise werden in Meta-Analysen die einzelnen Studienergebnisse mit einem ω_i gewichtet (z. B. mit der inversen Varianz), um Studien mit hoher Präzision (aufgrund eines großen Stichprobenumfangs und/ oder einer geringen Streuung) mehr Gewicht zu verleihen. Das Poolen der z-Werte stellt in dieser Analyse jedoch die Meta-Analyse von Meta-Analysen dar (jeweils eine für den direkten Vergleich und bis zu zwei für den indirekten Vergleich). In den Meta-Analysen für die direkten und indirekten Vergleiche wurden bereits Gewichtungen durch die Review-Autoren vorgenommen.

Diese Gewichtungen hatten Einfluss auf die Therapieeffektschätzer des direkten und indirekten Vergleichs und ihre Standardfehler, welche die einzigen variablen Größen sind, die in die Berechnung der z-Werte eingehen (vgl. Formeln Abschnitt 2.6.2.2 und 2.6.2.3, S. 28ff.).

Es wurde entschieden, keine weitere Gewichtung in der Meta-Analyse der z-Werte durchzuführen. Dies wird damit begründet, dass für eine empirische Validitätsprüfung einer indirekt vergleichenden Methode jedes Anwendungsbeispiel gleich wichtig ist.

Zudem konnte über Forest-Plot-Darstellungen (siehe S. 34 und 273ff.) die Präzision der Diskrepanzen, die den einzelnen z-Werten zugrunde liegen, visuell abgeschätzt werden. Innerhalb einer indirekt vergleichenden Methode weisen die Diskrepanzen mit wenigen Ausnahmen ähnlich präzise Schätzer auf (siehe S. 273ff.).

In der Formel für $\bar{z}_{i,j}$ wurde ω_i deshalb gleich „Eins" gesetzt. Damit wurde allen z-Werten das gleiche Gewicht in der Berechnung von $\bar{z}_{i,j}$ gegeben, und die Formel für $\bar{z}_{i,j}$ nimmt die klassische Form für die Berechnung eines Mittelwerts an (siehe Bortz[55], S. 38):

$$\bar{z}_{i,j} = \frac{\sum_{i=1}^{n_j} z_{i,j}}{n_j}$$

Dabei ist n_j die Anzahl der Datensätze n für eine Methode j des indirekten Vergleichs. Konnten keine Anzeichen gefunden werden, die gegen eine Normalverteilung der z-Werte sprachen, wurde für ein $\bar{z}_{i,j}$ ein 95%-Konfidenzintervall nach folgender Formel geschätzt (mit SPSS® 16.0):

$$\bar{z}_{i,j} \pm 1{,}96 \frac{\hat{\sigma}_j}{\sqrt{n_j}}$$

Ein 95%-Konfidenzintervall von $\bar{z}_{i,j}$, das den Wert „Null" mit einschloss, gibt einen ersten Hinweis, dass $\bar{z}_{i,j}$ nicht signifikant ($\alpha = 0{,}05$) von $\bar{z}_{i,j} = 0$ abweicht[244].

Zur zusätzlichen Abklärung wurde bei vorliegender Voraussetzung – eine approximative Normalverteilung der z-Werte - Students t-Test für die Nullhypothese $H_0 : \bar{z}_{i,j} = \mu_0$ berechnet (mit der Prozedur „Proc Univariate" in SAS® 9.2). Es wird angenommen, dass der Populationsmittelwert $\mu = 0$ ist. Für normalverteilte Grundgesamtheiten mit unbekannten Varianzen ist der t-Test der trennschärfste Test[244].

Students t berechnet sich für jede indirekt vergleichende Methode j nach (Formel beschrieben in Bortz[55], S. 131; Variablen dieser Analyse eingesetzt):

$$t_j = \frac{\bar{z}_{i,j} - \mu_0}{\frac{\hat{\sigma}_{\bar{z}_{i,j}}}{\sqrt{n_j}}}$$

Wobei $\hat{\sigma}_{\bar{z}_{i,j}}$ die Standardabweichung vom Mittelwert der z-Werte ($\bar{z}_{i,j}$) darstellt, und n_j für die Anzahl der für die Validitätsprüfung der Methode j verfügbaren z-Werte steht.

Der p-Wert wird durch Abgleich des berechneten t-Werts mit einem tabellierten Wert erhalten (Standardprozedur in jeder gängigen Statistiksoftware, wie z. B. SAS®). Wird die Nullhypothese mit $p < 0{,}05$ abgelehnt, kann die Alternativhypothese $H_1 : \bar{z}_{i,j} \neq \mu_0$ angenommen werden.

Sollte die Voraussetzung für Students t-Test - eine approximative Normalverteilung der z-Werte - nicht gegeben sein, soll an seiner statt der Wilcoxon-Vorzeichen-Rang-Test eingesetzt werden (beschrieben in Trampisch und Windeler[244]).

Da Tests auf Normalverteilung eine ausreichende Fallzahl benötigen, um Abweichungen von der Normalverteilung detektieren zu können, wurde bei sehr kleiner Stichprobengröße für die Validitätsprüfung einer indirekt vergleichenden Methode komplett auf die Durchführung eines statistischen Tests verzichtet. In diesen Fällen wurde der Test auf systematische Über- oder Unterschätzung dahingehend interpretiert, dass noch nicht ausreichend Datensätze vorlagen, um die Validität der Methode abschließend beurteilen zu können.

2.6.2.5 Quantifizierung des Ausmaßes der Diskrepanz

Bei der Mittelwertsberechnung des z-Werts können sich hohe z-Werte mit negativem Vorzeichen mit solchen mit positivem ausgleichen. Um auch einer hohen Standardabweichung und stark vom Mittelwert abweichenden Werten gerecht zu werden, wurde für jede Methode j neben dem Mittelwert der z-Werte $\bar{z}_{i,j}$ auch der Mittelwert der Beträge der z-Werte $\overline{|z_{i,j}|}$ berechnet. Er wird analog den Formeln auf Seite 31 für $\bar{z}_{i,j}$ mit den Beträgen der jeweiligen z-Werte berechnet:

$$\overline{|z_{i,j}|} = \frac{\sum_{i=1}^{n_j} |z_{i,j}|}{n_j}, \text{ mit dem 95\%-Konfidenzintervall: } \overline{|z_{i,j}|} \pm 1.96 \frac{\hat{\sigma}_j}{\sqrt{n_j}}.$$

Je größer der Mittelwert der Beträge der z-Werte ist, desto größer ist der Mittelwert der Diskrepanzen zwischen direktem und indirektem Vergleich. Diese Größe ist auch geeignet, um die Validität der verschiedenen indirekten Methoden miteinander zu vergleichen.

2.6.2.6 Häufigkeit von statistisch signifikant diskrepanten Datensätzen

Eine weitere interessierende Größe ist die Häufigkeit von statistisch signifikant diskrepanten Ergebnissen für die einzelnen indirekt vergleichenden Methoden. Es wurde der Anteil der statistisch signifikant diskrepanten Datensätze ($|z_i| > 1.96$) an allen für die Validitätsprüfung einer Methode j herangezogenen Datensätzen n_j berechnet.

Für die Anteile wurden Wilson-Konfidenzintervalle[270] mit Kontinuitätskorrektur und einem α- Fehler von 0.05 geschätzt (mit VassarStats: „Web site of Vassar College for statistical computations"[161]). Diese wurden gewählt, da sie bei kleinen Stichproben validere Schätzer darstellen als u. a. die vielfach eingesetzten Wald-Konfidenzintervalle[185]. Ein weiterer Vorteil der Wilson-Konfidenzintervalle für Anteile ist, dass sie auch bei sehr kleinen Stichproben keine negativen Werte für die untere Konfidenzintervallgrenze annehmen.

Darstellung der Diskrepanzen in Forest-Plots

Als grafisches Unterstützungsinstrument zur Beurteilung der Gegenüberstellungen aus direkten und indirekten Vergleichen wurden alle Diskrepanzen mit ihren 95%-Konfidenzintervallen in Forest-Plot-Diagrammen dargestellt (erstellt mit dem Softwareprogramm „Comprehensive Meta Analysis® Version 2.0"). Hierdurch wird auf den ersten Blick ersichtlich wie viele Konfidenzintervalle den Wert „Null" nicht mit einschließen. Dies entspricht einer statistisch signifikanten ($\alpha = 0.05$) Über- oder Unterschätzung des Therapieeffektes durch den indirekten Vergleich.

Es ist jedoch auch möglich, dass große Ergebnisunterschiede zwischen den Ergebnissen des direkten und indirekten Vergleichs keine statistische signifikante Diskrepanz ($|z_i| > 1.96$) erreichen. Dies kann durch eine geringe Präzision der Therapieeffektschätzer entweder des direkten oder des indirekten Vergleichs begründet sein. Eine geringe Präzision ist häufig die Folge von einer zu geringen Stichprobengröße - in diesem Fall einer zu geringen Anzahl an eingeschlossenen Studienteilnehmern.

An der Darstellung der Diskrepanzen in Forest-Plots konnte visuell beurteilt werden, ob eine geringe Präzision einen eher seltenen oder häufigen Grund für nicht-signifikante Diskrepanz bei großen Ergebnisunterschieden darstellte.

2.7 Methodik der Validitätsprüfung indirekter Vergleiche, die direkt vergleichende Studien mit einschließen - Subgruppenanalyse (vgl. Forschungsfrage 5)

Wenn direkt vergleichende Studien mit in den indirekten Vergleich einbezogen wurden, sind die Stichproben - indirekter und direkter Vergleich - nicht mehr als statistisch unabhängig voneinander zu betrachten, da sie teilweise auf dieselben Daten zurückgriffen.

Inwieweit dies Einfluss auf die Ergebnisse der Validitätsprüfung hatte, wurde in einer Subgruppenanalyse geprüft. Diese diente auch der Beantwortung der Forschungsfrage 5. Diese zielt auf die Validitätsprüfung von indirekten Vergleichen ab, die direkt vergleichende Studien mit einschließen. Für die Subgruppenanalyse wurden alle Analysen der Validitätsprüfung mit denjenigen Datensätzen wiederholt, bei denen keine direkt vergleichenden Studien in den indirekten Vergleich eingeschlossen wurden. Die Ergebnisse der Subgruppenanalyse wurden mit den Ergebnissen der Validitätsprüfung aller Datensätze (Hauptanalyse) abgeglichen.

2.8 Beurteilung der Präzision indirekt vergleichender Methoden (vgl. Forschungsfrage 6)

Glenny et al.[115] leiteten her, dass theoretisch vier mal so viele gleich große und qualitativ gleichwertige Studien in einen indirekten Vergleich eingeschlossen werden müssen, wie in einen direkten Vergleich, um die gleiche Präzision des Gesamteffektschätzers zu erreichen.

Da es jedoch unwahrscheinlich ist, dass alle diesem Beweis zugrunde liegenden Annahmen in der Realität zeitgleich angetroffen werden können (siehe Abschnitt 1.6.6, S. 17), soll die theoretische 4-zu-1-Relation empirisch überprüft werden.

Zu diesem Zweck wurde die Konfidenzintervallweite des Effektschätzers des indirekten Vergleichs ins Verhältnis zu der des direkten gesetzt ($\hat{\Delta}_{Praezision}$). Die Variable $\hat{\Delta}_{Praezision}$ steht für die prozentuale Zu- bzw. Abnahme der Weite des Konfidenzintervalls des Therapieeffektunterschieds aus dem indirekten Vergleich in Relation zur derjenigen aus dem direkten. Sie wurde für kontinuierliche Daten mit dieser Formel berechnet:

$$\hat{\Delta}_{Praezision} = \left(\frac{\widehat{OG}_{Indirekt} - \widehat{UG}_{Indirekt}}{\widehat{OG}_{Direkt} - \widehat{UG}_{Direkt}} - 1 \right) \times 100\%$$

Dabei steht $\widehat{OG}$ für die obere Grenze des 95%-Konfidenzintervalls und $\widehat{UG}$ für die untere. Für dichotome Daten wurde sehr ähnlich vorgegangen:

$$\hat{\Delta}_{Praezision} = \left(\frac{\ln \widehat{OG}_{Indirekt} - \ln \widehat{UG}_{Indirekt}}{\ln \widehat{OG}_{Direkt} - \ln \widehat{UG}_{Direkt}} - 1 \right) \times 100\%$$

Diese Formeln wurden vom Autor dieser Arbeit zur Beurteilung der Präzision indirekter Vergleiche erstellt. Ihre Ergebnisse lassen sich wie folgt interpretieren: Ein negativer Wert für $\hat{\Delta}_{Praezision}$ von z. B. -70 % bedeutet, dass die Weite des Konfidenzintervalls vom indirekten Vergleich um 70 % geringer ist als die des direkten. Ein positiver Wert von $\hat{\Delta}_{Praezision}$ von z. B. 70 % bedeutet, dass das Konfidenzintervall des indirekten Vergleichs um 70 % weiter ist als das des direkten.

2.9 Überprüfung der Kongruenz in den Schlussfolgerungen von direktem und indirektem Vergleich (vgl. Forschungsfrage 7)

Von klinischer Relevanz ist, ob der direkte und indirekte Vergleich zu den gleichen Schlussfolgerungen kommen.

Werden zwei Therapieoptionen miteinander verglichen bestehen fünf Möglichkeiten, wie die Frage nach kongruenten Schlussfolgerungen von direktem und indirektem Vergleich beantwortet werden kann:

1. Ja, die gleiche Therapieoption ist sowohl im indirekten als auch im direkten Vergleich signifikant überlegen.
2. Ja, die Therapieoptionen zeigen sowohl im direkten als auch im indirekten Vergleich eine vergleichbare Wirksamkeit. (Es liegt kein signifikanter Therapieeffektunterschied vor).
3. Nein, im Gegensatz zum indirekten erkennt der direkte Vergleich einen signifikanten Therapieeffektunterschied.
4. Nein, im Gegensatz zum direkten erkennt der indirekte Vergleich einen signifikanten Therapieeffektunterschied.
5. Nein, im direkten Vergleich zeigt sich die eine Therapie als signifikant überlegen und im indirekten Vergleich die andere.

In der Stichprobe wurde das Verhältnis der Anzahl der „Ja"- zu den „Nein"-Antworten gebildet. Für alle berechneten Anteile wurden Wilson-Konfidenzintervalle geschätzt (mit $\alpha = 0.05$).

2.10 Ermittlung eines Goldstandards unter den indirekt vergleichenden Methoden (vgl. Forschungsfrage 8)

Die Diskussion, welche der indirekt vergleichenden Methoden zu einem Goldstandard für den indirekten Therapievergleich erklärt werden kann, sollte anhand von transparenten Kriterien geführt werden.

Geeignete Kriterien sind die Validität der Methode und das Einsatzspektrum, das sie abdecken kann. Diese werden v. a. in den Forschungsfragen 2 (Methodenbeschreibungen), 4 und 5 (Fragen zur Validität) adressiert.

Die Frage, ob eine, und wenn ja welche, der indirekt vergleichenden Methoden zu einem Goldstandard erklärt werden kann, wird auf Basis der zu findenden Antworten auf diese Forschungsfragen diskutiert.

3 Ergebnisse

Der Ergebnisteil ist wie folgt strukturiert: Zunächst werden die Ergebnisse der systematischen Literaturrecherche aufgezeigt. Auf Basis der eingeschlossenen Literatur werden anschließend die ersten sieben Forschungsfragen bearbeitet. Die achte Forschungsfrage nach dem Goldstandard unter den indirekt vergleichenden Methoden wird unter Verwertung der Ergebnisse anderer Forschungsfragen erst im Diskussionsteil abgehandelt.

3.1 Ergebnisse der Literaturrecherchen und der Literaturselektion

Der Ablauf und die Ergebnisse der Literaturrecherchen und Handsuchen sind in Abbildung 3 dargestellt. Nach der ersten Literaturselektion auf Abstractebene wurden alle in den DIMDI-Datenbanken und im ISI Web of Knowledge® gefundenen, potentiell relvanten Referenzen dem Volltextscreening zugeführt. In das Volltextscreening wurden zudem Publikationen übernommen, die in den vier Handsuchen aufgefunden wurden. In der ersten Handsuche wurden alle 46 Zitationen des Abschnitts zur Beschreibung indirekt vergleichender Methoden des Reviews von Glenny et al.[115] dem Volltextscreening unterzogen. Insgesamt lieferte diese Handsuche 15 relevante Methodenpapiere (siehe Tabelle 19, S. 166). Fünf weitere Methodenpapiere wurden für relevant befunden, die aus den Zitationslisten bereits gefundener Methodenpapiere exzerpiert werden konnten (siehe Tabelle 20, S. 167).

In der zweiten Handsuche wurden aus dem Review von Glenny et al.[115] die 28 systematischen Reviews übernommen, mit deren Daten Glenny et al.[115] sowohl einen direkten als auch indirekten Vergleich vornahmen (siehe Tabelle 21, S. 168). Es gibt nur minimale Überschneidungen mit den Ergebnissen der Suche in elektronischen Datenbanken ab 1999, da sich die Literatursuche von Glenny et al.[115] auf die Jahre 1966 bis 1999 beschränkt (Packer et al.[189], Sauriol et al.[214] und Chiba et al.[71]).

Die dritte Handsuche (auf den Internetseiten der Cochrane Collaboration) lieferte fünf potentiell relevante Publikationen. Bis auf das Handbuch[9] stellten sich diese im Volltextscreening als irrelevant für die zu bearbeitenden Fragestellungen heraus (siehe Tabelle 22, S. 169).

Durch die vierte Handsuche (auf den Internetseiten von HTA-Institutionen) wurden 21 potentiell relevante Publikationen gefunden, die ebenfalls im Volltext gelesen wurden (siehe Tabelle 23, S. 169). Im Ergebnis enthält nur ein Workshopbericht zur Überarbeitung des Methodenpapiers des NICE Ausführungen zu indirekten Vergleichen[232].

Auf Basis dieses Workshopberichts wurden kurz vor Fertigstellung dieser Arbeit indirekt vergleichende Methoden in das Methodenpapier des NICE aufgenommen[14]. Auf seine Ausführungen wird im Diskussionskapitel eingegangen. Das gleiche gilt auch für einen kürzlich veröffentlichten Entwurf für eine neue Version des Methodenpapiers der US-amerikanischen HTA-Institution „Agency for Healthcare Research and Quality" (AHRQ)[4].

Nach Zusammenführung der Ergebnisse der Handsuchen und der Suchen in digitalen Datenbanken wurden nach Duplikatabgleich 403 Volltexte gelesen und bewertet. Von diesen 403 Volltexten wurden 176 Publikationen für relevant befunden und insgesamt 227 ausgeschlossen. Eine Auflistung der Referenzen der im Volltextscreening ein- und ausgeschlossenen Publikationen wird im Anhang in den Abschnitten 7.4 und 7.5 (siehe S. 171ff.) gegeben. Die Publikationen sind nach den im Methodikabschnitt festgelegten Ein- bzw. Ausschlussgründen sortiert.

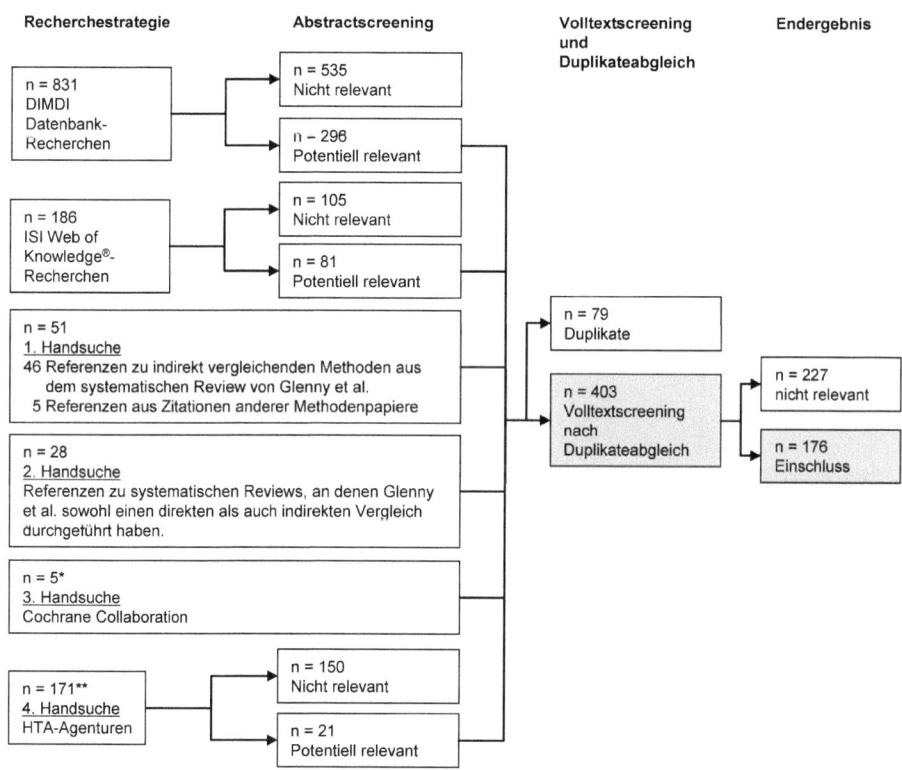

* Anzahl der für diesen Review potentiell relevanten Methodenpapiere
** Zwei HTA-Agenturen (AHRQ, NICE) bieten auf Ihren Internetseiten eine Vielzahl von Methodenpapieren an. Hier wird auf eine Zählung der Papiere verzichtet und nur gezielt nach Publikationen zu indirekten Vergleichen gesucht.

Abbildung 3: Ergebnisse der Literaturrecherchen und Handsuchen

Verwendungszwecke der eingeschlossenen Literatur

Zur Beantwortung der verschiedenen Forschungsfragen wurden die 176 eingeschlossenen Publikationen den fünf Publikationstypen zugeordnet (siehe Abbildung 4), die im Methodikabschnitt 2.3, S. 25ff., erläutert wurden.

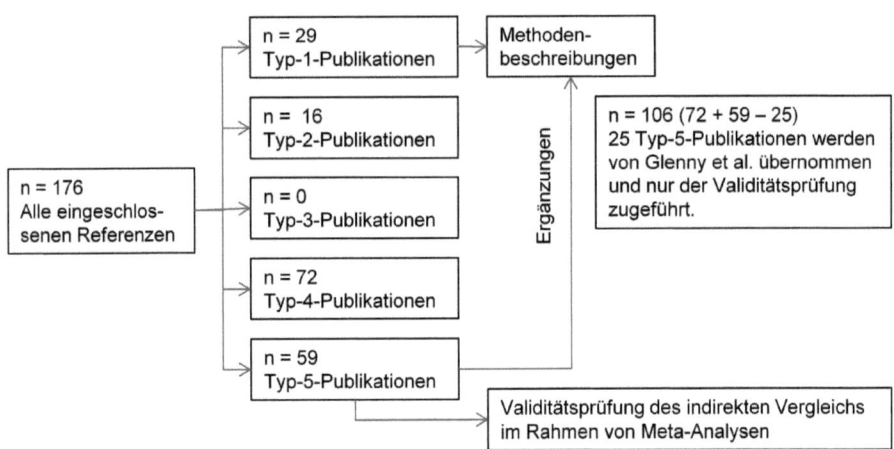

Abbildung 4: Verwendungszwecke der eingeschlossenen Literatur

Die Basis für die Beschreibungen der indirekt vergleichenden Methoden bilden 29 Methodenpapiere (Typ-1-Publikationen). Ergänzt werden die Methodenbeschreibungen durch Informationen aus Methodenanwendungen in 106 Publikationen. Diese Zahl setzt sich aus den Typ-4- (nur indirekte Vergleiche durchgeführt) und Typ-5-Publikationen (indirekte und direkte Vergleiche durchgeführt) zusammen, minus der Anzahl an Publikationen, die Glenny et al. bereits ausgewertet haben (25). Diese 106 Veröffentlichungen wurden auch für die Erhebung der relativen Häufigkeit des Einsatzes der Methoden verwendet. Für die Validitätsprüfung indirekter Vergleiche ohne Meta-Analysen wurden leider keine Typ-3-Publikationen (indirekter und direkter Vergleich ohne Meta-Analysen) gefunden. Für die Validitätsprüfung indirekter Vergleiche, die im Rahmen von Meta-Analysen eingesetzt wurden, konnten dagegen 59 Typ-5-Publikationen herangezogen werden. Aus diesem Grund fokussiert diese Arbeit auf Methoden indirekter Verfahren mit meta-analytischen Methoden.

3.2 Allgemeine Annahmen und Voraussetzungen für indirekte Vergleiche (vgl. Forschungsfrage 1)

Die Durchsicht der Literatur ergab, dass allen Methoden für indirekte Vergleiche die gleiche Annahme zugrunde liegt. Es wird davon ausgegangen, dass die Variabilität zwischen den Studienergebnissen durch den Zufall bedingt ist. Mit anderen Worten: Es darf keine signifikante Heterogenität zwischen den Studien bestehen. Da die Einhaltung dieser Voraussetzung essentiell für die Validität eines indirekten Vergleichs ist, wird die Heterogenität im folgenden Abschnitt ausführlich besprochen.

3.2.1 Heterogenität

Definition

Heterogenität beschreibt die Variabilität der in mehreren Studien ermittelten Therapieeffekte, die über die zufallsbedingte hinausgeht[241].

Arten und Ursachen von Heterogenität

Häufig wird zwischen Heterogenität in und zwischen Studien unterschieden. Bei der Heterogenität in den Studien findet die Variabilität des Therapieeffekts auf Patientenebene statt. Mit der Heterogenität zwischen den Studien wird diejenige auf der Studienebene beschrieben.

Eine andere Unterscheidungsform von Heterogenitätsarten zielt auf die Ursachen der Heterogenität ab. Sie unterscheidet in methodische und klinische Heterogenität (siehe Glossar von Woolacott et al.[272]). Methodische Heterogenität resultiert aus Unterschieden im Studiendesign (Variation in der Qualität des technischen Designs oder der Durchführung der Studie, wie z. B. bei der Verblindung[215]). Die klinische Heterogenität zielt auf Unterschiede bei den Schlüsselcharakteristika der Probanden (u. a. Schwere der Erkrankung oder demografische Faktoren), Interventionen (unterschiedliche Studienprotokolle und Therapieregime, wie z. B. bei der Dosierung und der Therapiedauer[215]) oder bei der Erhebung der Therapieeffektschätzer (z. B. Skalen auf Basis unterschiedlicher Fragebögen) ab.

Heterogenitätstests

Für die Validität von meta-analytischen Ergebniszusammenfassungen ist es unverzichtbar, dass die eingeschlossenen Studien homogen sind[121, 158]. Zur Prüfung, ob diese Voraussetzung gegeben ist, wurden sogenannte Heterogenitätstests entwickelt.

Ein sehr häufig eingesetzter Test ist Cochranes Q-Test[78]. Ein Heterogenitätstest testet die Nullhypothese, dass die zwischen den Studien beobachtete Variabilität der Effektschätzer allein durch Zufallseffekte erklärbar ist. Die Alternativhypothese - statistisch signifikante Heterogenität - wird angenommen, wenn die Nullhypothese mit einem $p < 0.05$ oder $p < 0.1$ verworfen wird. Die Schwelle von 0.1 wird häufig gewählt, um die geringe Power der Tests in der Widerlegung der Nullhypothese zu berücksichtigen[104]. Vorliegende Heterogenität kann der Test besonders schlecht statistisch signifikant nachweisen, wenn Meta-Analysen wenige Studien einschließen.

Heterogenität in Modellen mit zufälligen und festen Effekten

Wird Heterogenität in einem zu poolenden Satz von Studien erwartet bzw. nachgewiesen, ist dies bei der Entscheidung, ob für die Meta-Analyse feste oder zufällige Effekte gewählt werden, zu bedenken. Der Unterschied besteht darin, wie die Meta-Analyse die Ergebnisvariabilität der Studien berücksichtigt.

In einem Modell mit festen Effekten wird die Variabilität zwischen den Studienergebnissen auf den Wert „Null" festgelegt[167]. Dies entspricht der Annahme, dass keine Heterogenität zwischen den Studien vorliegt und der wahre Therapieeffekt in allen Studien konstant ist. Die Heterogenität in den Studien (Variabilität des Therapieeffekts auf Patientenebene) allerdings wird im Modell mit festen Effekten berücksichtigt.

Ein Modell mit zufälligen Effekten berücksichtigt dagegen sowohl die Heterogenität in als auch zwischen den Studien. Es nimmt an, dass alle Studien einen unterschiedlichen wahren Effekt messen, und ihre Studienergebnisse normalverteilte Abweichungen von einem wahren durchschnittlichen Gesamteffekt darstellen[91]. Modelle mit zufälligen Effekten liefern deshalb weniger präzise Effektschätzer als solche mit festen Effekten[104, 115]. Die breiteren Konfidenzintervalle spiegeln die größere Unsicherheit des gepoolten Therapieeffekts einer heterogenen Studienlage wider. Liegt geringe oder gar keine Heterogenität zwischen den Studien vor, sind die Resultate von Modellen mit festen oder zufälligen Effekten nahezu identisch[104].

Die Entscheidung, ob ein Modell mit festen oder zufälligen Effekten für eine Meta-Analyse verwendet werden soll, kann in sogenannten Zwei-Schritt-Analysen getroffen werden. Im ersten Schritt wird ein Heterogenitätstest durchgeführt. Zeigt dieser signifikante Heterogenität an, wird ein Modell mit zufälligen Effekten verwendet (zweiter Schritt). So kann die große Unsicherheit des gepoolten Effektschätzers in einem weiten Konfidenzintervall ausgedrückt werden.

Liegt keine oder geringe Heterogenität vor, wird ein Modell mit festen Effekten verwendet, welches eine präzise Schätzung des gepoolten Therapieeffekts liefert (alternativer zweiter Schritt).

Im folgenden Abschnitt wird dargelegt, ob und welche Heterogenitätstests in den aufgefundenen systematischen Reviews mit indirekten Vergleichen eingesetzt wurden und wie mit vorliegender Heterogenität umgegangen wurde.

3.2.2 Umgang mit Heterogenität in systematischen Reviews mit indirekten Vergleichen

Herangezogene Datensätze

In allen Typ-4- (nur indirekter Vergleich durchgeführt) und Typ-5-Publikationen (direkter und indirekter Vergleich durchgeführt) wurde der Umgang mit Heterogenität betrachtet (mit Ausnahme derer, die der Publikation von Glenny et al.[115] entnommen wurden).

Heterogenitätstests

Tabelle 27 (siehe S. 194ff.) zeigt, ob und welche Heterogenitätstests in Meta-Analysen für indirekte Vergleiche verwendet wurden. Insgesamt wurde in 80 der 106 Reviews über die Durchführung eines oder mehrerer Heterogenitätstests berichtet (75 %). Am häufigsten wurden χ^2-Tests verwendet, zu denen auch Cochrane's Q-Test zählt. 51 der 80 Autoren(teams), die statistische Tests anwendeten, wählen entweder einen χ^2- oder Q-Test (64 %). Dabei wurde häufig auf χ^2-Tests zurückgegriffen, die von den folgenden Autoren wichtiger Methodenpapiere für ihre indirekt vergleichenden Methoden maßgeschneidert wurden: Bucher[61], Lumley[165] und Lu[162]. Auch der I²-Test gehört mit 29 Nennungen (36 %) noch zu den häufig verwendeten Tests. Selten verwendet wurden zudem: Der Breslow-Day-Test (4 Nennungen), die Inkonsistenzmessung nach Lu oder Lumley (3 Nennungen), der Comfierd-Gard-Test (2 Nennungen), Box' Variante des Barlett-Tests, der H-Test, der Kruskal-Wallis-Test, der Riley-Day-Test und die Varianzanalyse ANOVA-1 (je eine Nennung).

Heterogenität in Modellen mit zufälligen und festen Effekten

Die Wahl eines Modells mit zufälligen Effekten in einem indirekten Vergleich legt fest, dass die Heterogenität zwischen den Studien berücksichtigt werden soll[115]. In 90 der 106 ausgewerteten systematischen Reviews mit indirekten Vergleichen wurde berichtet, ob ein Modell mit zufälligen oder festen Effekten genutzt wurde (siehe Tabelle 26, S. 191ff.).

Von diesen 90 Reviews wurde in 46 Publikationen ein Modell mit zufälligen Effekten gewählt (51 %). Dagegen entschieden sich 27 Autoren(gruppen) für feste Effekte (30 %). Sechs Autoren(gruppen) (7 %) legten fest, sowohl ein Modell mit festen als auch eines mit zufälligen Effekten anzuwenden, um die Wahl des Meta-Analyse-Instruments als Fehlerquelle ausschließen zu können. Ein Zwei-Schritt-Verfahren, das erst nach einem Heterogenitätstest die Entscheidung zwischen einem Modell mit festen oder zufälligen Effekten trifft, wählten elf Autoren(gruppen) (12 %).

Heterogenitätsaufklärung

In den analysierten Reviews konnten fünf alternative Verfahren für den Umgang mit heterogenen Studienlagen identifiziert werden (siehe Tabelle 28, S. 198ff.). Diese sind in Abbildung 5 schematisch dargestellt:

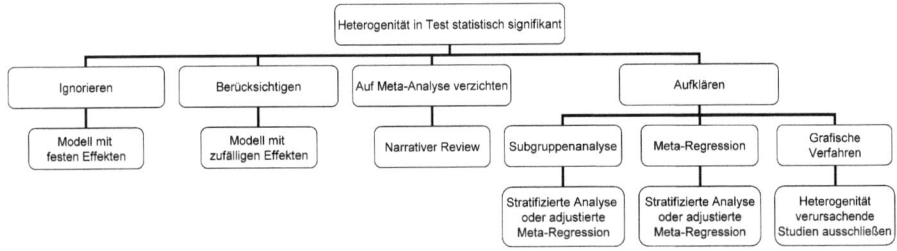

Abbildung 5: **Wahlmöglichkeiten um mit heterogenen Therapieeffekten umzugehen**

Wird Heterogenität statistisch nachgewiesen, entschieden sich einige Reviewer dafür, die Daten nicht im Ganzen zu poolen, sondern stattdessen eine deskriptive Übersicht (synonym narrativer Review) zu erstellen. Andere Autoren begründeten anhand einer tabellarischen Gegenüberstellung der Patientencharakteristika in den verschiedenen Studien, dass der Heterogenität keine bedeutsame Variabilität zwischen den Studienteilnehmern zugrunde liegt. Anschließend ignorierten sie die Heterogenität durch die Wahl eines Modells mit festen Effekten oder berücksichtigten sie in einem Modell mit zufälligen Effekten.

Einige Reviews verwendeten Subgruppenanalysen oder Meta-Regressionen, um die Gründe der Heterogenität aufzuklären. In Subgruppenanalysen kann untersucht werden, durch welche Confoundervariablen der Gesamttherapieeffekt besonders stark beeinflusst oder verzerrt wird[9].

Meta-Regressionen können bezüglich potentieller Confounder adjustieren[183]. Weicht das adjustierte Ergebnis der Meta-Regression nicht bedeutsam vom Ergebnis der Meta-Analyse ab, wird auf einen geringen Einfluss der in der Meta-Regression berücksichtigten Variablen auf das Gesamtergebnis geschlossen.

Werden jedoch Variablen als die wahrscheinlichen Gründe für die vorliegende Heterogenität identifiziert, gibt es zwei Möglichkeiten ihren verzerrenden Effekt abzufedern. Entweder die Analysen werden bezüglich der Ausprägungen dieser Variablen stratifiziert durchgeführt oder es wird bzgl. Ihres Einflusses auf den Gesamteffekt in einer Meta-Regression adjustiert.

Andere Reviews klärten die Heterogenität mit grafischen Verfahren, wie dem Funnel-, Forest- oder L'Abbè-Plot, auf. Im Ergebnis wurden diejenigen Studien, die in besonderem Ausmaß zur Heterogenität beitrugen, von der Meta-Analyse ausgeschlossen.

3.3 Beschreibung der indirekt vergleichenden Methoden (vgl. Forschungsfrage 2)

Es wurde bereits in Abschnitt 3.2, siehe S. 41ff, vorweg gegriffen, dass bei allen indirekt vergleichenden Methoden die gleiche Voraussetzung erfüllt sein muss, damit sie angewendet werden können: Der zu poolende Datensatz darf keine Heterogenität zwischen den Studien aufweisen.

Im folgenden Abschnitt sollen alle indirekten Methoden, die in der systematischen Literaturrecherche identifiziert wurden, ausführlich beschrieben werden. Es handelt sich um den nicht-adjustierten indirekten Vergleich, den adjustierten indirekten Vergleich, die Meta-Regression, die Netzwerk-Meta-Analyse und sonstige Methoden, die nicht unter die vier erstgenannten einsortiert werden können. Zudem wurden auch Erweiterungen der genannten Methoden gefunden, die ebenfalls kurz vorgestellt werden sollen.

Die Methodenbeschreibungen basieren in erster Linie auf Angaben, die die Erstautoren einer Methode in ihrem Methodenpapier ausführen. Ergänzt wurden diese Beschreibungen durch Angaben von Autoren, die Methoden weiterentwickelten oder in Übersichtsarbeiten über sie berichteten. Weitere Ergänzungen wurden den Methodikabschnitten der Typ-4- (nur indirekter Vergleich durchgeführt) und Typ-5-Publikationen (indirekter und direkter Vergleich durchgeführt) entnommen.

Zu Beginn eines Abschnitts werden die relevanten Publikationen benannt. Es folgen die Begriffsbestimmung der Methode und ihre Beschreibung mithilfe einer grafischen Darstellung.

Abschließend wird auf Varianten und Weiterentwicklungen der spezifischen Methoden eingegangen. Die Bewertung der Methoden erfolgt auf Basis der Ergebnisse der Validitätsprüfung im Diskussionsteil (siehe Abschnitt 4.5, S. 116ff.).

3.3.1 Nicht-adjustierter indirekter Vergleich
Literaturquellen für die Methodenbeschreibung

Methodenpapier: Nicht vorhanden

Übersichtsarbeiten: Song et al.[224], Glenny et al.[115] und Gartlehner et al.[110]

Methodenanwendungen: Sanchez-Ramoz et al.[213] und Bottomley et al.[56]. Weitere Methodenanwendungen werden in den Unterkapiteln genannt.

Begriffsbestimmung

Für die Methode, die im Folgenden als „nicht-adjustierter indirekter Vergleich" bezeichnet wird, ist die Nomenklatur in der Literatur nicht einheitlich. Im Jahr 2000 wurde sie von Song et al.[224] als „simple indirect method" bezeichnet.

In der Publikation von Glenny et al.[115] im Jahr 2005, in der auch F. Song Co-Autor war, wurden für sie synonym die Begriffe „unadjusted indirect method" und „naive method" verwendet. Der Anfang 2008 veröffentlichte Review von Gartlehner et al.[110] verwendet ebenfalls den Begriff „unadjusted indirect comparison".

Methodenbeschreibung

In Gartlehners Übersichtsarbeit wird das Vorgehen bei einem nicht-adjustierten indirekten Vergleich veranschaulicht. Diese Erläuterungen werden im Folgenden anhand eines fiktiven Beispiels (siehe Abbildung 6, S. 47) wiedergegeben: Für den nicht-adjustierten indirekten Vergleich A vs. B werden alle Studien, die einen aktiven Verumarm mit A besitzen, in einer Meta-Analyse zu einem Gesamteffektschätzer $\hat{\theta}_A$ zusammengefasst. Das gleiche wird in einer zweiten Meta-Analyse für alle Studien mit einem Verumarm B durchgeführt um $\hat{\theta}_B$ zu erhalten. Zur Veranschaulichung wird in Abbildung 6 ein Szenario entworfen, in dem insgesamt zwölf Studien für den indirekten Vergleich von A vs. B zur Verfügung stehen. Dabei handelt es sich um je drei zweiarmige Studien mit A (Studie 1 bis 3) und B (Studie 8 bis 10). Der Kontrollarm X dieser Studien stellt den gemeinsamen Komparator dar, über den der indirekte Vergleich durchgeführt wird. In den meisten Fällen handelt es sich hierbei um Placebo oder Standardtherapie, aber im Prinzip sind alle alternativen Therapieoptionen bei gegebener Indikation als gemeinsamer Komparator möglich.

Die Studie 4 stellt eine dreiarmige direkt vergleichende Studie der Form A vs. B vs. X dar. Studie 5 ist eine zweiarmige direkt vergleichende Studie der Form A vs. B. In den Studien 6, 7, 11 und 12 werden A bzw. B gegen andere Therapieoptionen als den gemeinsamen Komparator - hier als C und D bezeichnet - getestet. Der Wert von Interesse ist jedoch allein der gepoolte Therapieeffektunterschied von A und B.

In diesem fiktiven Beispiel werden im nicht-adjustierten indirekten Vergleich alle verfügbaren Studien, die einen Verumarm mit A aufweisen, herangezogen um einen zusammengefassten Therapieeffekt von A ($\hat{\theta}_A$) zu erhalten. Alle Studien mit einem Verumarm mit B werden verwendet, um einen zusammengefassten Therapieeffekt $\hat{\theta}_B$ zu erhalten.

Die Formeln für $\hat{\theta}_A$ und $\hat{\theta}_B$ sind bei dichotomen und kontinuierlichen Zielgrößen unterschiedlich. Zunächst wird die Berechnung von dichotomen Daten allgemeingültig für relative Risiken (RR), Odds Ratios (OR) und Hazard Ratios (HR) vorgestellt.

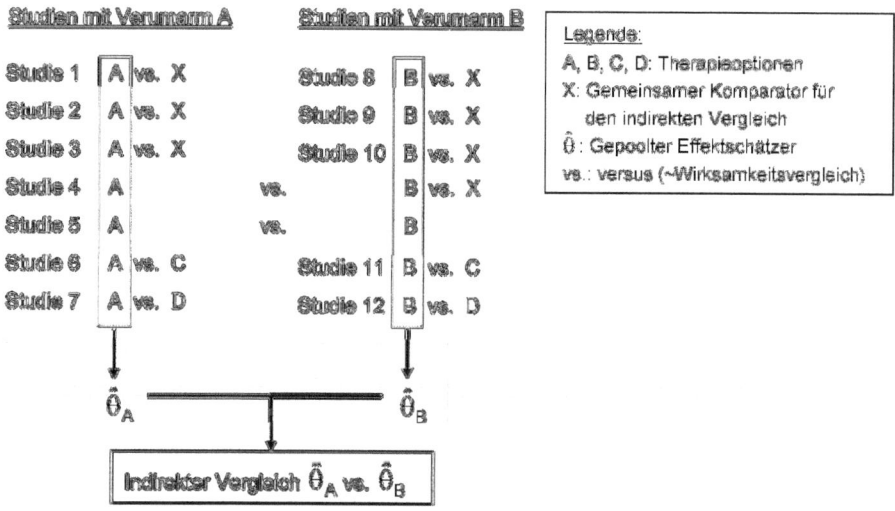

Abbildung 6: Nicht-adjustierter indirekter Vergleich
(modifiziert nach Gartlehner et al.[110])

Es werden die Anzahlen der Ereignisse in allen Studienarmen mit A addiert und die Probandenzahlen, die mit A exponiert wurden, ebenfalls addiert. Anschließend werden diese zwei Summen in ein Verhältnis zueinander gesetzt[213]:

$$\hat{\theta}_A = \frac{Anzahl\ eingetretener\ Ereignisse\ unter\ Exposition}{Anzahl\ Personen\ unter\ Exposition}$$

Für $\hat{\theta}_B$ kann das entsprechende Verhältnis mit den Ergebnissen aus den Therapiearmen mit B gebildet werden.

Bei kontinuierlichen Daten wird $\hat{\theta}_A$ mithilfe der folgenden Formel geschätzt[56]:

$$\hat{\theta}_A = \frac{\sum_{i=1}^{n_j}(\hat{\theta}_{A_i}\hat{\omega}_i)}{\sum_{i=1}^{n}\hat{\omega}_i}$$

Dabei stellt $\hat{\theta}_{A_i}$ den Therapieeffekt von A in einer Einzelstudie i dar. Die Gewichtung dieser Einzelstudie wird durch $\hat{\omega}_i$ bestimmt. Jede Einzelstudie wird mit der Anzahl der Probanden in dem Arm, der mit Therapie A behandelt wurde, gewichtet. Für $\hat{\theta}_B$ gilt die entsprechende Formel.

Sowohl bei dichotomen als auch kontinuierlichen Daten verfährt der nicht-adjustierte indirekte Vergleich somit so, als ob sich alle Probanden der Therapiearme der Einzelstudien mit A bzw. B in der gleichen Studie befunden hätten. Die Ereignisse aus den Komparatorarmen werden bei der Ermittlung des Gesamteffektschätzers nicht berücksichtigt. Deshalb ist es nicht von Relevanz, ob es sich bei den zusammengefassten Studien um mit Komparator X kontrollierte Studien oder direkt vergleichende Studien handelt[115]. Aus dieser zentralen Eigenschaft rührt auch die Namensgebung des „nicht-adjustierten indirekten Vergleichs". Es ist eine Abkürzung der Bezeichnung „nicht bezüglich der Ereignisse in den Kontrollgruppen adjustierter indirekter Vergleich".

Für den Vergleich der zusammengefassten Gesamteffektschätzer $\hat{\theta}_A$ und $\hat{\theta}_B$ gibt es im Anschluss vier Möglichkeiten: Den Vergleich über einen Gesamteffektschätzer, über einen statistischen Test, durch Vergleich der Konfidenzintervalle oder ein narratives Gegenüberstellen der Therapieeffekte. Diese werden im Folgenden kurz erläutert.

1. Indirekter Vergleich über einen Gesamteffektschätzer $\hat{\theta}_{AB}$

<u>Methodenanwendungen:</u> Bottomley et al.[56], Medicare Services Advisory Committee[2],

Sanchez-Ramos et al.[213], Capstick et al.[67] und Berry et al.[49]

Der Vergleich über einen Gesamteffektschätzer $\hat{\theta}_{AB}$ wird bei kontinuierlichen Daten durch einfache Subtraktion erhalten[56]:

$$\hat{\theta}_{AB} = \hat{\theta}_A - \hat{\theta}_B$$

Bei dichotomen Daten wird der Gesamteffektschätzer $\hat{\theta}_{AB}$ durch Division gebildet[213]:

$$\hat{\theta}_{AB} = \frac{\hat{\theta}_A}{\hat{\theta}_B}$$

Dieses Verhältnis kann ein relatives Risiko, ein Odds Ratio oder ein Hazard Ratio sein.

2. Indirekter Vergleich über einen statistischen Test

Methodenanwendungen: Adelman et al.[24], Bakker et al.[38], Chen et al.[69], Einarson et al.[102] und Zarembski et al.[276]

Der statistische Test (z. B. t-Test nach Student) testet die Nullhypothese, dass sich die Therapieeffektschätzer von A und B nicht unterscheiden bzw. der gleichen Grundgesamtheit angehören.

3. Indirekter Vergleich durch Vergleich der Konfidenzintervalle

Methodenanwendungen: Chiba et al.[71] und van Dongen et al.[258]

Es wird überprüft, ob sich die Konfidenzintervalle von $\hat{\theta}_A$ und $\hat{\theta}_B$ überschneiden. Überschneiden sie sich nicht, zeigt dies einen signifikanten Therapieeffektunterschied an.

4. Narratives Gegenüberstellen der Therapieeffekte von A und B

Methodenanwendungen: Coyle et al.[83] und van der Valk et al.[257]

Es wird logisch argumentiert, dass, wenn der Effekt von A einen größeren/ kleineren absoluten Wert (je nach Definition eines positiven Therapieeffekts) aufweist als der von B, im Vergleich A wirksamer/weniger wirksam sein muss als B.

3.3.2 Adjustierter indirekter Vergleich

Literaturquellen für die Methodenbeschreibung

Methodenpapier: Bucher et al.[61]

Übersichtsarbeiten: Glenny et al.[115] und Gartlehner et al.[110]

Methodenanwendungen: Siehe Unterkapitel

Begriffsbestimmung

Der adjustierte indirekte Vergleich berücksichtigt die Ergebnisse der Komparatorarme der Einzelstudien und adjustiert auf diese Weise bezüglich der Effekte in den Kontrollgruppen[115].

Methodenbeschreibung

An dem gleichen fiktiven Beispiel von Seite 47 wird in Abbildung 7 gezeigt, wie ein adjustierter indirekter Vergleich vorgehen würde, um A und B über den gemeinsamen Komparator X zu vergleichen.

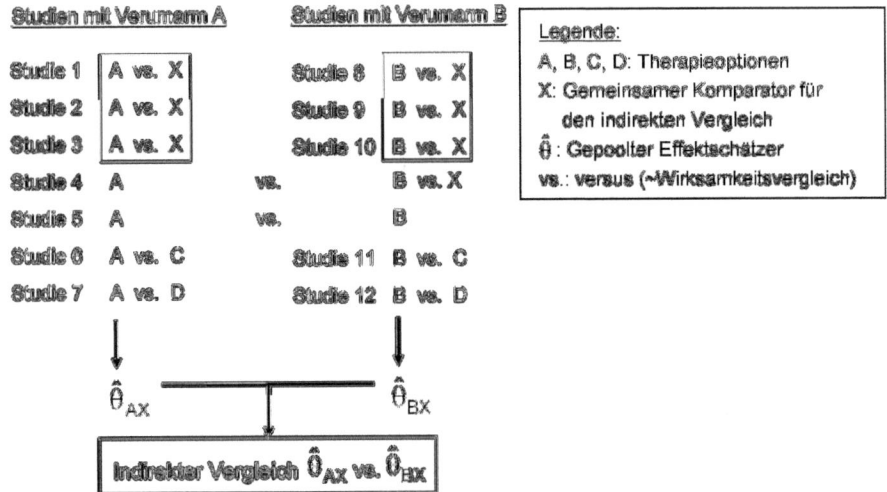

Abbildung 7: Adjustierter indirekter Vergleich
(modifiziert nach Gartlehner et al.[110])

Es können nur diejenigen Studien für den adjustierten indirekten Vergleich herangezogen werden, die A oder B gegen den gemeinsamen Komparator testen. Studien, die nur gegen andere Komparatoren testen, können nicht eingeschlossen werden (Studie 6, 7, 11 und 12). Direkt vergleichende Studien, die A gegen B direkt testen, können ebenfalls nicht eingeschlossen werden (Studie 4 und 5).

Charakteristikum des adjustierten indirekten Vergleichs ist, dass in den beiden Meta-Analysen die Effektschätzer des Vergleichs von Verum- mit Kontrollgruppe eingehen[61, 110]. Die Ergebnisse der beiden Meta-Analysen sind die gepoolten Effektschätzer, die in Abbildung 7 mit $\hat{\theta}_{AX}$ und $\hat{\theta}_{BX}$ bezeichnet sind. Für den Vergleich dieser beiden Therapieeffektunterschiede gibt es die gleichen vier Möglichkeiten, wie beim nicht-adjustierten indirekten Vergleich:

1. Über einen Gesamteffektschätzer $\hat{\theta}_{AB}$
2. Über einen statistischen Test
3. Durch Vergleich der Konfidenzintervalle
4. Durch deskriptives (synonym: narratives) Gegenüberstellen der Therapieeffekte

In den folgenden Unterkapiteln werden diese vier Möglichkeiten für den adjustierten indirekten Vergleich belegt mit Anwendungsbeispielen aus der Literatur vorgestellt.

1. Indirekter Vergleich mithilfe eines Gesamteffektschätzers

Methodenpapiere: Bucher et al.[61] und Goadsby et al.[117]

Übersichtsarbeiten: Glenny et al.[115] und Gartlehner et al.[110]

Methodenanwendungen: U. a. Lee et al.[155], Vandermeer et al.[261], Buscemi et al.[64] McLeod et al.[175], Collins et al.[79], Packer et al.[189] u. Testa et al.[238]

Viele systematische Reviews mit indirekten Vergleichen berufen sich in der Methodenbeschreibung für die Datenanalyse auf die Publikation von Bucher et al.[61] aus dem Jahr 1997. 27 identifizierte Reviews zitieren Bucher und in weiteren sieben kann die Verwendung dieser Methode eindeutig erkannt werden (siehe Tabelle 25, S. 181ff.). Bucher et al.[61] geben eine Anleitung zur Ermittlung eines Gesamteffektschätzers ($\hat{\theta}_{AB}$) für den indirekten Vergleich aus den Ergebnissen zweier Meta-Analysen. Die Ergebnisse der Meta-Analysen für A vs. X ($\hat{\theta}_{AX}$) und B vs. X ($\hat{\theta}_{BX}$) werden durch Subtraktion zu einem Gesamteffektschätzer für den indirekten Vergleich ($\hat{\theta}_{AB}$) zusammengefasst.

$$\ln \hat{\theta}_{AB} = \ln \hat{\theta}_{AX} - \ln \hat{\theta}_{BX} \tag{1}$$

Die Varianz des Gesamteffektschätzers für den indirekten Vergleich darf durch Addition der Varianzen von $\hat{\theta}_{AX}$ und $\hat{\theta}_{BX}$ geschätzt werden, wenn unterschiedliche Studien in die beiden Meta-Analysen eingehen[61, 238]. Ihre Ergebnisse sind dann als statistisch unabhängig zu betrachten und es gilt[61]:

$$\widehat{Var}(\ln \hat{\theta}_{AB}) = \widehat{Var}(\ln \hat{\theta}_{AX}) + \widehat{Var}(\ln \hat{\theta}_{BX}) \tag{2}$$

Mit den Ergebnissen der Meta-Analysen für A vs. X und B vs. X können $\widehat{Var}(\ln \hat{\theta}_{AX})$ und $\widehat{Var}(\ln \hat{\theta}_{BX})$ mit den für die entsprechenden Effektschätzer bekannten Standardmethoden berechnet werden[88, 182, 205]. Das 95%-Konfidenzintervall des Gesamteffektschätzers ($\ln \hat{\theta}_{AB}$) des indirekten Vergleichs kann anschließend leicht geschätzt werden:

$$\ln \hat{\theta}_{AB} \pm 1{,}96 \sqrt{\widehat{Var}(\ln \hat{\theta}_{AB})} \tag{3}$$

Durch Potenzierung des logarithmierten Effektschätzers und der Konfidenzintervallober- und -untergrenze erhält man den Gesamteffektschätzer für den indirekten Vergleich mit seinem entsprechenden Konfidenzintervall[238].

Effektmaße, die für die $\hat{\theta}$ in diese Formeln eingesetzt werden können, sind Odds Ratios[61], relative Risiken[60, 155, 175] und Hazard Ratios[79]. Für kontinuierliche Daten gelten die gleichen Formeln; nur dass nicht mit logarithmierten Effektschätzern und Varianzen gerechnet werden muss[64, 175, 189, 261].

Zur Berechnung der absoluten Risikoreduktion und der Number-needed-to-treat (NNT; Anzahl Probanden, die mit einer Therapie behandelt werden müssen, damit ein Proband von der Intervention profitiert) haben Goadsby et al.[117] die vorgestellten Formeln leicht abgewandelt. Somit stehen Formeln für alle wichtigen Effektmaße in der Wirksamkeitsbetrachtung therapeutischer Interventionen zur Verfügung.

2. Indirekter Vergleich mithilfe eines statistischen Tests

Methodenpapiere: Cochrane Handbuch; Abschnitt 16.6.2 und 9.6.3.1[9]

Übersichtsarbeiten: Keine

Methodenanwendungen: Rice und Stead[200], Antithrombotic Trialists' Collaboration[33], Small et al.[220] und Otto et al.[188]

Werden nach der Durchführung der zwei Meta-Analysen die Effektgrößen $\hat{\theta}_{AX}$ und $\hat{\theta}_{BX}$ erhalten, gibt es auch die Möglichkeit, die Überlegenheit bzw. Nicht-Unterlegenheit einer Therapie über einen statistischen Test zu belegen.

Das Handbuch der Cochrane Collaboration empfiehlt für den indirekten Vergleich die Q-Statistik zum Vergleich von Subgruppen zu verwenden[9]. Dieser auf einer χ^2-Verteilung beruhende Test kann mit der Review-Manager-5-Software ausgeführt werden[89]. Er überprüft die Nullhypothese, dass keine Unterschiede in den Therapieeffekten zwischen den beiden Subgruppen bestehen (in diesem Fall zwischen den zwei Meta-Analysen).

Verwendet wird dieses Verfahren je in einem Review von Rice und Stead[200] und der Antithrombotic Trialists' Collaboration[33]. Einige Beispiele aus der Literatur finden sich auch für die Verwendung des t-Tests nach Student: Small[220] und Otto et al.[188].

3. Indirekter Vergleich durch Vergleich von Konfidenzintervallen

Methodenpapiere: Cochrane Handbuch[9]

Übersichtsarbeiten: Keine

Methodenanwendungen: U. a. Büttner et al.[65]

In diesem Ansatz werden die Effektschätzer $\hat{\theta}_{AX}$ und $\hat{\theta}_{BX}$ in zwei getrennten Meta-Analysen mit ihren entsprechenden Konfidenzintervallen geschätzt. Im indirekten Vergleich wird dann eine Therapie der anderen für statistisch signifikant überlegen erklärt, wenn sich die Konfidenzintervalle um die Punktschätzer nicht überschneiden[9, 65].

4. Narrativer indirekter Vergleich

Methodenpapiere: Keine

Übersichtsarbeiten: Keine

Methodenanwendungen: Messerli et al.[176] und Law et al.[152]

Der narrative Ansatz soll am Beispiel des systematischen Reviews von Messerli et al.[176] geschildert werden. Die Autoren führen zwei Sätze von Meta-Analysen zu kardiovaskulären Zielgrößen bei älteren Hypertonikern durch: Erstens die Bestimmung der Effektivität von Diuretika versus Placebo und zweitens der von ß-Blockern versus Placebo. In den Meta-Analysen wird für wichtige Zielgrößen (wie z. B. Mortalität) eine signifikante Überlegenheit von Diuretika gegenüber Placebo nachgewiesen. Im Vergleich ß-Blocker versus Placebo hingegen wird kein statistisch signifikanter Effektunterschied ermittelt. Aus diesen Befunden schließen die Autoren argumentativ auf eine Therapieüberlegenheit von Diuretika gegenüber ß-Blockern. Die Konfidenzintervalle der Effektschätzer der beiden Meta-Analysen berücksichtigen sie in ihrer Argumentation nicht.

3.3.2.1 Weiterentwicklung der adjustierten indirekten Vergleiche: Einschluss von direkt vergleichenden Studien

Literaturquellen für die Methodenbeschreibung

Methodenpapiere: Song et al.[224]

Übersichtsarbeiten: Keine

Methodenanwendungen: Vandermeer et al.[261]

Methodenbeschreibung

In der Publikation von Bucher et al.[61] wird der Einschluss von direkt vergleichenden Studien in einen indirekten Vergleich aus zwei Gründen abgelehnt: Erstens, weil einige direkt vergleichende Studien keinen Arm mit dem gemeinsamen Komparator für den indirekten Vergleich enthalten (im Beispiel in Abbildung 7, siehe S. 50, die Studie 5).

Zweitens, weil eine direkt vergleichende Studie, die einen dritten Arm mit dem gemeinsamen Komparator aufweist (im Beispiel in Abbildung 7, S. 50, die Studie 4), in beide Meta-Analysen eingehen würde[40]. Die Ergebnisse dieses Komparatorarms müssten in beide Meta-Analysen eingehen. Dies widerspricht dem Grundsatz, dass jeder Patient in einer Analyse nur einmal gezählt werden sollte. In solchen Fällen ist auch die Vorbedingung der statistischen Unabhängigkeit der beiden Meta-Analysen für die Anwendung von Formel 2 (siehe S. 51) nicht gegeben[162].

Dennoch finden sich unter den systematischen Reviews mit indirekten Vergleichen drei Beispiele, die kontrollierte direkt vergleichende Studien in ihren adjustierten indirekten Vergleich einschließen[54, 150, 237]. In diesen Reviews wird nicht erkenntlich, ob die Ergebnisse des Komparatorarmes in beide Meta-Analysen eingehen und somit in der Gesamtanalyse zweimal verwendet werden.

Eine Lösung dieser Problematik wird von Song et al.[224] vorgeschlagen. Es wird zunächst ohne Berücksichtigung von direkt vergleichenden Studien ein adjustierter indirekter Vergleich mit Ermittlung eines Gesamteffektschätzers ($\hat{\theta}_{AB,\ Indirekt}$) durchgeführt. Die Ergebnisse der verfügbaren direkt vergleichenden Studien werden mit konventionellen Meta-Analyse-Techniken ebenfalls zu einem Gesamteffektschätzer ($\hat{\theta}_{AB,\ Direkt}$) gepoolt. Im Anschluss werden die beiden Gesamteffektschätzer aus dem indirekten und direkten Vergleich mit ihrer inversen Varianz gewichtet ($\hat{\omega}_{Indirekt}$ bzw. $\hat{\omega}_{Direkt}$) und zu einem kombinierten Gesamteffektschätzer ($\hat{\theta}_{AB,\ Kombiniert}$) analog dieser Formeln zusammengefasst[224]:

$$\hat{\theta}_{AB,\ Kombiniert} = \frac{\hat{\theta}_{AB,\ Indirekt}\ \hat{\omega}_{Indirekt} + \hat{\theta}_{AB,\ Direkt}\ \hat{\omega}_{Direkt}}{\hat{\omega}_{Indirekt} + \hat{\omega}_{Direkt}}$$

$$\hat{\omega}_{Indirekt} = \frac{1}{\widehat{Var}(\hat{\theta}_{Indirekt})} \quad \text{und} \quad \hat{\omega}_{Direkt} = \frac{1}{\widehat{Var}(\hat{\theta}_{Direkt})}$$

Am bereits eingeführten Beispiel aus zwölf Studien stellt sich dieser Ablauf schematisch wie folgt dar (siehe Abbildung 8):

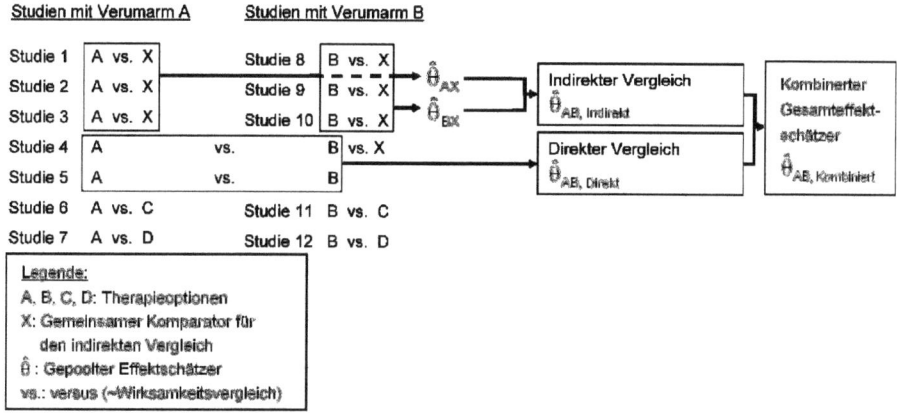

Abbildung 8: Adjustierter indirekter Vergleich unter Einschluss von direkt vergleichenden Studien

3.3.3 Meta-Regression

Literaturquellen für die Methodenbeschreibung

Methodenpapiere: Thompson et al. 1999[243] und 2002[242] und Morton et al.[183]

Übersichtsarbeiten: Glenny et al.[115] und Gartlehner et al.[110]

Methodenanwendungen: U. a. Stettler et al.[230], Mudge et al.[184], Kearney et al.[142], Peterson et al.[191] und Indolfi et al.[136].

Begriffsbestimmung (Definition nach Thompson 2002[242])

In Regressionsanalysen wird der quantitative Einfluss einer oder mehrerer Prädiktorvariablen auf eine Zielgröße untersucht. In Meta-Analysen von Therapiestudien werden Meta-Regressionen eingesetzt, um den Einfluss von Studiencharakteristika (Prädiktorvariablen) auf einen gepoolten Therapieeffektschätzer (Zielgröße) zu quantifizieren[242].

Methodenbeschreibung

Die Meta-Regression kann zur Durchführung eines indirekten Vergleichs genutzt werden, indem in der Regressionsgleichung die in den Einzelstudien ermittelten Therapieeffekte als die Prädiktorvariablen und der gepoolte Therapieeffektschätzer als Zielgröße festgelegt werden[115].

Die Regressionsgleichung dient als Modell, welches die Wirklichkeit der Studienlage so gut wie möglich abbilden soll. Für kontinuierliche Daten wird ein lineares Regressionsmodell erstellt, in dem die Zielgröße aus den Prädiktorvariablen geschätzt werden kann[13].

Da dichotome Prädiktorvariablen und Zielgrößen keinen für eine lineare Regression notwendigen unbeschränkten Wertebereich annehmen können, werden ihre logarithmierten Werte verwendet[13, 184]. Durch diese mathematische Umformung, auch Logit-Transformation genannt, können dichotome Daten einen unbeschränkten Wertebereich annehmen und durch eine lineare Regressionsgleichung modelliert werden. Meta-Regressionen, die dichotome Effektschätzer modellieren, werden daher häufig auch als logistische (Meta-) Regressionen bezeichnet[110, 243].

Für lineare und logistische lineare Meta-Regressionen gibt es analog zu Meta-Analyse-Techniken die Möglichkeit zwischen einem Modell mit festen oder zufälligen Effekten auszuwählen. Allgemein formulierte Formeln für beide Modelle geben Morten et al. (siehe S. 23 bis 24) in ihrem HTA zu Meta-Regressionen[183].

Für einen indirekten Vergleich von einer Therapie A und B über den gemeinsamen Komparator X werden insgesamt zwei Regressionsmodelle jeweils für Therapie A und B angenommen. Das Prinzip soll exemplarisch für die Therapie A erläutert werden.

Die Zielgröße ist der Schätzer für den gepoolten Therapieeffektunterschied zwischen A und X. Er wird aus den in den Einzelstudien beobachteten Effektunterschieden von A und X (Prädiktorvariablen) geschätzt.

Durch mathematische Operationen, auf die an dieser Stelle nicht genauer eingegangen werden soll, wird die bestmögliche Anpassung des Regressionsmodells an die gegebene Datenlage gefunden.

Auf diese Weise lassen sich Schätzungen für die gepoolten Therapieeffektunterschiede $\hat{\theta}_{AX}$ und $\hat{\theta}_{BX}$ in zwei Regressionsmodellen erstellen.

Für den Vergleich dieser Werte in einem zweiten Arbeitsschritt können wieder die vier Möglichkeiten - Gesamteffektschätzer, statistischer Test, Vergleich der Konfidenzintervalle und narrativer Vergleich - eingesetzt werden.

Der Wirksamkeitsvergleich über einen Gesamteffektschätzer wird bei kontinuierlichen und dichotomen Daten unterschiedlich durchgeführt. Bei kontinuierlichen Daten stellt die Differenz der beiden Therapieeffektunterschiede $\hat{\theta}_{AX}$ und $\hat{\theta}_{BX}$ das Ergebnis des indirekten Vergleichs von A und B über X dar[191]. Bei dichotomen Zielgrößen werden zunächst die Logit-Transformationen von $\hat{\theta}_{AX}$ und $\hat{\theta}_{BX}$ in Odds Ratios oder andere entsprechende dichotome Zielgrößen überführt[184].

Im Anschluss wird der Wirksamkeitsvergleich von A und B durch die Bildung eines Ratios vorgenommen, indem der Schätzer von $\hat{\theta}_{AX}$ durch den von $\hat{\theta}_{BX}$ dividiert wird[142, 191, 230].

Beispiele für den indirekten Vergleich mittels Meta-Regression über Bildung eines Gesamteffektschätzers[142, 191, 230] und durch Konfidenzintervallvergleich[136] konnten gefunden werden. Für den Vergleich über einen statistischen Test und das narrative Verfahren war dies nicht der Fall.

3.3.3.1 Weiterentwicklung der Meta-Regression: Aufnahme von Kovariaten in die Meta-Regression

Literaturquellen für die Methodenbeschreibung

Methodenpapiere: Keine

Übersichtsarbeiten: Van Houwelingen et al.[259]

Methodenanwendungen: U. a. Indolfi et al.[136], Petersen et al.[191] und Mitte et al.[177]

Methodenbeschreibung

In der Regressionsgleichung werden weitere Terme ergänzt, die die Einflüsse von Kovariaten auf den Therapieeffektunterschied der jeweiligen Einzelstudie modellieren. Auf diese Weise kann in der Meta-Regression hinsichtlich potentieller Confounder adjustiert werden. In der Publikation von van Houwelingen et al.[259] kann die Modellierung solch komplexer Regressionsmodelle mit der Statistiksoftware SAS® nachvollzogen werden.

In den Literaturbeispielen mit Meta-Regressionen für indirekte Vergleiche wird häufig von der Adjustierung hinsichtlich Confoundern Gebrauch gemacht. In 12 der 17 identifizierten Publikationen mit Meta-Regression für indirekte Vergleiche wird mindestens eine Kovariate in die Regressionsgleichung aufgenommen (z. B. bei Indolfi et al.[136], Petersen et al.[191] oder Mitte et al.[177]).

3.3.3.2 Weiterentwicklung der Meta-Regression: Einschluss von kontrollierten direkt vergleichenden Studien (Gemischtes Modell)

Literaturquellen für die Methodenbeschreibung

Methodenpapiere: Hasselblad[122], Brown et al.[58], Glenny et al.[115] und Turner et al.[253]

Übersichtsarbeiten: Keine

Methodenanwendungen: Ballesteros[40], Farré et al.[105] und Eckert et al.[97, 98]

Methodenbeschreibung

Die geschilderte Meta-Regressionstechnik für den indirekten Vergleich kann nur zweiarmige Studien einschließen. Diese müssen einen Therapiearm mit einer Therapieoption von Interesse (Therapie A oder B) und einen Therapiearm mit dem gemeinsamen Komparator X aufweisen.

Direkt vergleichende Studien mit drei Armen (Therapieoption A, B und X) können nicht eingeschlossen werden. Der Grund hierfür ist, dass zwei Meta-Regressionen für den indirekten Vergleich durchgeführt werden müssen. Eine dreiarmige Studie könnte man nicht in beide Meta-Regressionen einbeziehen, ohne die Probanden aus dem Kontrollarm in beiden Meta-Analysen und somit in der Gesamtanalyse zweimal zu berücksichtigen. In der Folge wären die Ergebnisse aus beiden Meta-Regressionen nicht mehr statistisch unabhängig voneinander, da sie teilweise auf das gleiche Datenmaterial zurückgreifen. Sind die Ergebnisse der beiden Meta-Regressionen nicht statistisch unabhängig, können Korrelationen zwischen ihren Ergebnissen auftreten, die zu einer Verzerrung des Gesamtergebnisses des indirekten Vergleichs führen können[126].

Hasselblad[122] entwickelte deshalb eine Methode zur Aufnahme von verschiedenen Therapieoptionen in eine Regressionsgleichung, so dass keine zwei Meta-Regressionen erforderlich sind. Er bezeichnet dieses Verfahren als „Multiple logistische Regression". Es kann sowohl als ein Modell mit festen als auch als eines mit zufälligen Effekten eingesetzt werden und eignet sich nicht nur für dichotome sondern auch für kontinuierliche Daten.

Eine Weiterentwicklung des Modells mit zufälligen Effekten von Hasselblads „Multipler logistischer Regression" nehmen Glenny et al.[115] mithilfe von Erkenntnissen aus einer Publikation von Brown et al.[58] vor. Sie nennen ihre Methode „Gemischtes Modell" (Englisch: „Mixed model") und entwerfen für sie SAS®- und STATA®-Code (siehe Appendix 7 in Glenny et al.[115]).

In der Literatur zu indirekten Vergleichen wurde das sogenannte „Mixed model" bereits in drei systematischen Reviews eingesetzt[40, 97, 98].

Ein weiteres, dem gemischten Modell ähnliches, Verfahren zum Einschluss von mehr als zweiarmigen direkt vergleichenden Studien verwenden Farré et al.[105] für ihren indirekten Vergleich und zitieren ein Methodenpapier von Turner et al.[253]. Dieses gibt darüber hinaus eine Anleitung, wie eine logistische Regression auf der Basis von individuellen Patientendaten berechnet werden kann.

3.3.3.3 Weiterentwicklung der Meta-Regression: Meta-Regression mit Bayes' Theorem

Literaturquellen für die Methodenbeschreibung

Methodenpapiere: Smith, Spiegelhalter und Thomas[221]

Übersichtsarbeiten: Keine

Methodenanwendungen: Geddes et al.[113] und Robinson et al.[206]

Methodenbeschreibung

Auch das von Smith, Spiegelhalter und Thomas entwickelte Modell[221] zur Berechnung einer Meta-Regression kann für die Durchführung eines indirekten Vergleichs eingesetzt werden[113, 206].

Das Modell ist dem im vorangegangenen Abschnitt beschriebenen Regressionsmodell ähnlich, bedient sich jedoch der Bayes'schen Statistik. Kurz gefasst nutzt eine Bayes'sche Analyse das Bayes-Theorem, um eine a priori Verteilung eines unbekannten Effekts durch Berücksichtigung von beobachteten Ereignissen aus Experimenten (z. B. Studien) in eine a posteriori Verteilung zu überführen. Als a priori Verteilung wird das Vorwissen bezeichnet, das man über den Effekt hat. Die a posteriori Verteilung ist das Ergebnis einer Bayes'schen Analyse.

Für nähere Informationen zur Berechnung von Meta-Regressionen mit Bayes'scher Statistik sei auf das Methodenpapier von Smith, Spiegelhalter und Thomas[221] verwiesen. Beispiele für die Verwendung dieser Methode zur Durchführung eines indirekten Vergleichs stellen die Publikationen von Geddes et al.[113] und Robinson et al.[206] dar. Geddes et al. geben zudem an, wie bei der Meta-Regression mit Bayes'schem Theorem bezüglich Kovariaten, die den Therapieeffekt beeinflussen, adjustiert werden kann[113].

3.3.4 Netzwerk-Meta-Analyse

Literaturquellen für die Methodenbeschreibung

Methodenpapiere: Lumley[165], Lu und Ades 2004[162], 2006[164] und 2007[163], Eddy 1989[99], 1990[101] und 1992[100]; Hasselblad[122], Higgins[126] Ades 2003[25], 2006[26] und 2007[28], Hirotsu und Yamada[130], Gleser und Olkin[116] und Dominici[94]

Übersichtsarbeiten: Salanti[211], Sutton et al. 2007[232] und 2008[235], Hasselblad[124] und Spiegelhalter et al.[227]

Methodenanwendungen: Kyrgiou et al.[146], Psaty et al.[196], Stettler et al.[231], Jansen et al.[137], Lam et al.[147] und Nixon et al.[186]

Einleitung und Begriffsdefinition

„Netzwerk-Meta-Analyse (NMA)" steht als Sammelbegriff für indirekt vergleichende Methoden, die mehr als zwei Therapieoptionen simultan miteinander vergleichen können. In der englischsprachigen Literatur wird hauptsächlich die Bezeichnung „Mixed Treatment Comparison" für indirekt vergleichende Methoden mit dieser Eigenschaft verwendet. U. a. beschäftigt sich derzeit mit dem NICE eine erste HTA-Institution intensiv mit dieser Methodik und benutzt diesen Begriff[232]. Die Cochrane Collaboration verwendet den Begriff „Multiple Treatment Meta-Analysis"[9] und das wichtige Methodenpapier von Lumley et al.[165] den Ausdruck „Network Meta-Analysis". Diese Termini können als synonym mit dem Begriff „Mixed Treatment Comparison" angesehen werden[9].

Als deutschen Begriff für „Mixed Treatment Comparison" wird die Übersetzung von Lumleys Begriff „Network Meta-Analysis" vom IQWiG vorgeschlagen. In einer kürzlich vom IQWiG veröffentlichten vergleichenden Nutzenbewertung wird eine „Mixed Treatment Comparison" eingesetzt und als „Netzwerk-Meta-Analyse" bezeichnet[12]. Dieser Begriff wird in der Folge zur Bezeichnung dieser Methodik verwendet.

Einsatzgebiete der NMA

In Forschungsfeldern, in denen viele Therapieoptionen miteinander konkurrieren, ist eine wichtige Frage, wie diese in eine Rangfolge hinsichtlich ihrer Wirksamkeit gebracht werden können um die beste Alternative auswählen zu können[211]. Dies hat zu der Entwicklung der NMA geführt.

Sie bietet darüber hinaus die Möglichkeit, über den Einschluss aller zu einem Therapievergleich zur Verfügung stehenden RCTs eine präzisere Vorhersage des Gesamteffektschätzers zu erreichen. Dies soll an dem bisher verwendeten Beispiel aus zwölf Studien demonstriert werden (siehe Abbildung 9Abbildung 9).

Studien mit Verumarm A			Studien mit Verumarm B		
Studie 1	A vs. X		Studie 8	B vs. X	
Studie 2	A vs. X		Studie 9	B vs. X	
Studie 3	A vs. X		Studie 10	B vs. X	
Studie 4	A	vs.		B vs. X	
Studie 5	A	vs.		B	
Studie 6	A vs. C		Studie 11	B vs. C	
Studie 7	A vs. D		Studie 12	B vs. D	

Abbildung 9: Beispiel für zwölf Studien mit Indizien zur Wirksamkeit der Interventionen A und B

Zur Erinnerung: Der indirekte Vergleich nach Bucher[61] kann nur die Studien 1, 2 ,3, 8 und 9 einschließen. Die direkt vergleichenden Studien (Studie 4 und 5) können über die Methodenerweiterung von Song et al.[224] zusätzlich berücksichtigt werden. Keine der bisher vorgestellten Methoden zur Durchführung indirekter Vergleiche ist aber in der Lage, die Studien 6, 7, 11 und 12 einzuschließen.

Dass diese Studien auch wichtige Informationen für den Wirksamkeitsvergleich von A und B geben können, wird deutlich, wenn man das Beispiel in Form eines Evidenznetzwerks (siehe Abschnitt 1.5.1, S. 9f.) darstellt (siehe Abbildung 10).

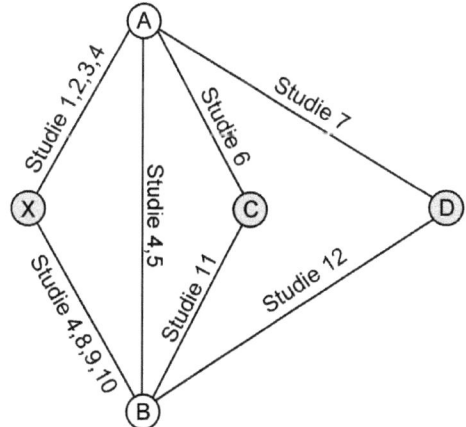

Abbildung 10: Darstellung des Beispiels als Evidenznetzwerk

Nicht nur über X als gemeinsamen Komparator, sondern auch über C und D kann der indirekte Vergleich von A und B durchgeführt werden. In diesem Beispiel gibt es insgesamt vier Möglichkeiten, den Therapieeffektunterschied von A und B zu ermitteln:

1. Direkt über die zwei direkt vergleichenden Studien.
2. Indirekt über X als gemeinsamen Komparator.
3. Indirekt über C als gemeinsamen Komparator.
4. Indirekt über D als gemeinsamen Komparator.

Die NMA geht weiter als diese vier Einzelansätze, indem sie die gesamte verfügbare Evidenz aus RCTs mit den Studienarmen A oder B berücksichtigt[162]. In dem Beispiel fasst sie die Evidenz aus allen vier Möglichkeiten simultan zu einer Schätzung des Therapieeffektunterschieds von A und B zusammen. Auf diese Weise kann sie die Aussagekraft des direkten Vergleichs durch Hinzunahme von Evidenz aus indirekten Vergleiche erhöhen[162]. Darüber hinaus kann sie A, B, C, D und X in eine Rangfolge nach ihrer Wirksamkeit bringen und aussagen, welche Therapie mit einer bestimmten Wahrscheinlichkeit die Wirksamste ist[162].

Eine weitere Anwendungsmöglichkeit der NMA ist es, „Lücken" in einem Evidenznetzwerk zu schließen[162]. Ein Evidenznetzwerk ist erst vollständig, wenn alle Therapieoptionen direkt in Studien miteinander verglichen wurden und eine polygonale Geometrie (vollständige Vernetzung der Therapieoptionen) resultiert (siehe Abschnitt 1.5.1, S. 9ff.). In diesem Beispiel fehlen z. B. direkt vergleichende Studien für den Vergleich von C und D. Eine NMA mit diesen zwölf Studien könnte hier einen Wert für den Therapieeffektunterschied von C und D schätzen. Dieser Wert kann bei der Berechnung der nötigen Fallzahl helfen, wenn eine direkt vergleichende Studie für den Vergleich von C und D geplant wird. Bei einem Fehlen von direkt vergleichenden Studien in einem Evidenznetzwerk können NMAs somit wertvolle Hilfestellung für die Fallzahlberechnung einer solchen direkt vergleichenden Studie liefern[162]. Falls seine Durchführung aus ethischen oder anderen Gründen nicht möglich ist, können sie sein mögliches Ergebnis abschätzen[165].

Die NMA nach Lu und Ades[162] kann in allen Evidenznetzwerken durchgeführt werden[27]. Dies schließt sehr komplexe reale Netzwerke genauso mit ein wie Netzwerke, die auf polygonalen, sternförmigen oder linearen Strukturen beruhen (siehe Abbildung 2, S. 9)[212]. Einzige Voraussetzung ist, dass keine Unterbrechung des Netzwerkes (siehe Abbildung 1f, S. 6) vorliegt[28].

Vorläufer der NMA:

Eddy publizierte zwischen 1989 und 1992 mit der Konfidenzprofil-Methode (Englisch: „confidence profile method")[99-101] eine Pionierarbeit für die Anwendung von Bayes'schen Verfahren in der evidenzbasierten Medizin[227]. Die Konfidenzprofil-Methode eignet sich zur Durchführung indirekter Vergleiche[100] und kann bezüglich Confoundern adjustieren[101, 124]. Sie wurde dennoch unter Statistikern und Epidemiologen nicht sehr bekannt[227]. Zusammen mit einer richtungsweisenden Publikation von Higgins und Whitehead aus dem Jahr 1996[126] sind die Ideen der Konfidenzprofil-Methode in den von Lumley 2002[165] sowie Lu und Ades 2004[162, 235] publizierten Verfahren der NMA aufgegangen. In den aufgefundenen Anwendungsbeispielen von indirekten Vergleichen multipler Therapieoptionen mit Bayes'schen Verfahren wurden fast ausschließlich die beiden letztgenannten Publikationen von den Reviewautoren in ihren Methodikabschnitten zitiert (in zehn von zwölf Anwendungsbeispielen; siehe Tabelle 30, S. 205ff.). Die Verfahren von Lumley auf der einen und Lu und Ades auf der anderen Seite sind sich sehr ähnlich. Der Hauptunterschied besteht darin, dass Lumleys Modell keine Studien mit mehr als zwei Therapiearmen einschließen kann[162, 165]. Andere Methoden, die auch zu den NMAs gehören, sich aber nicht durchgesetzt haben, sind die von Gleser und Olkin[116], Hirotsu und Yamada[130], Dominici[94] und Hasselblad[122]. In der Folge wird die NMA nach Lu und Ades[162] vorgestellt.

Die Methodentheorie der NMA nach Lu und Ades[162]

Lu und Ades nehmen das Modell von Smith, Spiegelhalter und Thomas[221], das unter dem Abschnitt „Meta-Regression mit Bayes' Theorem" besprochen wird, auf. Sie erweitern es von einem Modell für Vergleiche von zwei Therapieoptionen zu einem Modell mit multiplen Therapieoptionen. Die NMA ist somit eng verwandt mit der Meta-Regression.

Die Modellierung soll anhand eines Beispiels aus vier Therapieoptionen A, B, C und D erklärt werden. Eine Therapie wird als Referenztherapie festgelegt, z. B. Therapie A. Relativ zum Therapieeffekt von A werden die sogenannten Basisparameter θ_{AB}, θ_{AC} und θ_{AD} erhoben. Dabei ist θ_{AB} die Differenz des Therapieeffekts von A zum Therapieeffekt von B, θ_{AC} die Differenz zum Therapieeffekt von C und θ_{AD} die Differenz zum Therapieeffekt von D. Im Gegensatz zu den Basisparametern haben die sogenannten funktionalen Parameter keinen direkten Bezug zu A. Es sind die übrigen: θ_{BC}, θ_{BD} und θ_{CD}. Sie heißen funktionale Parameter, da sie Funktionen der Basisparameter nach den folgenden Formeln darstellen:

$$\theta_{BC} = \theta_{AB} - \theta_{AC}$$

$$\theta_{BD} = \theta_{AB} - \theta_{AD}$$

$$\theta_{CD} = \theta_{AC} - \theta_{AD}$$

Voraussetzung für diese Gleichungen ist ein konsistentes Netzwerk (Erläuterung im nächsten Abschnitt).

Die Evidenz aus den funktionalen Parametern hat über diese Formeln Einfluss auf die Basisparameter. Dabei folgt der Bayes'sche Ansatz einem iterativen Konzept, das in vielen Schritten die Evidenz verarbeitet. Ausgangspunkt ist die a priori Verteilung. Für eine NMA müssen a priori Verteilungen für mindestens die folgenden Parameter festgelegt werden: Die Therapieeffektschätzer (1.) für die Einzelstudien und ihre Varianzen (2.), die gepoolten Therapieeffektschätzer für die Basisparameter (3.) und für einen Heterogenitätsparameter für die Varianz in und zwischen den Studien (4.)[162]. Dabei wird empfohlen nicht-informative a priori Verteilungen zu benutzen. In nicht-informativen wird im Gegensatz zu informativen nicht bewußt Vorwissen über die Therapieeffekte modelliert. Vorwissen kann z. B. aus den Ergebnissen anderer Studien oder aus Expertenmeinungen bestehen. Die eigentlichen Studienergebnisse können die informativen a priori Annahmen dabei nur zu einem Teil dominieren[66, 147]. Das in der a priori Verteilung modellierte Vorwissen hat auch einen Einfluss auf die a posteriori Verteilung.

Dem nicht-informativen Ansatz folgten sieben von zwölf Autoren der gefundenen systematischen Reviews mit einer NMA. Ein weiterer Autor wählte teilweise informative und nicht-informative a priori Verteilungen. Die restlichen vier Reviewautoren (-gruppen) machten in diesem Punkt keine Angaben in ihrer Publikation (siehe Tabelle 30, S. 205ff.). Von den acht Autoren, die Angaben zu der Wahl ihrer a priori Verteilungen machten, führten drei auch Sensitivitätsanalysen durch, die die Annahmen für die a priori Verteilungen überprüften.

Durch den Heterogenitätsparameter spielt schon bei der Wahl der a priori Verteilungen die Entscheidung für ein Modell mit festen oder zufälligen Effekten eine Rolle. Wird von einem homogenen Studienpool ausgegangen, kann der Heterogenitätsparameter gleich „Null" gesetzt werden. Es gibt Methodenpapiere, die eine solche Variante mit festen Effekten vorstellen und dabei auf die Konfidenzprofil-Methode aufbauen[25, 26].

Wird von einem heterogenen Datensatz ausgegangen, kann dem Heterogenitätsparameter ermöglicht werden, in einem Modell mit zufälligen Effekten die Variation in und zwischen den Studien auszudrücken[162, 227].

Dies kann sich in Form einer geringeren Präzision auf den Gesamteffektschätzer der a posteriori Verteilung auswirken[164]. Da aber von Heterogenität in einer NMA ausgegangen werden kann[26], wird in den meisten Fällen mit Modellen mit zufälligen Effekten eine passendere Modellierung des Datensatzes erreicht. In den zwölf Reviews mit einer NMA wurden ausnahmslos Modelle mit zufälligen Effekten verwendet. Erwähnenswert ist in diesem Zusammenhang auch, dass Woolacott et al.[272] sowohl ein Modell mit festen als auch zufälligen Effekten durchführten und sich nach einem Test auf Geeignetheit der Modelle für ein Modell mit zufälligen Effekten entschieden. Lu und Ades[162] haben für unterschiedliche Szenarien Modelle mit festen und zufälligen Effekten für eine NMA entwickelt. Es handelt sich um:

1. Ein Modell mit festen Effekten.
2. Ein Modell mit zufälligen Effekten, das Korrelationen durch mehrarmige Studien ignoriert.
3. Ein Modell mit zufälligen Effekten für zwei- und dreiarmige Studien.
4. Ein Modell mit zufälligen Effekten für mehrarmige Studien.

Sie geben eine Einleitung[28] zu NMAs im Allgemeinen und im Speziellen die WinBUGS®-Codes zu den vier genannten Szenarien auf einer Internetseite ihrer Fakultät[17]. WinBUGS® ist eine kostenfreie Statistiksoftware, die in der Berechnung von Bayes'schen Modellen in der medizinischen Forschung breite Verwendung findet. Neun der zwölf Autoren benutzen sie für ihre NMA.

Für die Modellierung ist es wichtig, ob Studien mit mehr als zwei Armen in die Analyse aufgenommen werden sollen, da bei mehrarmigen Studien Korrelation auftreten kann[126]. Korrelation kann immer dann auftreten, wenn Parameter nicht von statistisch unabhängigen Datensätzen stammen. Dies ist bei mehrarmigen Studien der Fall, da die verschiedenen Arme mit aktiven Therapien den gleichen Kontrollgruppenarm besitzen. Das Modell mit zufälligen Effekten für mehrarmige Studien von Lu und Ades berücksichtigt die mögliche Korrelation durch mehrarmige Studien[28].

In der NMA kann die Wahrscheinlichkeit geschätzt werden, dass eine Therapie die Wirksamste ist. Dies wird mithilfe der Markov-Ketten-Monte-Carlo-Simulation[114] in WinBUGS® berechnet. Die a priori Annahme ist, dass alle Therapien die gleiche Wahrscheinlichkeit aufweisen, die wirksamste zu sein[146]. In der a posteriori Verteilung kann sich diese Wahrscheinlichkeit für eine Therapie durch Berücksichtigung der Studienergebnisse von den Wahrscheinlichkeiten für die anderen Therapien absetzen.

So ermittelten z. B. Golfinopoulos et al.[118] beim fortgeschrittenen Kolonkarzinom eine Wahrscheinlichkeit von 65 %, dass von den zwölf betrachteten Therapieregimen eine fluorouracilbasierte Irinotecan-plus-Bevacizumab-Therapie die Krankheitsprogression am wirksamsten verzögert. Die anderen betrachteten Therapieregime weisen eine deutlich geringere Wahrscheinlichkeit, oder eine Wahrscheinlichkeit von 0 % auf, die wirksamste Therapieoption zu sein.

Die Konsistenzannahme

Neben der Heterogenität in und zwischen den Studien kommt in der NMA noch eine dritte Ebene der Heterogenität hinzu, genannt Inkonsistenz[164, 240] (synonym zu Lumleys Begriff „Inkohärenz"[165]). Inkonsistenz ist definiert als die Diskrepanz zwischen dem Ergebnis eines direkten und einem (oder mehreren) indirekten Vergleich(en) für dieselbe Fragestellung, die nicht mehr durch Zufallsfehler oder Heterogenität erklärbar ist[164].

Die NMA baut auf der Konsistenzannahme auf. Das heißt, sie nimmt an, dass keine (Modell mit festen Effekten) oder eine um den Wert „Null" normalverteilte (Modell mit zufälligen Effekten) Inkonsistenz in dem zu analysierenden Evidenznetzwerk vorliegt. Mit anderen Worten bedeutet dies, dass sie davon ausgeht, dass die direkten und indirekten Vergleiche im Evidenznetzwerk die gleichen Effekte messen.

Inkonsistenz ist nur in geschlossenen „Schleifen" von Evidenznetzwerken messbar[165]. In geschlossenen „Schleifen" besteht immer die Möglichkeit zwei beliebige Therapieoptionen sowohl direkt als auch indirekt miteinander zu vergleichen.

Dies soll an einem Beispiel aus drei Therapieoptionen verdeutlicht werden, die in ihrer Darstellung eines Evidenznetzwerks eine Schleife bilden (siehe Abbildung 11, S. 66). In der Realität weist ein Evidenznetzwerk meist mehrere solcher „Schleifen" auf, die auch mehr als nur drei Therapien umfassen können[212].

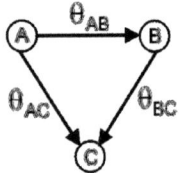

Abbildung 11: Evidenznetzwerk aus drei Therapieoptionen

Angenommen es gibt die Therapieoptionen A, B und C und die Therapieeffektunterschiede θ_{AB}, θ_{BC} und θ_{AC} aus drei paarweise vergleichenden Meta-Analysen.

Unter Anwendung der Konsistenzannahme kann aus den Ergebnissen von zwei Meta-Analysen der Effekt der dritten bestimmt werden[164, 165, 211]. Dies verdeutlichen folgende drei Gleichungen, die durch Umformung ineinander überführbar sind:

$\theta_{AC} = \theta_{AB} + \theta_{BC}$

$\theta_{BC} = \theta_{AC} - \theta_{AB}$

$\theta_{AB} = \theta_{AC} - \theta_{BC}$

Die Terme links vom Gleichheitszeichen stellen direkte Vergleiche dar und die Terme rechts der Gleichheitszeichen indirekte Vergleiche, die den gleichen Effekt schätzen, wie der direkte Vergleich. Weichen in der Realität die Ergebnisse des indirekten Vergleichs von dem des direkten Vergleichs ab, weil nicht die gleichen Studienbedingungen herrschen, müssen Fehlerterme in diese Gleichungen aufgenommen werden:

$\theta_{AC} = \theta_{AB} + \theta_{BC} - \phi_i$

$\theta_{BC} = \theta_{AC} - \theta_{AB} + \phi_i$

$\theta_{AB} = \theta_{AC} - \theta_{BC} + \phi_i$

Der Fehlerterm ϕ_i ist das Maß der Inkonsistenz in der „Schleife" i. Weist ein Evidenznetzwerk mehrere „Schleifen" auf, so gibt es auch mehrere Fehlerterme ϕ_i. Ein Modell mit zufälligen Effekten für die Inkonsistenz geht davon aus, dass die Fehlerterme ϕ_i um den Wert „Null" herum normalverteilt sind. Die Standardabweichung der Verteilung der Fehlerterme stellt das Ausmaß der Inkonsistenz des gesamten Evidenznetzwerks dar. Sie lässt sich quantifizieren und als sogenannter Inkonsistenzfaktor ausdrücken. Über den Inkonsistenzfaktor kann die Inkonsistenz in die Bayes'sche Modellierung mit aufgenommen werden. Publikationen von Lu et al.[164] und Lumley et al.[165] bieten Methoden hierfür. Eine Gegenüberstellung der zwei Verfahren bieten Salanti et al.[211]. Die Berücksichtigung der Inkonsistenz in der NMA über den Inkonsistenzfaktor ist mit der Berücksichtigung von Heterogenität in einer konventionellen Meta-Analyse durch ein Modell mit zufälligen Effekten vergleichbar. Beide Verfahren führen zu einer geringeren Präzision des Gesamteffektschätzers und spiegeln dadurch die Heterogenität bzw. Inkonsistenz des Datensatzes wider.

Liegt moderate Inkonsistenz und/oder Heterogenität vor, gibt es verschiedene Möglichkeiten mit der NMA weiter zu verfahren. Einige Möglichkeiten wurden bereits in Abschnitt 3.2.2 (siehe S. 43f.) vorgestellt. In den zwölf systematischen Reviews mit NMA finden sich diese und weitere Alternativen wieder. Sie werden kurz in Tabelle 1 und ausführlicher im Anhang in Tabelle 31 (siehe S. 206f.) aufgelistet.

Tabelle 1: Möglichkeiten bei Inkonsistenz und/oder Heterogenität mit einer NMA zu verfahren

	Möglichkeiten	Ausgeführt/ Empfohlen in:
1	Verzicht auf das Poolen der Daten und auf die NMA	Methodenpapier von Lumley et al.[165]
2	Ausschluss der Studien, die maßgeblich die Inkonsistenz verursachen	Methodenpapier von Lu und Ades[164]
3	Berücksichtigung eines Inkonsistenzfaktors in der Modellierung[164, 165]	NMA von Psaty et al.[196] und Kyrgiou et al.[146] nach dem Methodenpapier von Lumley et al.[165] oder NMA von Stettler et al.[231] nach dem Methodenpapier von Lu und Ades[164]
4	Nach Kovariaten stratifizierte Analyse	NMA von Jansen et al.[137], Stettler et al.[231] und Lam et al.[147]
5	Multivariate Analyse mit Adjustierung bezüglich Kovariaten	NMA von Jansen et al.[137], Stettler et al.[231] und Nixon et al.[186]. Es sei auf den umfangreichen Methodenteil von Nixon et al.[186] hingewiesen.

3.3.5 Weiterentwicklung der NMA: Modellierung unterschiedlicher Nachbeobachtungszeiten

Literaturquellen für die Methodenbeschreibung

Methodenpapiere: Lu und Ades[163]

Übersichtsarbeiten: Keine

Methodenanwendungen: Keine

Methodenbeschreibung

Für Zielgrößen, die zu unterschiedlichen Nachbeobachtungszeiten erhoben wurden, bietet eine Publikation von Lu und Ades eine Methodenerweiterung[163], auf die an dieser Stelle verwiesen wird.

3.3.6 Sonstige Methoden

Die systematische Literaturrecherche identifizierte fünf systematische Reviews, die Methoden für indirekte Vergleiche verwendeten, die sich nicht den vier bisher vorgestellten Methoden zuordnen lassen. Da es sich in der Tat um Einzelfälle handelt, werden die benutzten Methoden nur kurz beschrieben und nicht ausführlich diskutiert.

Brophy und Lawrence[57]

Brophy und Lawrence stellen drei Bayes'sche Methoden vor, wovon zwei indirekte Vergleiche darstellen. Die eine indirekt vergleichende Methode nutzt als Informationen für die a priori Verteilung die Ergebnisse einer direkt vergleichenden Studie und verarbeitet sie zusammen mit den Ergebnissen aus einem indirekten Vergleich in der Likelihood-Funktion. Dies könnte auch durch eine NMA erreicht werden. Allerdings fehlen bei Brophy und Lawrence Angaben, dass sie sich auf diese Methodik beziehen.

Die andere indirekt vergleichende Methode ähnelt einem adjustierten indirekten Vergleich nach Bucher et al.[61] (siehe Abschnitt 3.3.2, S. 49ff.), der allerdings mit Bayes'scher Statistik durchgeführt wird.

Ob die Randomisierung der RCTs in den zwei geschilderten, indirekt vergleichenden Methoden bewahrt wird, ist aus den von Brophy und Lawrence gegebenen Methodenbeschreibungen nicht eindeutig ersichtlich.

Thijs et al.[240]

Thijs et al. verwenden einen multivariaten Ansatz einer Meta-Regression und berufen sich auf das Methodenpapier von van Houwelingen et al.[259]. Van Houwelingens Modell ermöglicht es die verschiedenen Therapieoptionen als Kovariaten zu berücksichtigen. Das Modell kann, wie von Thijs et al. durchgeführt, sowohl mit festen als auch mit zufälligen Effekten in SAS® mit der „Proc Mixed" Prozedur berechnet werden. Thijs et al. vergleichen multiple Interventionen und bringen sie in eine Wirksamkeitsrangfolge. Dies erinnert an eine NMA. Allerdings verzichten Thijs et al. auf die Bayes'sche Statistik. Ob von einer Bewahrung des Randomisierungseffekts ausgegangen werden kann, ist aufgrund fehlender Angaben hierzu nicht sicher.

Tudur Smith et al.[247]

Tudur Smith et al. stellen den bisher einzigen indirekten Vergleich vor, der ausschließlich mit individuellen Patientendaten durchgeführt wurde. Diese erlaubten es Tudur Smith et al. eine multiple Meta-Regression mit festen Effekten auf Patienten- und nicht Studienebene durchzuführen[251]. Ähnlich wie bei Thijs et al.[240] modellieren Tudur Smith et al. die Therapieoptionen als Kovariaten. Zusätzlich wird noch der Confounder Publikationsjahr als Kovariate berücksichtigt. Im Appendix publizieren die Autoren die für ihr Modell benutzten Formeln. Die verwendete Methodik ähnelt der NMA in hohem Maße und kann, wie auch von den Autoren selbst, als NMA bezeichnet werden. Allerdings konnten Tudur Smith et al. aufgrund der individuellen Patientendaten auf einen Bayes'schen Ansatz verzichten. Die Methode bewahrt gleichsam der NMA die Randomisierung und kann die Therapieoptionen in eine Rangfolge nach ihrer Wirksamkeit bringen.

Hind et al.[129] und Moore et al.[181]

Die in den systematischen Reviews von Hind et al.[129] und Moore et al.[181] eingesetzte Methode ähnelt den adjustierten indirekten Vergleichen. Sie schlägt aber ein abweichendes Vorgehen zur Berücksichtigung der Ergebnisse aus den Kontrollgruppen vor. Die Differenzen der Effektgrößen zwischen Verum- und Kontrollgruppe werden nicht auf der Einzelstudienebene gebildet, sondern analog dem nicht-adjustierten indirekten Vergleich aus den einzelnen Studienarmen. Zur besseren Abgrenzbarkeit vom adjustierten und nicht-adjustierten indirekten Vergleich wird in Abbildung 12 (siehe S. 71) an dem bereits verwendeten Beispiel demonstriert, wie ein indirekter Vergleich mit der von Moore et al. und Hind et al. benutzten Methodik vorgehen würde:

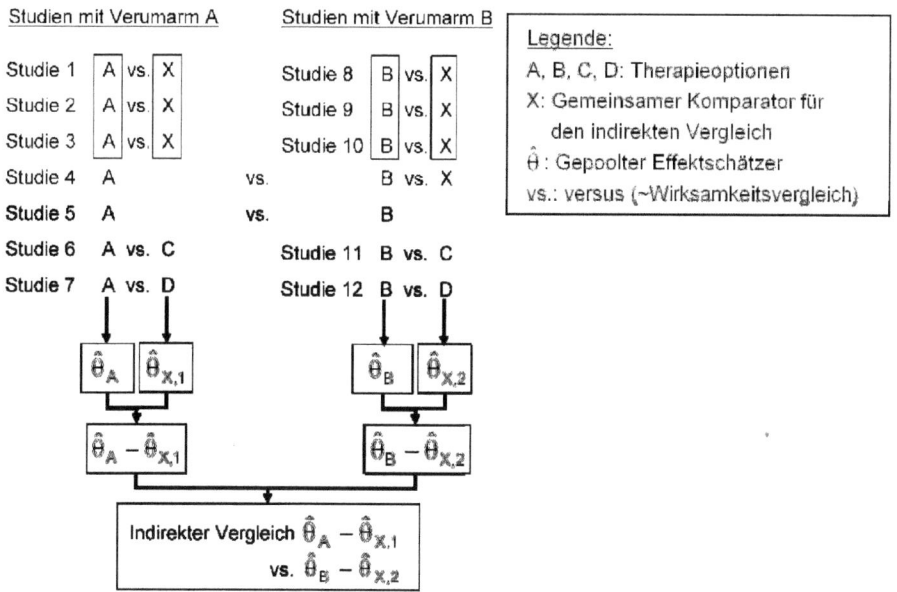

Abbildung 12: Indirekter Vergleich nach Moore et al. und Hind et al.

Analog den Formeln des nicht-adjustierten indirekten Vergleichs (siehe Abschnitt 3.3.1, S. 46) werden aus den einzelnen Studienarmen die gepoolten Effektschätzer von $\hat{\theta}_A$ und $\hat{\theta}_B$ ermittelt. Dies wird auch für alle Studienarme mit dem gemeinsamen Komparator durchgeführt, um jeweils einen Effektschätzer $\hat{\theta}_X$ aus den A vs. X-Studien und den B vs. X-Studien zu erhalten. Im Anschluss werden die Differenzen $\hat{\theta}_A - \hat{\theta}_{X,1}$ und $\hat{\theta}_B - \hat{\theta}_{X,2}$ gebildet, über die der Vergleich der Wirksamkeit von A und B durchgeführt werden kann.

3.3.7 Exkurs: Methoden ohne Meta-Analysen

Der Fokus dieser Arbeit liegt auf den im vorangegangenen Abschnitt vorgestellten meta-analytischen Methoden für indirekte Vergleiche. In der Literaturrecherche wurden aber auch einige Beispiele von indirekten Vergleichen gefunden, die keine Meta-Analysen einsetzen. Ihre Methodik wird in diesem Exkurs beschrieben.

Indirekter Vergleich von Einzelstudien

Literaturquellen für die Methodenbeschreibung

Methodenpapiere: Keine

Übersichtsarbeiten: Keine

Methodenanwendungen: Boland et al.[53], Jones et al.[140], Swift et al.[236], Hofmann et al.[132] und Kristensen et al.[145].

Begriffsbestimmung

Sind jeweils nur eine Studie für den Vergleich A vs. X und eine Studie für den Vergleich B vs. X verfügbar, erübrigt sich die Notwendigkeit Meta-Analysen durchzuführen. Der indirekte Vergleich von A und B kann mit den Ergebnissen dieser beiden Studien durchgeführt werden.

Methodenbeschreibung

Zur Anwendung kommen die in Abschnitt 3.3.1 (siehe S. 46) besprochenen nicht-adjustierenden (Beispiel bei Boland et al.[53]) und die in Abschnitt 3.3.2 (siehe S. 49) besprochenen adjustierenden indirekten Vergleiche (Beispiele bei Jones et al.[140], Swift et al.[236] und Hofmann et al.[132]).

Für den nicht-adjustierten indirekten Vergleich können die Effektschätzer $\hat{\theta}_A$ und $\hat{\theta}_B$ und für den adjustierten indirekten Vergleich die Effektschätzer $\hat{\theta}_{AX}$ und $\hat{\theta}_{BX}$ den Einzelstudien direkt entnommen werden. Der Therapieeffektunterschied zwischen A und B wird aus diesen jeweiligen zwei Effektschätzern wieder über eine der vier bereits vorgestellten Möglichkeiten für einen indirekten Vergleich erhalten:

1. Über einen Gesamteffektschätzer $\hat{\theta}_{AB}$.
2. Über einen statistischen Test.
3. Über den Vergleich der Konfidenzintervalle.
4. Über ein narratives Gegenüberstellen der Therapieeffekte von A und B.

Narrative indirekte Vergleiche

Literaturquellen für die Methodenbeschreibung

Methodenpapiere: Keine

Übersichtsarbeiten: Keine

Methodenanwendungen: Berry et al.[50], Verma et al.[262] und Yabroff et al.[274]

Begriffsbestimmung

Liegen mehr als eine Studie pro zu vergleichender Intervention vor, aber aus bestimmten Gründen wird auf die Durchführung von Meta-Analysen verzichtet, nehmen einige Autoren eine deskriptive (synonym: narrative) Zusammenfassung der Studienlage vor.

Methodenbeschreibung

Die einzelnen Studienergebnisse werden einander wertend gegenübergestellt, ohne sie zusammenzufassen. Eine andere Möglichkeit ist es, sie teilweise zusammenzufassen, indem aus den Ergebnissen mehrerer ähnlicher Studien Effektintervalle (kleinster bis größter Effektschätzer dieser Studiengruppe) gebildet werden (Beispiel bei Yabroff et al.[274]). In beiden Fällen werden die Studienergebnisse jedoch nicht wie bei Meta-Analysen zu einem Effektschätzer gepoolt.

Auch für deskriptive indirekte Vergleiche gibt es (für die Effekte in den Kontrollgruppen) adjustierte oder nicht-adjustierte Varianten: Berry et al.[50] bzw. Verma et al.[262] vergleichen die absoluten Therapieeffekte der Verumarme der einzelnen Studien narrativ miteinander, ohne die Ereignisse in den entsprechenden Kontrollgruppen zu berücksichtigen.

Yabroff et al.[274] nehmen einen adjustierten deskriptiven indirekten Vergleich vor, indem sie die Ereignisse in den Kontroll- von denen in den Verumgruppen subtrahieren. Diese Differenzen werden anschließend beschreibend miteinander verglichen.

3.4 Relative Häufigkeit des Einsatzes der verschiedenen Methoden für indirekte Vergleiche (vgl. Forschungsfrage 3)

Nach der Beschreibung der indirekt vergleichenden Methoden und ihrer Voraussetzungen wird nun die relative Häufigkeit ihres Einsatzes betrachtet.

In dem ungefähr neunjährigen Zeitraum von 01/1999 bis 02/2008, den die durchgeführte systematische Literaturrecherche abdeckt, wurden in 106 systematischen Übersichtsarbeiten 108 mal indirekt vergleichende Methoden eingesetzt. Die Differenz erklärt sich durch den Review von Vandermeer et al.[261], in dem drei verschiedene Methoden des indirekten Vergleichs für die Fragestellung verwendet werden. Es handelt sich um einen adjustierten indirekten Vergleich nach Bucher et al.[61], einen adjustierten indirekten Vergleich nach Song et al.[224] und eine NMA.

Die mit Abstand am häufigsten verwendete Methodenform ist der adjustierte indirekte Vergleich, der in 60 der 108 publizierten Beispielen eingesetzt wurde (siehe Abbildung 13, S. 74; Details in Tabelle 25, siehe S. 181ff.).

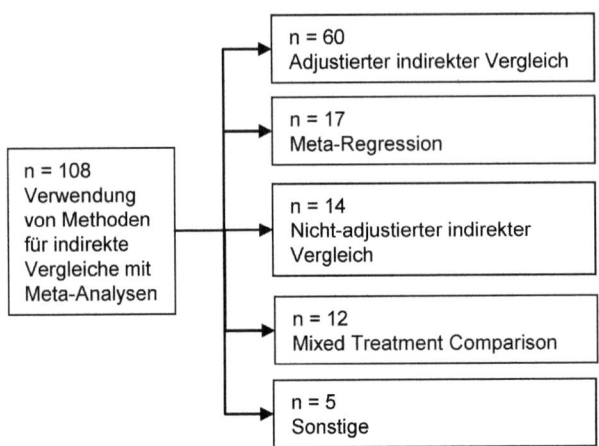

Abbildung 13: Anzahl der Einsätze der verschiedenen Methoden zur Durchführung indirekter Vergleiche mit Meta-Analyse(n) in systematischen Reviews, publiziert im Zeitraum von 01/1999 bis 02/2008

Er wurde damit deutlich häufiger als der vielfach kritisierte[110, 115, 223] nicht-adjustierte indirekte Vergleich verwendet (14 Beispiele). Etwas häufiger als der nicht-adjustierte indirekte Vergleich wurden Meta-Regressionen für indirekte Vergleiche eingesetzt und etwas seltener NMAs. Die sonstigen Methoden spielen mit fünf von 108 Methodeneinsätzen eine untergeordnete Rolle.

Weitere Erkenntnisse liefert die Betrachtung der Verteilung der Publikationen mit indirekten Vergleichen über den beobachteten Zeitraum.

Entwicklung auf der Zeitachse

Abbildung 14 (siehe S. 75) stellt die Anzahl an Publikationen mit indirekten Vergleichen für den Zeitraum 01/2000 bis 12/2007 dar. Das Jahr 1999 wird nicht mit abgebildet, da in ihm nur eine Publikation mit indirektem Vergleich erschienen ist, und das Jahr 2008 nicht, weil es bei Abschluss der Literaturrecherche noch nicht vollendet war.

Insgesamt wurden 94 der 108 systematischen Reviews aus Abbildung 13 übernommen.

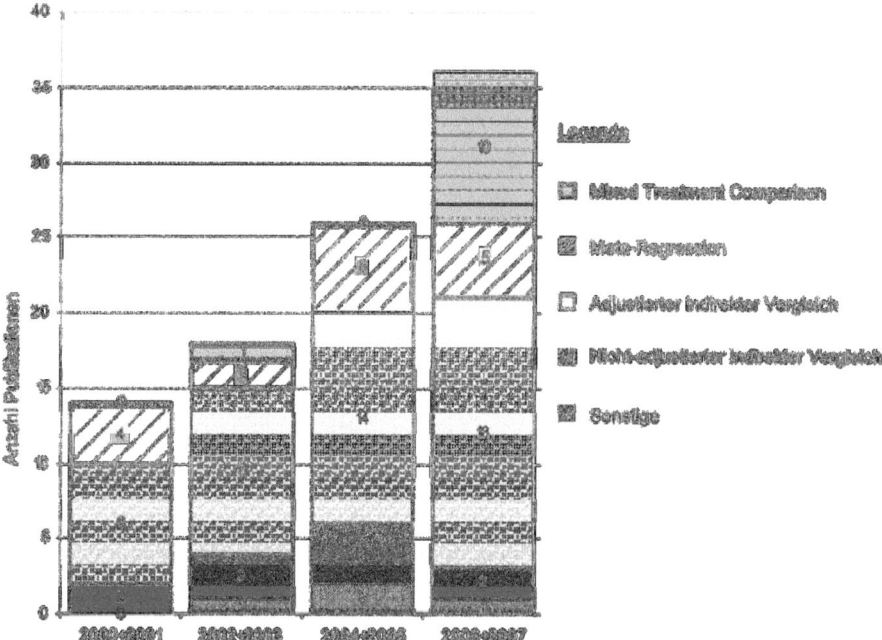

Abbildung 14: Häufigkeit von Publikationen mit indirekten Vergleichen von 2000 bis 2007

Es ist ein Anstieg bei der Gesamtanzahl an Publikationen mit indirekten Vergleichen über die Zeit zu erkennen.

Dieser ist vor allem auf die zunehmende Verwendung von adjustierten indirekten Vergleichen und NMAs zurückzuführen, während die Anzahl der Einsätze der anderen Methoden größtenteils konstant blieben.

Bei den NMAs ist zusätzlich zu berücksichtigen, dass die wichtigsten Methodenpapiere erst in den Jahren 2002[165] und 2004[162] erschienen sind. Betrachtet man nur den Publikationszeitraum von 01/2006 bis 12/2007, liegt die NMA in der Häufigkeit der Methodenanwendungen auf dem zweiten Platz:

1. Adjustierter indirekter Vergleich   (n = 18)
2. NMA   (n = 10)
3. Meta-Regression   (n = 5)
4. Nicht-adjustierter indirekter Vergleich (n = 2)
5. Sonstige   (n = 1)

Es wurde die relative Häufigkeit der unterschiedlichen meta-analytischen Methoden für indirekte Vergleiche betrachtet. Diese Methoden können auch als 1. Arbeitsschritt des indirekten Vergleichs bezeichnet werden. Der eigentliche Wirksamkeitsvergleich wird in einem zweiten Arbeitsschritt durchgeführt.

Erstellung des Wirksamkeitsvergleichs

Als zweiten Arbeitsschritt kann man die Vorgehensweise bei der finalen Erstellung des Wirksamkeitsvergleichs bezeichnen. Dabei spielen narrative indirekte Vergleiche, statistische Tests oder Konfidenzintervallvergleiche eine untergeordnete Rolle (siehe Tabelle 2, S. 77; Details in Tabelle 25, siehe S. 181ff.). Am häufigsten wurde für den indirekten Vergleich ein Gesamteffektschätzer ermittelt (in 75 der 108 Wirksamkeitsvergleiche; Anteil: 69 %)

Tabelle 2: Anzahl der Einsätze der verschiedenen Methoden zur Durchführung indirekter Vergleiche in systematischen Reviews

Methode des indirekten Vergleichs (Erster Arbeitsschritt)	Anzahl der Methodeneinsätze	Erstellung des Wirksamkeitsvergleichs (Zweiter Arbeitsschritt)	Anzahl der Einsätze der zweiten Arbeitsschritte
Nicht-adjustierter indirekter Vergleich	14	Gesamteffektschätzer	5
		Statistischer Test	5
		Konfidenzintervalle	2
		Narrativ	2
Adjustierter indirekter Vergleich	60	Gesamteffektschätzer (hauptsächlich nach Bucher et al.[61])	36
		Statistischer Test	8
		Konfidenzintervalle	14
		Narrativ	2
Meta-Regression	17	Meta-Regression mit Gesamteffektschätzer	15
		Meta-Regression mit Bayes'schem Verfahren und Gesamteffektschätzer	2
NMA	12	Methode nach Lu und Ades[162] mit Gesamteffektschätzer	8
		Methode nach Lumley[165] mit Gesamteffektschätzer	2
		Nach anderer Methodik für NMA mit Gesamteffektschätzer	2
Sonstige Methoden	5	Hind et al.[129], Moore et al.[181], Brophy et al.[57], Tudur Smith et al.[247] und Thijs et al.[240] (alle ermittelten Gesamteffektschätzer)	5
Summe	108		108

Es handelt sich um indirekt vergleichende Methoden, die in systematischen Reviews angewendet wurden, die zwischen Januar 1999 und Februar 2008 publiziert wurden.

3.5 Validitätsprüfung indirekt vergleichender Methoden (vgl. Forschungsfrage 4 und 5)

Die verschiedenen Methoden für indirekte Therapievergleiche wurden in dem vorangegangenen Abschnitt 3.13 bereits ausführlich beschrieben, charakterisiert und die Häufigkeit ihrer Verwendung gezählt. Entscheidend für oder gegen eine Empfehlung ihres Einsatzes in HTAs sind jedoch die Ergebnisse der nun folgenden empirischen Validitätsprüfung. Zur Validitätsprüfung werden systematische Reviews von RCT herangezogen, die sowohl einen direkten als auch einen indirekten Vergleich durchführten (Typ-5-Publikationen). Ihre Ergebnisse werden mithilfe der z-Statistik verglichen.

Datensätze für die Validitätsprüfung

Insgesamt konnten 251 Datensätze mit Ergebnissen eines direkten und indirekten Vergleichs zu dem jeweils identischen Therapievergleich aus den gefundenen systematischen Reviews extrahiert werden. Die Meta-Analyse-Ergebnisse von Eckert et al.[97] und der Antithrombotic Trialists' Collaboration[33] mussten allerdings von der Validitätsprüfung ausgeschlossen werden. Bei Eckert et al. ließen sich aus den Effektschätzern keine Standardfehler rekonstruieren. Bei der Arbeit der Antithrombotic Trialists' Collaboration blieb unklar, ob Daten aus direkt vergleichenden Studien in den indirekten Vergleich eingebracht wurden. Der Datenpool für die Gegenüberstellung der Ergebnisse von direkten und indirekten Vergleichen zur Validitätsprüfung umfasst somit 249 Datensätze (siehe Tabelle 3, S. 79). Er entstammt 59 systematischen Reviews, wobei in 27 Reviews zwei verschiedene Methoden des indirekten Vergleichs eingesetzt wurden. Dies erklärt, warum die Summe der Reviews in Tabelle 3 nicht 59 beträgt. In welchen der gefundenen Reviews welche indirekt vergleichenden Methoden eingesetzt wurde(n), ist in Tabelle 25 (siehe S. 181ff.) bei den Typ-5-Publikationen dokumentiert.

Tabelle 3: Anzahl der den Reviews für die Hauptanalyse entnommenen Datensätze

Methode des indirekten Vergleichs	Anzahl systematische Reviews	Anzahl Datensätze für die Validitätsprüfung
Nicht-adjustierter indirekter Vergleich	28	47
Adjustierter indirekter Vergleich	45	117
Meta-Regression	2	6
NMA	7	57
Sonstige	4	22
Summe	86	249

Detaillierte Beschreibungen der Datensätze können der Tabelle 33 (S. 225ff) entnommen werden. Die Zuordnung der Reviews zu den Methodengruppen ist in Tabelle 25 (S. 181ff.) bei den Typ-5-Publikationen ersichtlich und ihre methodischen Details sind in Tabelle 26 (S. 191ff.) dokumentiert.

Unter den 59 systematischen Reviews befinden sich allerdings keine Typ-3-Publikationen, die zur Validitätsprüfung von indirekt vergleichenden Methoden ohne Meta-Analysen eingesetzt werden sollten. Die Angaben in diesem Abschnitt beziehen sich daher nur auf meta-analytische Methoden des indirekten Vergleichs.

Prüfkriterien

Für jede indirekt vergleichende Methode wurden zur Beurteilung der Validität, wie in Abschnitt 2.6, siehe S. 27ff beschrieben, mithilfe der z-Statistik drei Prüfkriterien berechnet:

1. Test auf systematische Über- oder Unterschätzung der im direkten Vergleich ermittelten Ergebnisse (Mittelwert des z-Werts $\bar{z}_{i,j} \neq 0$ und Test auf Normalverteilung mit dem Anderson-Darling-Test).
2. Durchschnittliches Ausmaß der Diskrepanz (Mittelwert der Beträge der z-Werte: $\overline{|z_{i,j}|}$).
3. Anteil der statistisch signifikant diskrepanten Datensätze (Anteil der Datensätze mit $|z_i| > 1.96$ pro Methode).

3.5.1 Test auf systematische Über- oder Unterschätzung

Es wurde für jede indirekt vergleichende Methode überprüft, ob sich die Verteilung der erhaltenen z-Werte wie eine Normalverteilung verhält, deren Mittelwert nicht statistisch signifikant vom Wert „Null" abweicht.

Zunächst werden die Ergebnisse dargestellt, auf deren Basis die Normalverteilung der z-Werte beurteilt werden soll.

Test auf Normalverteilung

Zur Beurteilung der Normalverteilung wurden zum einen Histogramme der z-Werte erstellt, um ihre Verteilung visuell einschätzen zu können, und zum anderen der Anderson-Darling-Test auf Normalverteilung berechnet. Die Histogramme sind in Abbildung 15 für den nicht-adjustierten indirekten Vergleich, in Abbildung 16 (siehe S. 81) für den adjustierten indirekten Vergleich, in Abbildung 17 (siehe S. 81) für die Meta-Regression und in Abbildung 18 (siehe S. 82) für die NMA dargestellt. Die eingezeichnete Kurve bildet die empirische Normalverteilungsfunktion ab, mit der der Anderson-Darling-Test die Verteilung der z-Werte vergleicht.

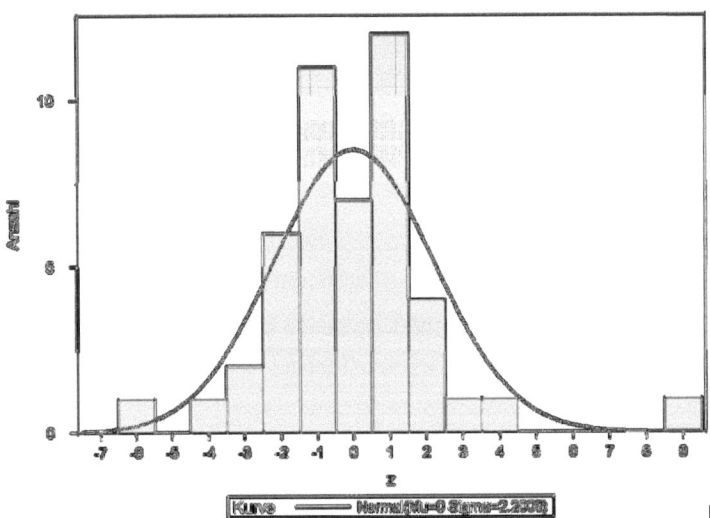

Mu: Erwartungswert

Abbildung 15: Histogramm der z-Werte der nicht-adjustierten indirekten Vergleiche; Hauptanalyse

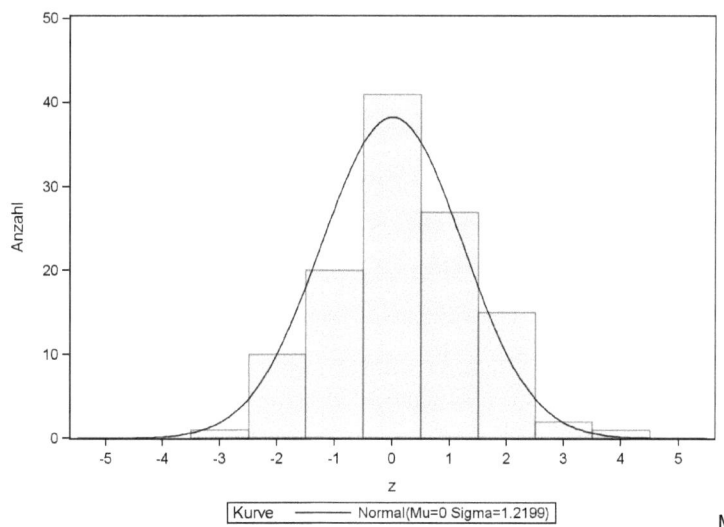

Mu: Erwartungswert

Abbildung 16: Histogramm der z-Werte der adjustierten indirekten Vergleiche; Hauptanalyse

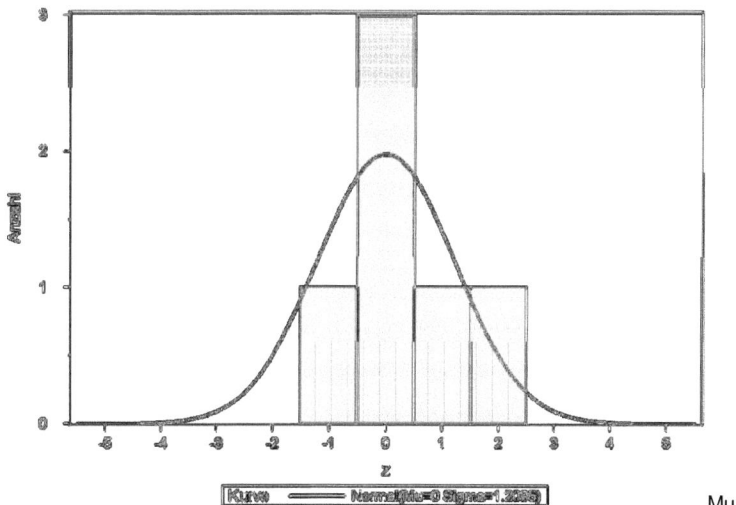

Mu: Erwartungswert

Abbildung 17: Histogramm der z-Werte der indirekten Vergleiche mittels Meta-Regression; Hauptanalyse

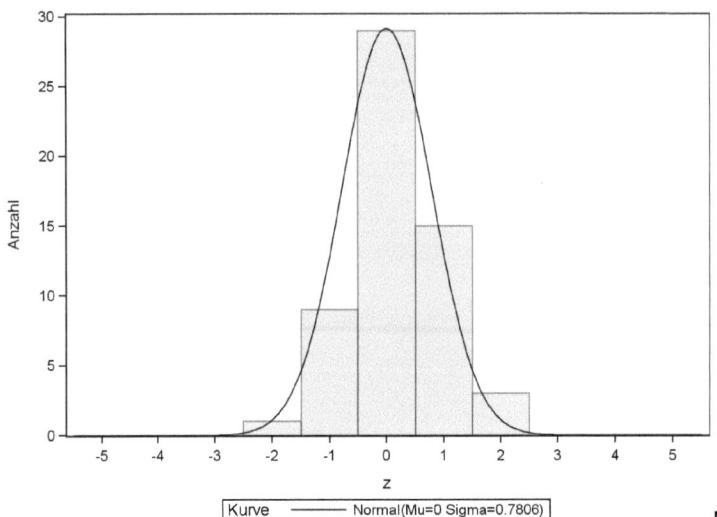

Mu: Erwartungswert

Abbildung 18: Histogramm der z-Werte der NMAs; Hauptanalyse

Zunächst muss festgestellt werden, dass die Stichprobengröße für die Meta-Regressionen mit $n = 6$ zu gering war, um die Verteilung der z-Werte beurteilen zu können. Beim visuellen Abgleich der anderen drei Verteilungen der z-Werte mit ihren empirischen Normalverteilungsfunktionen fällt auf, dass die z-Werte der nicht-adjustierten indirekten Vergleiche tendenziell rechtsschief (Überschätzung des Therapieeffektunterschieds durch den indirekten Vergleich) und die der adjustierten indirekten Vergleiche und NMAs tendenziell linksschief (Unterschätzung des Therapieeffektunterschieds durch den indirekten Vergleich) verteilt sind.

Diese Abweichungen von der empirischen Normalverteilungsfunktion sind allerdings nicht sehr deutlich ausgeprägt, weshalb in der abschließenden visuellen Beurteilung dieser drei Verteilungen die Annahme einer approximativen Normalverteilung nicht verworfen wird.

Dieses Urteil wird durch die Ergebnisse der Anderson-Darling-Tests auf Normalverteilung bestätigt. Bei keiner der genannten Methoden wird die Nullhypothese, dass die z-Werte dieser Analyse eine zufällige Stichprobe der empirischen Normalverteilungsfunktion sind, verworfen. Tabelle 4 (siehe Seite 80) fasst die Ergebnisse des Anderson-Darling-Tests und die Verteilungsparameter der z-Werte der vier Methoden für indirekte Vergleiche zusammen.

Tabelle 4: Verteilungsparameter der z-Werte (Hauptanalyse)

Methode	n_{gesamt} [a]	$\bar{z}_{i,j}$ [b]	s [c]	p [d]
Nicht-adjustierter indirekter Vergleich	47	-0,08	2,22	> 0,25
Adjustierter indirekter Vergleich	117	0,18	1,21	0,23
Meta-Regression	6	0,46	1,22	> 0,25
NMA	57	0,20	0,76	0,10

[a] Anzahl Datensätze für die Validitätsprüfung
[b] z-transformierter Mittelwert der Diskrepanzen zwischen direkten und indirekten Vergleichen
[c] Standardabweichung von $\bar{z}_{i,j}$
[d] Anderson-Darling-Test auf statistisch signifikante ($p < 0.05$) Abweichung von einer Normalverteilung mit einem Mittelwert von „Null" und einer aus den Daten geschätzten Standardabweichung.

Test auf Lage des Mittelwerts der z-Werte

Für nicht-adjustierte und adjustierte indirekte Vergleiche sowie NMAs kann eine approximative Normalverteilung der z-Werte angenommen werden. Damit ist die Voraussetzung für einen t-Test gegeben, der die Nullhypothese prüfen soll, dass $\bar{z}_{i,j}$ von dem Wert „Null" nicht statistisch signifikant abweicht. Für Meta-Regressionen ist die Stichprobe zu gering, um die Voraussetzung des t-Tests zu überprüfen. Folgerichtig wird dieser nicht berechnet. Auf den Einsatz eines Wilcoxon-Vorzeichen-Rang-Tests kann verzichtet werden.

Für keine der drei Methoden, für die t-Tests durchgeführt wurden, wird die Nullhypothese $\bar{z}_{i,j} = 0$ verworfen (siehe Tabelle 5; $p < 0.05$).

Ein weiterer Hinweis, dass die $\bar{z}_{i,j}$ nicht vom Wert „Null" abweichen, liefern ihre 95%-Konfidenzintervalle, die den Wert „Null" mit einschließen (siehe Tabelle 5).

Tabelle 5: Test auf Lage des Mittelwerts der z-Werte (Hauptanalyse)

Methode	n_{gesamt} [a]	$\bar{z}_{i,j}$ [b]	95%KI ($\bar{z}_{i,j}$)	p [c]
Nicht-adjustierter indirekter Vergleich	47	-0,08	-0,73; 0,58	0,818
Adjustierter indirekter Vergleich	117	0,18	-0,05; 0,4	0,144
Meta-Regression	6	0,46	-0,82; 1,75	% [d]
NMA	57	0,20	-0,004; 0,4	0,054

[a] Anzahl Datensätze für die Validitätsprüfung
[b] z-transformierter Mittelwert der Diskrepanzen zwischen direkten und indirekten Vergleichen

[c] Students t-Test auf statistisch signifikante Abweichung ($p < 0.05$) von $\bar{z}_{i,j}$ von $\mu = 0$
[d] nicht berechnet, da Voraussetzung des t-Tests – approximative Normalverteilung – aufgrund der Stichprobengröße nicht beurteilbar war

Die Ergebnisse der Tests auf Normalverteilung und Abweichung des Mittelwerts vom Wert „Null" lassen sich wie folgt zusammenfassen: Für den nicht-adjustierten und adjustierten indirekten Vergleich sowie die NMA kann keine systematische Über- oder Unterschätzung der Resultate des direkten Vergleichs durch den indirekten Vergleich festgestellt werden. Für Meta-Regressionen ist die Stichprobe an Datensätzen für diese Validitätsprüfung zu gering, um sie beurteilen zu können.

3.5.2 Ausmaß der durchschnittlichen Diskrepanz

Um auch einer hohen Standardabweichung und stark vom Mittelwert abweichenden Werten gerecht zu werden, wurde für jede Methode j neben dem Mittelwert der z-Werte $\bar{z}_{i,j}$ auch der Mittelwert der Beträge der z-Werte $\overline{|z_{i,j}|}$ berechnet (siehe Tabelle 6). Bei der Mittelwertsberechnung des z-Werts könnten sich hohe z-Werte mit negativem Vorzeichen mit solchen mit positivem ausgleichen. Dies ist bei der Mittelwertberechnung der Beträge ausgeschlossen. Je größer der Mittelwert der Beträge der z-Werte ist, desto größer ist der Mittelwert der Diskrepanzen zwischen direktem und indirektem Vergleich.

Tabelle 6: Ausmaß der durchschnittlichen Diskrepanz zwischen direktem und indirektem Vergleich (Hauptanalyse)

Methode	n_{gesamt} [a]	$\overline{|z_{i,j}|}$ [b]	95%KI ($\overline{|z_{i,j}|}$)	s [c]
Nicht-adjustierter indirekter Vergleich	47	1,63	1,20 2,07	1,49
Adjustierter indirekter Vergleich	117	0,95	0,80 1,09	0,78
Meta-Regression	6	0,99	0,20 1,79	0,76
NMA	57	0,59	0,45 0,73	0,52

[a] Anzahl Datensätze für die Validitätsprüfung
[b] Betrag des z-transformierten Mittelwerts der Diskrepanzen zwischen direkten und indirekten Vergleichen
[c] Standardabweichung von $\overline{|z_{i,j}|}$

Das Konfidenzintervall gibt den Bereich an, in dem der „wahre" Wert einer Messung mit einer bestimmten Sicherheit erwartet werden kann (hier 95%-Konfidenzintervall)[10].

Die Breite des Konfidenzintervalls hängt von der Stichprobengröße und der Standardabweichung ab. Bei zunehmender Patientenzahl und abnehmender Standardabweichung wird das Konfidenzintervall enger, d. h. die Effektgröße kann präziser geschätzt werden.

Um die Standardabweichung und die Stichprobengröße mit in die Validitätsprüfung einzubeziehen, wird die obere Grenze des Konfidenzintervalls des Mittelwerts der z-Werte betrachtet. Bis zur oberen Grenze des Konfidenzintervalls kann der wahre Wert des Mittelwerts der z-Werte mit 95-prozentiger Sicherheit auch erwartet werden.

Den größten Wert für die obere Grenze des Konfidenzintervalls von $\overline{|z_{i,j}|}$ besitzt der nicht-adjustierte indirekte Vergleich. Mit $\overline{|z_{i,j}|}$ = 2,07 liegt der Wert sogar oberhalb der Grenze von $\overline{|z_i|} = 1,96$ für statistisch signifikante Diskrepanz. Die oberen Konfidenzintervallgrenzen der Mittelwerte der Beträge der z-Werte der anderen Methoden liegen unterhalb des Werts von $\overline{|z_i|} = 1,96$. Es folgen die Meta-Regression mit $\overline{|z_{i,j}|}$ = 1,79, der adjustierte indirekte Vergleich mit $\overline{|z_{i,j}|}$ = 1,09 und die NMA mit $\overline{|z_{i,j}|}$ = 0,73.

Bemerkenswert ist auch, dass sich das Konfidenzintervall von $\overline{|z_{i,j}|}$ des nicht-adjustierten indirekten Vergleichs nicht mit den Konfidenzintervallen der anderen Methoden für ihre $\overline{|z_{i,j}|}$ überschneidet. Der nicht-adjustierte indirekte Vergleich weist somit auch statistisch signifikant ($\alpha = 0,05$) eine höhere durchschnittliche Diskrepanz auf als die anderen drei betrachteten Methoden.

3.5.3 Anteil der statistisch signifikant diskrepanten Datensätze der verschiedenen Methoden

Nachdem bereits zwei Prüfkriterien für die Validität indirekter Vergleiche berechnet wurden, wird nun im dritten Prüfkriterium die Häufigkeit von statistisch signifikant diskrepanten Ergebnissen in den Fokus gerückt. Es wurde der Anteil der statistisch signifikant ($\alpha = 0,05$) diskrepanten Datensätze an allen für die Validitätsprüfung einer Methode herangezogenen Datensätze berechnet (siehe Tabelle 7).

Tabelle 7: Anteil der statistisch signifikant diskrepanten Datensätze (Hauptanalyse)

Methode	$n_{gesamt}{}^{a}$	$n_{diskrepant}{}^{b}$	$n_{diskrepant}{}^{b} / n_{gesamt}{}^{a}$
Nicht-adjustierter indirekter Vergleich	47	12	25,5 % [95%KI: 14,4 %; 39,5 %]
Adjustierter indirekter Vergleich	117	14	12,0 % [95%KI: 6,9 %; 19,6 %]
Meta-Regression	6	1	16,7 % [95%KI: 0,9 %; 63,5 %]
NMA	57	1	1,8 % [95%KI: 0,1 %; 10,6 %]
Sonstige	22	4	18,2 % [95%KI: 6,0 %; 41,0 %]
Gesamt	249	32	12,9 % [95%KI: 9,1 %; 17,8 %]

[a] Anzahl Datensätze für die Validitätsprüfung
[b] $p < 0.05$

Es zeigen sich große Unterschiede in der Häufigkeit der statistisch signifikanten Diskrepanzen bei den verschiedenen Methoden für den indirekten Vergleich. Nicht-adjustierende indirekte Vergleiche weisen mit 25,5 % die meisten signifikant diskrepanten Datensätze auf. Ergebnisse von adjustierenden indirekten Vergleichen und NMAs sind mit 12,0 % und 1,8 % der Datensätze deutlich seltener signifikant diskrepant zu denen der direkten Vergleiche. Diese Angabe zur NMA basiert allerdings nur auf wenigen systematischen Reviews (siehe Tabelle 3). Dies ist auch bei den Schätzern für die Meta-Regressionen und die sonstigen Methoden der Fall, deren Konfidenzintervalle folglich sehr weit sind.

Darstellung der Diskrepanzen in Forest-Plots

Für eine visuelle Beurteilung der Diskrepanzen werden diese mit ihren 95%-Konfidenzintervallen, nach der gewählten Methode für den indirekten Vergleich sortiert, in Forest-Plot-Diagrammen dargestellt (siehe Abschnitt 7.8, S. 273 im Anhang).

Diskrepanzen, deren Balken den Wert „Null" nicht schneiden, weisen statistisch signifikante ($\alpha = 0.05$) Diskrepanz auf und werden in den Erläuterungen zu den Forest-Plots benannt.

Bei geringer Präzision der Therapieeffektschätzer des direkten oder indirekten Vergleichs ist es möglich, dass Datensätze trotz großer Ergebnisunterschiede zwischen den Ergebnissen des direkten und indirekten Vergleichs keine statistisch signifikante Diskrepanz ($|\bar{z}_i| > 1.96$) erreichen. An der Darstellung der Diskrepanzen in Forest-Plots kann visuell beurteilt werden, dass eine geringe Präzision einen seltenen Grund für nicht-signifikante Diskrepanz bei großen Ergebnisunterschieden darstellt.

Die Präzision der Diskrepanzen ist bei den NMAs und sonstigen Methoden höher als bei den nicht-adjustierten und adjustierten indirekten Vergleichen. Bei den Meta-Regressionen liegen zu wenige Datensätze vor, um die Präzision ihrer Diskrepanzen visuell beurteilen zu können.

3.6 Subgruppenanalyse (vgl. Forschungsfrage 4 und 5)

Die Stichproben indirekter und direkter Vergleich sind nicht als unabhängig voneinander zu betrachten, wenn sie teilweise auf dieselben Daten zurückgreifen. Dies kann z. B. durch Einschluss von dreiarmigen direkt vergleichenden Studien der Fall sein, wenn deren dritter Arm den gemeinsamen Komparator enthält. Inwieweit dies Einfluss auf die Validitätsprüfung gehabt haben kann, wird in der Subgruppenanalyse evaluiert.

Datensätze für die Subgruppenanalyse

Von den 249 in der Hauptanalyse zur Validitätsprüfung herangezogenen Datensätzen werden diejenigen 148 Datensätze in die Subgruppenanalyse eingeschlossen, die keine direkt vergleichenden Studien in den indirekten Vergleich mit aufnahmen. Diese Datensätze entstammen zu folgenden Größenordnungen den verschiedenen Methoden für indirekte Vergleiche (siehe Tabelle 8):

Tabelle 8: Übersicht über die in der Hauptanalyse und Subgruppenanalyse eingeschlossenen Datensätze

Methode des indirekten Vergleichs	Hauptanalyse n_1	Subgruppenanalyse n_2	Differenz der Stichprobengrößen $\Delta n_{1,2}$
Nicht-adjustierter indirekter Vergleich	47	47	0 (0 %)
Adjustierter indirekter Vergleich	117	84	32 (27 %)
Meta-Regression	6	4	2 (33 %)
NMA	57	12	45 (79 %)
Sonstige	22	1	21 (95 %)
Summe	249	148	100 (40 %)

Der Ausschluss von Datensätzen, in denen direkt vergleichende Studien in den indirekten Vergleich mit aufgenommen wurden, betrifft somit vor allem die NMAs und die sonstigen Methoden. Die nicht-adjustierten indirekten Vergleiche sind dagegen gar nicht betroffen. Die 148 Datensätze wurden den gleichen Validitätsprüfungen wie in der Hauptanalyse unterzogen:

1. Test auf systematische Über- oder Unterschätzung
2. Durchschnittliches Ausmaß der Diskrepanz
3. Anteil der statistisch signifikant diskrepanten Datensätze

3.6.1 Test auf systematische Über- oder Unterschätzung

Zur Beurteilung, ob auch in der Subgruppenanalyse eine approximative Normalverteilung der z-Werte angenommen werden kann, wurden Histogramme erstellt. Abbildung 19 (siehe S. 88) gibt diese für den nicht-adjustierten indirekten Vergleich, Abbildung 20 (siehe S. 89) für den adjustierten indirekten Vergleich, Abbildung 21 (siehe S. 89) für die Meta-Regression und Abbildung 22 (siehe S. 90) für die NMA wieder.

Die eingezeichnete Kurve bildet erneut die empirische Normalverteilungsfunktion ab, mit der der Anderson-Darling-Test die Verteilung der z-Werte vergleicht.

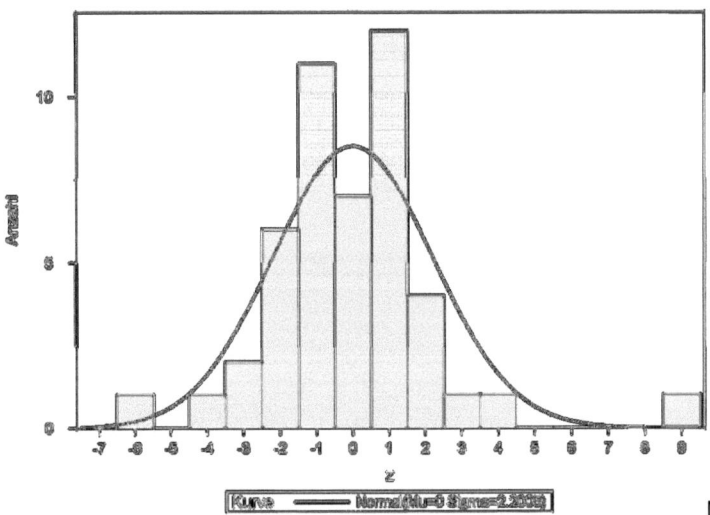

Mu: Erwartungswert

Abbildung 19: Histogramm der z-Werte der nicht-adjustierten indirekten Vergleiche; Subgruppenanalyse

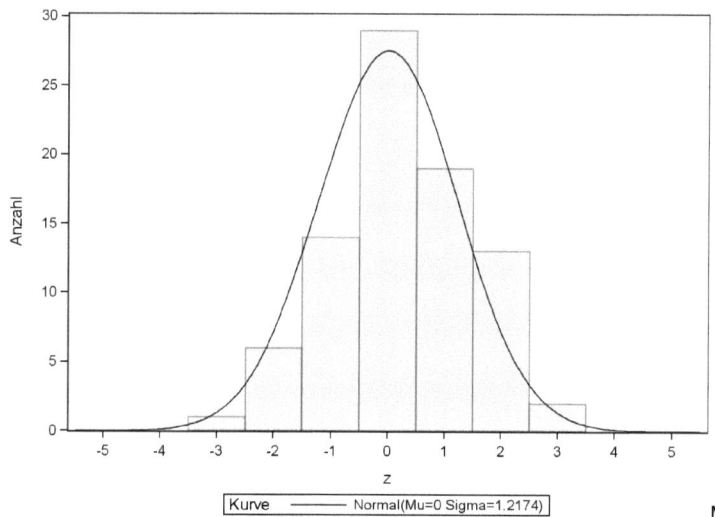

Mu: Erwartungswert

Abbildung 20: Histogramm der z-Werte der adjustierten indirekten Vergleiche; Subgruppenanalyse

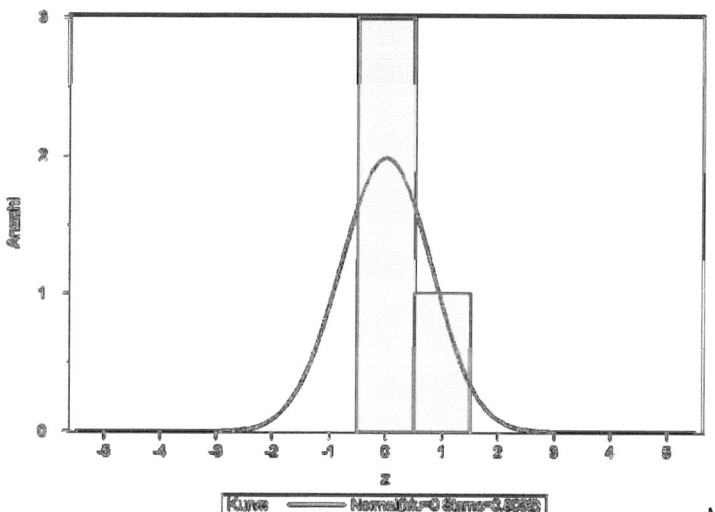

Mu: Erwartungswert

Abbildung 21: Histogramm der z-Werte der indirekten Vergleiche mittels Meta-Regression; Subgruppenanalyse

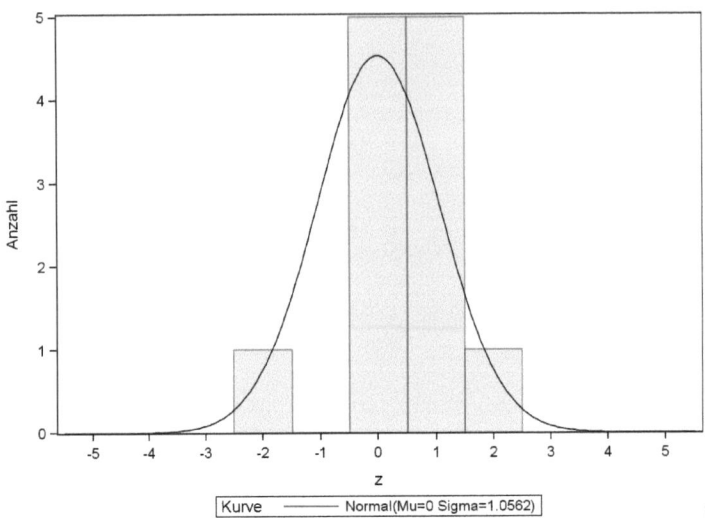

Mu: Erwartungswert

Abbildung 22: Histogramm der z-Werte der NMAs; Subgruppenanalyse

Bei den nicht-adjustierten und adjustierten indirekten Vergleich ähneln die Verteilungen, wie in der Hauptanalyse, der empirischen Normalverteilungskurve. Für die Meta-Regressionen liegen erneut zu wenig Datensätze für die Validitätsprüfung vor, um die Verteilung ihrer z-Werte beurteilen zu können. Dies ist, im Gegensatz zur Hauptanalyse, nun auch für die NMAs der Fall.

Die beschreibenden Parameter der Verteilungen der z-Werte in der Subgruppenanalyse können Tabelle 9 entnommen werden. In dieser Tabelle sind auch die Ergebnisse des Anderson-Darling-Tests festgehalten. Bei keiner der genannten Methoden wird seine Nullhypothese, dass die z-Werte dieser Analyse eine zufällige Stichprobe der empirischen Normalverteilungsfunktion darstellen, verworfen.

Tabelle 9: Verteilungsparameter der z-Werte (Subgruppenanalyse)

Methode	n_{gesamt}[a]	$\bar{z}_{i,j}$[b]	s[c]	p[d]
Nicht-adjustierter indirekter Vergleich	47	-0,08	2,22	> 0,25
Adjustierter indirekter Vergleich	84	0,21	1,21	0,15
Meta-Regression	4	0,45	1,22	> 0,25
NMA	12	0,48	0,76	0,13

[a] Anzahl Datensätze für die Validitätsprüfung

[b] z-transformierter Mittelwert der Diskrepanzen zwischen direkten und indirekten Vergleichen

[c] Standardabweichung von $\bar{z}_{i,j}$

[d] Anderson-Darling-Test auf statistisch signifikante ($p < 0{,}05$) Abweichung von einer Normalverteilung mit einem Mittelwert von „Null" und einer aus den Daten geschätzten Standardabweichung

Auch in der Subgruppenanalyse kann für nicht-adjustierte und adjustierte indirekte Vergleiche eine approximative Normalverteilung der z-Werte angenommen werden. Damit ist die Voraussetzung für einen t-Test gegeben, der die Nullhypothese prüfen soll, dass $\bar{z}_{i,j}$ von dem Wert „Null" nicht statistisch signifikant abweicht. Für Meta-Regressionen und nun auch NMAs war die Stichprobe zu gering, um die Voraussetzung des t-Tests zu überprüfen. Folgerichtig wird dieser nicht berechnet. Auf den Einsatz eines Wilcoxon-Vorzeichen-Rang-Tests kann erneut verzichtet werden.

Für die nicht-adjustierten und adjustierten indirekten Vergleiche, für die t-Tests durchgeführt wurden, wird die Nullhypothese $\bar{z}_{i,j} = 0$ nicht verworfen (siehe Tabelle 10; $p < 0{,}05$).

Einen weiteren Hinweis, dass die $\bar{z}_{i,j}$ nicht vom Wert „Null" abweichen, liefern ihre 95%-Konfidenzintervalle, die die „Null" mit einschließen (siehe Tabelle 10).

Tabelle 10: Test auf Lage des Mittelwerts der z-Werte (Subgruppenanalyse)

Methode	n_{gesamt} [a]	$\bar{z}_{i,j}$ [b]	95%KI ($\bar{z}_{i,j}$)	p [c]
Nicht-adjustierter indirekter Vergleich	47	-0,08	-0,73; 0,58	0,818
Adjustierter indirekter Vergleich	84	0,21	-0,05; 0,48	0,104
Meta-Regression	4	0,45	-0,76; 1,67	% [d]
NMA	12	0,48	-0,15; 1,10	% [d]

[a] Anzahl Datensätze für die Validitätsprüfung

[b] z-transformierter Mittelwert der Diskrepanzen zwischen direkten und indirekten Vergleichen

[c] Students t-Test auf statistisch signifikante Abweichung ($p < 0{,}05$) von $\bar{z}_{i,j}$ von $\mu = 0$

[d] nicht berechnet, da Voraussetzung des t-Tests – approximative Normalverteilung – aufgrund der Stichprobengröße nicht beurteilbar war

Die Ergebnisse der Tests auf Normalverteilung und Abweichung des Mittelwerts vom Wert „Null" lassen sich wie folgt zusammenfassen: Für den nicht-adjustierten und adjustierten indirekten Vergleich kann sowohl in der Haupt- als auch in der Subgruppenanalyse keine systematische Über- oder Unterschätzung der Resultate des direkten durch den indirekten Vergleich festgestellt werden.

Für die NMA gilt dies nur in der Hauptanalyse. In der Subgruppenanalyse war die Stichprobe an Datensätzen für diese Validitätsprüfung zu klein, um sie beurteilen zu können. Für die Meta-Regressionen war die Stichprobe sowohl in der Haupt- als auch in der Subgruppenanalyse zu klein, um Aussagen zu ihrer Validität machen zu können.

3.6.2 Ausmaß der durchschnittlichen Diskrepanz

Um auch einer hohen Standardabweichung und stark vom Mittelwert abweichenden Werten gerecht zu werden, wurde für jede Methode j neben dem Mittelwert der z-Werte $\bar{z}_{i,j}$ auch der Mittelwert der Beträge der z-Werte $\overline{|z_{i,j}|}$ berechnet (siehe Tabelle 11).

Tabelle 11: Ausmaß der durchschnittlichen Diskrepanz zwischen direktem und indirektem Vergleich (Subgruppenanalyse)

Methode	n_{gesamt} [a]	$\overline{|z_{i,j}|}$ [b]	95%KI ($\overline{|z_{i,j}|}$)	s [c]
Nicht-adjustierter indirekter Vergleich	47	1,63	1,20; 2,07	1,49
Adjustierter indirekter Vergleich	84	0,96	0,80; 1,12	0,75
Meta-Regression	4	0,64	0,00; 1,53	0,56
NMA	12	0,83	0,40; 1,26	0,68

[a] Anzahl Datensätze für die Validitätsprüfung
[b] Betrag des z-transformierten Mittelwerts der Diskrepanzen zwischen direkten und indirekten Vergleichen
[c] Standardabweichung von $\overline{|z_{i,j}|}$

Um die Standardabweichung und die Stichprobengröße mit in die Validitätsprüfung einzubeziehen, wird die obere Grenze des Konfidenzintervalls des Mittelwerts der z-Werte betrachtet. Bis zur oberen Grenze des Konfidenzintervalls kann der wahre Wert des Mittelwerts der z-Werte mit 95-prozentiger Sicherheit auch erwartet werden.
Den größten Wert für die obere Grenze des Konfidenzintervalls von $\overline{|z_{i,j}|}$ besitzt der nicht-adjustierte indirekte Vergleich. Mit $\overline{|z_{i,j}|} = 2,07$ liegt der Wert sogar oberhalb der Grenze von $\overline{|z|} = 1,96$ für statistisch signifikante Diskrepanz. Die oberen Konfidenzintervallgrenzen der Mittelwerte der Beträge der z-Werte der anderen Methoden liegen unterhalb des Werts von $\overline{|z|} = 1,96$. Es folgen die Meta-Regression mit $\overline{|z_{i,j}|} = 1,53$, die NMA mit $\overline{|z_{i,j}|} = 1,26$ und der adjustierte indirekte Vergleich mit $\overline{|z_{i,j}|} = 1,12$.

Betrachtet man Konfidenzintervallüberlappungen fällt auch in der Subgruppenanalyse auf, dass die Konfidenzintervalle von $\overline{|z_{i,j}|}$ der nicht-adjustierten indirekten Vergleiche mit denen der adjustierten nicht überlappen. Dies kann für die Meta-Regression und die NMA in der Subgruppenanalyse nicht mehr gezeigt werden.

Die Ergebnisse der Haupt- und Subgruppenanalyse zusammengefasst, sind die Diskrepanzen zwischen direktem und indirektem Vergleich im Durchschnitt bei der Methode des nicht-adjustierten indirekten Vergleichs am größten. Der adjustierte indirekte Vergleich, die Meta-Regression und die NMA liegen bei der durchschnittlichen Diskrepanz auf einem niedrigeren, vergleichbaren Niveau - mit Vorteilen für die NMA, wenn sie direkt vergleichende Studien einschließt.

Der nicht-adjustierte indirekte Vergleich weist in der Hauptanalyse auch statistisch signifikant ($\alpha = 0.05$) eine höhere durchschnittliche Diskrepanz auf als die anderen drei betrachteten Methoden. In der Subgruppenanalyse ist dieser statistisch signifikante Unterschied nur gegenüber dem adjustierten indirekten Vergleich beständig.

3.6.3 Anteil der statistisch signifikant diskrepanten Datensätze der verschiedenen Methoden

Es zeigen sich auch in der Subgruppenanalyse große Unterschiede in der Häufigkeit der statistisch signifikanten ($\alpha = 0.05$) Diskrepanzen bei den verschiedenen Methoden für den indirekten Vergleich (siehe Tabelle 12).

Tabelle 12: Anteil der statistisch signifikant diskrepanten Datensätze (Subgruppenanalyse)

Methode	n_{gesamt}[a]	$n_{diskrepant}$[b]	$n_{diskrepant}$[b] / n_{gesamt}[a]
Nicht-adjustierter indirekter Vergleich	47	12	25,5 % [95%KI: 14,4 %; 39,5 %]
Adjustierter indirekter Vergleich	84	10	11,9 % [95%KI: 6,2 %; 21,2 %]
Meta-Regression	4	0	0,0 % [95%KI: 0,0 %; 60,4 %]
NMA	12	1	8,3 % [95%KI: 0,4 %; 40,2 %]
Sonstige	1	0	0,0 % [95%KI: 0,0 %; 94,5 %]
Gesamt	148	23	15,5 % [95%KI: 10,3 %; 22,6 %]

[a] Anzahl Datensätze für die Validitätsprüfung
[b] $p < 0.05$

Nicht-adjustierende indirekte Vergleiche weisen mit 25,5 % die meisten signifikant diskrepanten Datensätze auf. Ergebnisse adjustierter indirekter Vergleiche und von NMAs sind mit 11,9 % und 8,3 % der Datensätze deutlich seltener signifikant diskrepant zu denen der direkten Vergleiche. Die Aussage zur NMA basiert allerdings nur auf zwölf Datensätzen. Eine geringe Stichprobengröße gab es auch bei den Meta-Regressionen ($n = 4$) und den sonstigen Methoden ($n = 1$). Es kann auf dem Zufall beruhen, dass für diese beiden keine statistisch signifikanten Diskrepanzen gefunden wurden.

Die Ergebnisse der Haupt- und der Subgruppenanalyse zusammengefasst, wird bei den nicht-adjustierten indirekten Vergleichen der größte Anteil an Datensätzen mit statistisch signifikanter Diskrepanz gefunden (25,5 %).

Beim adjustierten indirekten Vergleich werden sowohl in der Hauptanalyse als auch in der Subgruppenanalyse ca. 12 % signifikant diskrepante Datensätze gefunden. Bei den NMAs liegt dieser Anteil in der Hauptanalyse bei 1,8 % (1 von 57) und in der Subgruppenanalyse bei 8,3 % (1 von 12).

Für die Meta-Regressionen sind die Stichproben in Hauptanalyse und Subgruppenanalyse sehr klein ($n = 6$ bzw. $n = 4$) und folgerichtig die Konfidenzintervalle um die Anteile weit. Dies gilt auch für die sonstigen Methoden, für die jeweils nur ein bis zwei systematische Reviews vorliegen.

3.7 Präzision indirekt vergleichender Methoden (vgl. Forschungsfrage 6)

Während die Validität indirekter Vergleiche die Grundvoraussetzung für verlässliche Ergebnisse ist, ist auch eine ausreichende Präzision entscheidend, um die Einsetzbarkeit der Methoden zu beurteilen. Bei einer geringen Präzision könnten auch große Therapieeffektunterschiede nicht statistisch signifikant nachgewiesen werden.

Glenny et al.[115] führten den mathematischen Nachweis, dass viermal so viele gleich große Studien für den indirekten Ansatz gebraucht werden wie für den direkten Vergleich, um gleich präzise Schätzer aufweisen zu können. Diese Relation sei näherungsweise wahr, wenn der Therapieeffektunterschied aus Studien variierender Größe gepoolt werde.

Die dieser 4-zu-1-Relation zugrundeliegenden Annahmen (siehe Abschnitt 1.6.6, S. 17) sind sehr selten in der Realität anzutreffen. Deshalb wird der theoretische Ansatz verlassen und die 4-zu-1-Relation in diesem Abschnitt empirisch überprüft.

Für die Präzisionsbetrachtung herangezogene Datensätze

Die Grundlage für die Präzisionsbetrachtung bilden die 249 Datensätze, die auch für die Validitätsprüfung herangezogen wurden. Von diesen wurden all diejenigen ausgeschlossen, die für den direkten und indirekten Vergleich unterschiedliche Meta-Analyse-Modelle (zufällige oder feste Effekte) wählten. Der Einsatz unterschiedlicher Modelle würde die Präzisionsbetrachtung verzerren, da Modelle mit festen Effekten zu präziseren Schätzungen führen als solche mit zufälligen Effekten. Vom Ausschluss betroffen sind insgesamt 51 Datensätze, so dass 198 für die Präzisionsbetrachtung verbleiben. Die 51 Datensätze entstammen den systematischen Reviews von Sanchez-Ramos et al.[213] (Meta-Analyse-Nr. 1 bis 3), Wilhelmus et al.[268] (Meta-Analyse-Nr. 114, 115, 116 und 118) und Glenny et al.[115] (siehe Tabelle 32 und 33, S. 208ff.).

Empirische Gegenüberstellung der Präzision der Schätzungen aus direkten und indirekten Vergleichen

Die Stichprobe aus 198 Datensätzen mit Ergebnissen eines direkten und indirekten Vergleichs wurde auf die Präzision ihrer Schätzer hin untersucht.

Es wurde nicht weiter berücksichtigt, dass diese Stichprobe aufgrund nicht unterschiedener Methoden des indirekten Vergleichs und Unterschiede in der Wahl eines Modells mit festen oder zufälligen Effekten heterogen ist. Es wird somit nur ein grober Überblick über die Präzision der indirekten Vergleiche in der analysierten Stichprobe gegeben.

Für jeden indirekten Vergleich wurde nach den Formeln von S. 36 berechnet, in welchem Verhältnis die Weite des Konfidenzintervalls des indirekten Vergleichs zur Weite des direkten Vergleichs steht. Der Quotient wird als prozentualer Anteil wiedergegeben (Ergebnisse der einzelnen Datensätze in Tabelle 35, siehe S. 251ff.). Negative Werte zeigen eine Verengung des Konfidenzintervalls an und positive eine Ausweitung. Abbildung 23 gibt eine Übersicht über eine Häufigkeitsverteilung von Konfidenzintervallverengungen und –ausweitungen in der Stichprobe:

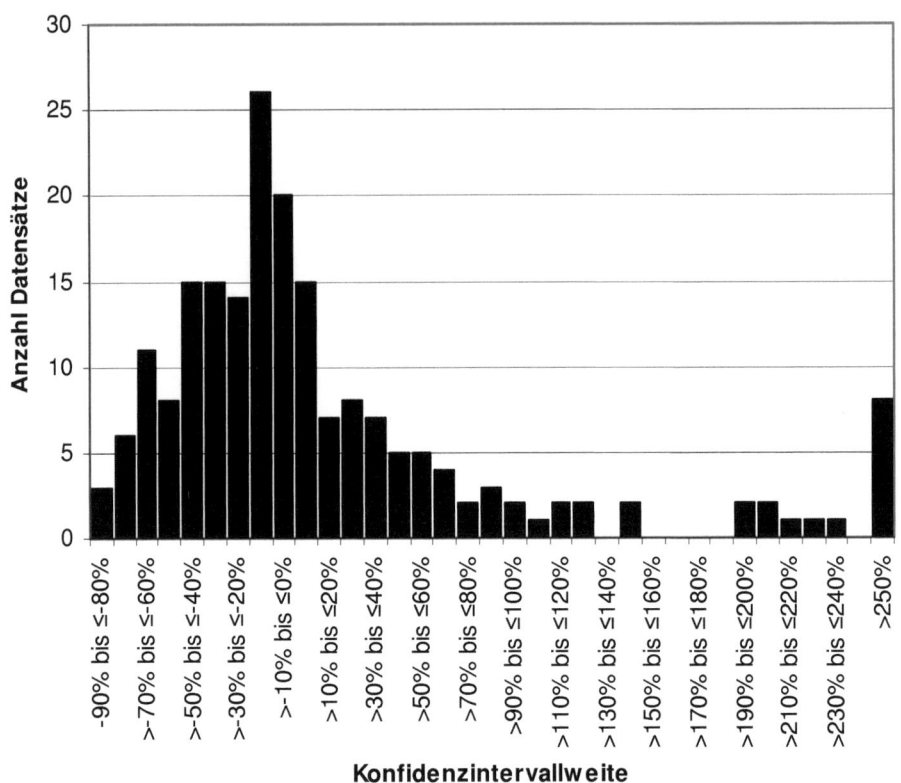

Abbildung 23: Häufigkeitsverteilung der prozentualen Zu- bzw. Abnahme der Konfidenzintervallweite im indirekten Vergleich im Verhältnis zum direkten

Es resultiert eine schiefe Verteilung, da eine Verengung des Konfidenzintervalls nur um maximal 100 % möglich ist, aber eine Ausweitung auch über 100 %. Eine Ausweitung um 100 % entspräche einer Verdoppelung der Weite des Konfidenzintervalls. Eine Verdreifachung und mehr sind auch möglich. Aufgrund der Schiefe der Verteilung wurde nicht der Mittelwert, sondern der Median dieser Verteilung betrachtet.

Im Median tritt im indirekten Vergleich ein um 9 % engeres Konfidenzintervall auf als im direkten Vergleich (25. Perzentil: -34 %; 50. Perzentil (Median): -9 %; 75. Perzentil: 30 %). In dieser Stichprobe weist in einer Mehrzahl der Datensätze (60 %) der indirekte Vergleich eine höhere Präzision auf als der direkte Vergleich.

Die Anzahl der Studien, die in den direkten und indirekten Vergleich eingeschlossen wurden, ist in 194 der 198 Datensätze nachvollziehbar dokumentiert (siehe Tabelle 33, S. 225 ff.). Im Median beinhalten diese indirekten Vergleiche exakt sechsmal so viele Studien wie die direkten Vergleiche (25. Perzentil: 4; 75. Perzentil: 13). Durch Ausschluss der vier Datensätze, in denen die eingeschlossenen Studienzahlen nicht transparent sind, verändert sich der Median der Konfidenzintervallweitenänderung im indirekten Vergleich nicht [-9 % (25. Perzentil: -34 %; 75. Perzentil: 27 %)].

Bei einem Verhältnis an eingeschlossenen Studien von sechs zu eins zwischen indirektem und direktem Vergleich ergibt sich somit in der untersuchten Stichprobe ein geringfügig engeres Konfidenzintervall beim indirekten Vergleich. Dieses empirische Ergebnis liegt in der Nähe der durch Glenny et al.[115] theoretisch ermittelten 4-zu-1-Relation.

3.8 Kongruenz in den Schlussfolgerungen von direktem und indirektem Vergleich (vgl. Forschungsfrage 7)

Nachdem bereits die Ergebnisse der Validitätsprüfung und Präzisionsbetrachtung berichtet wurden, wird nun die Fähigkeit der indirekt vergleichenden Methoden betrachtet, zu den gleichen Schlussfolgerungen zu gelangen wie direkte.

Hierfür wurden alle systematischen Reviews, die sowohl den direkten als auch den indirekten Vergleich durchführten (Typ-5-Publikationen), daraufhin überprüft, ob die beiden Verfahren zu gleichlautenden Schlussfolgerungen kommen (siehe Tabelle 35, S. 251ff.). Tabelle 13, siehe S. 98, stellt dar, wie sich die 249 Datensätze aus direktem und indirektem Vergleich bei der Frage nach kongruenten Schlussfolgerungen auf die fünf Antwortmöglichkeiten verteilen.

Tabelle 13: Anzahl der kongruenten Schlussfolgerungen aus direktem und indirektem Vergleich

Antwort-möglichkeit	Kommen der direkte und der indirekte Vergleich zu der gleichen Schlussfolgerung?	n		Anteil[c]
1	Ja, die gleiche Therapieoption ist sowohl im indirekten als auch im direkten Vergleich signifikant überlegen.	54	22 %	[95%KI: 17 %; 27%]
2	Ja, die Therapieoptionen zeigen sich sowohl im direkten als auch im indirekten Vergleich gleich wirksam (es liegt kein signifikanter Therapieeffektunterschied vor).	122	49 %	[95%KI: 43 %; 55 %]
3	Nein, im Gegensatz zum indirekten erkennt der direkte Vergleich einen signifikanten Therapieeffektunterschied.	40	16 %	[95%KI: 12 %; 21 %]
4	Nein, im Gegensatz zum direkten erkennt der indirekte Vergleich einen signifikanten Therapieeffektunterschied.	28	11 %	[95%KI: 8 %; 16 %]
5	Nein, im indirekten Vergleich zeigt sich eine andere Therapieoption als signifikant überlegen als im direkten Vergleich.	5	2 %	[95%KI: 1 %; 5 %]
Summe		249	100%	

[a] Wilson-95%-Konfidenzintervalle[270]

In 122 der 249 Gegenüberstellungen liegt sowohl im direkten als auch im indirekten Vergleich kein signifikanter Therapieeffektunterschied vor (49 % [95%KI: 43 %; 55 %]). Am zweithäufigsten wird sowohl vom indirekten als auch vom direkten Vergleich die gleiche Therapieoption als signifikant überlegen erkannt (22 % [95%KI: 17 %; 27 %]).

Addiert man die Fälle, in denen der direkte und der indirekte Vergleich Übereinstimmung in ihren Schlussfolgerungen erzielen, errechnet sich ein Anteil von 71 % [95%KI: 65 %; 76 %].

Das Pendant zu diesem Anteil ist derjenige Anteil, in dem der direkte und indirekte Vergleich nicht zu den gleichen Schlussfolgerungen kommen: 29 % [95%KI: 24 %; 35 %].

Ins Verhältnis gesetzt werden 2,4-mal mehr kongruente Schlussfolgerungen zwischen direktem und indirektem Vergleich angetroffen als nicht-kongruente.

Für die Nicht-Übereinstimmung in den Schlussfolgerungen gibt es drei Varianten:

1. Der indirekte Vergleich kann einen signifikanten Therapieeffektunterschied dort erkennen, wo ihn der direkte Vergleich nicht erkennt (11 % [95%KI: 8 %; 16 %]). In diesen Fällen wies der indirekte Vergleich häufig eine höhere Power auf als der direkte Vergleich. Dies kann daran belegt werden, dass der indirekte Vergleich in diesen 28 Gegenüberstellungen im Median zehnmal mehr Studien einschloss als der direkte Vergleich. Im Übrigen beruhen die direkten Vergleiche in zwölf Fällen auf Ergebnissen aus nur einer Studie und in weiteren sieben Fällen auf Ergebnissen von nur zwei oder drei Studien.

2. Der indirekte Vergleich kann einen signifikanten Therapieeffektunterschied dort nicht erkennen, wo ihn der direkte Vergleich erkennt (16,1 % [95%KI: 11,5 %; 20,6 %]). In vielen dieser 40 Fälle weist der indirekte Vergleich eine zu niedrige Power auf. Dies kann daran erkannt werden, dass in diesen 40 Fällen nur 4,3-mal so viele Studien in den indirekten Vergleich eingeschlossen werden wie in den direkten Vergleich. Dies liegt deutlich unter dem Durchschnittswert der Gesamtstichprobe, in der der indirekte Vergleich im Median eine sechsfach größere Anzahl Studien einschloss als der direkte Vergleich.

3. Im indirekten Vergleich zeigt sich eine andere Therapieoption als signifikant überlegen als im direkten Vergleich (2 % [95%KI: 1 %; 5 %]). Bei diesen fünf Datensätzen (Meta-Analyse-Nr. 43, 47, 83, 231 und 239; siehe Tabelle 35, S. 251ff.) wird auch eine statistisch signifikante Diskrepanz zwischen direktem und indirektem Vergleich beobachtet. Ihre möglichen Ursachen werden in Abschnitt 4.8 (siehe S. 126ff.) diskutiert.

3.9 Gibt es einen Goldstandard unter den indirekten Vergleichen?

Nachdem grundsätzlich geklärt wurde, welche indirekten Methoden in ihrer Validität derjenigen direkter Vergleiche bei gegebenen Voraussetzungen ebenbürtig sein können, stellt sich die Frage nach einem Goldstandard unter den indirekt vergleichenden Methoden. Die Argumentation zur Beantwortung dieser Fragestellung, wird im Diskussionsabschnitt 4.9 ab Seite 127ff. dargelegt.

4 Diskussion und Beantwortung der Forschungsfragen

Der Diskussionsteil ist wie folgt strukturiert: Zunächst werden die Limitationen der gewählten Methoden diskutiert. Anschließend werden die acht Forschungsfragen, soweit es die Ergebnisse ermöglichen, beantwortet. Es folgt die Ausarbeitung von neuen Erkenntnissen zu indirekten Vergleichen durch diese Arbeit und weiterem Forschungsbedarf. Zum Abschluss werden Empfehlungen gegeben, welche der indirekt vergleichenden Methoden unter welchen Bedingungen in HTAs eingesetzt werden können.

4.1 Diskussion der Methodik

Zunächst werden die Methodik und die Ergebnisse der systematischen Literaturrecherche unter der Fragestellung diskutiert, ob auf ihrer Basis die Forschungsfragen beantwortet werden konnten. Es folgt eine Auflistung der Limitationen der empirischen Validitätsprüfung der indirekten Vergleiche.

Literatur für die Methodenbeschreibung und –bewertung

Die systematische Literaturrecherche nach Methodenpapieren und –anwendungen gestaltete sich schwierig, da keine MeSH-Begriffe („Medical subject heading") zu indirekt vergleichenden Methoden existieren. Aus diesem Grund wurde diesem Werk die Literaturrecherche von Glenny et al.[115] zugrunde gelegt und nur wenig modifiziert.

In der Literaturselektion für die Validitätsprüfung wird der Schwerpunkt auf systematische Reviews gelegt, die ausschließlich RCTs einschließen. Diese stellen, wenn methodisch korrekt durchgeführt, wegen ihrer geringen Biasanfälligkeit die höchste Evidenzebene für die Bewertung der Wirksamkeit von therapeutischen Verfahren dar[3, 5, 11]. Auf diese Weise sollte sichergestellt werden, dass die in der Validitätsprüfung festgestellten Diskrepanzen nicht auch auf studiendesignbedingte Fehlerquellen zurückgeführt werden können.

Systematische Reviews wurden als solche akzeptiert, wenn zum Auffinden der einzuschließenden RCTs eine systematische Literatursuche dokumentiert wurde.

Die methodische und inhaltliche (Berichts-)Qualität der systematischen Reviews und ihrer RCTs wurde nicht untersucht. Dies war nicht nötig, da die Fragestellungen der vorliegenden Arbeit ausschließlich auf die Validität indirekt vergleichender Methoden abzielen. Als einziges Qualitätsmerkmal der systematischen Reviews wurde die Erfassung und der Umgang mit Heterogenität in den Meta-Analysen betrachtet, da dies Einfluss auf die Validität der durchgeführten indirekten (und direkten) Vergleiche gehabt haben kann.

Die Anzahl der identifizierten Methodenpapiere und –anwendungen ist ausreichend, um die Forschungsfragen dieser Arbeit weitgehend zu beantworten. Ein Mangel an Methodenpapieren konnte durch Informationen aus den Methodikabschnitten in Anwendungsbeispielen ausgeglichen werden. Die Anzahl der geeigneten Publikationen für die Validitätsprüfung ist im Vergleich zu Glenny et al.[115] deutlich höher. Dennoch fehlen nach wie vor ausreichend geeignete Beispiele für Meta-Regressionen, NMAs und die sonstigen Methoden, um deren Validität abschließend beurteilen zu können. Es bedarf deshalb einer weiteren Aktualisierung der Validitätsprüfung dieser Methoden, sobald ausreichend geeignete Anwendungsbeispiele publiziert wurden.

Limitationen der Validitätsprüfung

Für die Validitätsprüfung erwies sich die bereits von Glenny et al.[115] verwendete z-Statistik als geeignetes und praktikables Instrument, um die Resultate indirekter und direkter Vergleiche einander gegenüber zu stellen. Nichtsdestotrotz müssen einige Limitationen dieser Methodik angeführt werden.

1. Empirie

Für die durchgeführte Validitätsprüfung wurde angestrebt, alle bisher publizierten systematischen Reviews einzuschließen, die sowohl einen direkten als auch einen indirekten Vergleich durchgeführt haben. Auf Basis dieser Reviews ist die Validitätsprüfung rein empirisch beschreibend und lässt sich nur begrenzt verallgemeinern.

Ein kausaler Beweis der Validität einer indirekt vergleichenden Methode könnte über mathematisch modellierte Beispiele erfolgen. Allerdings bliebe bei dieser Methodik die Relevanz der Ergebnisse für die Praxis unklar, da sie nur für die besonderen Annahmen der Modellbeispiele eine hohe Aussagekraft hätten[110, 115]. Die Realität der unendlich vielen verschiedenen Studienlagen, in denen indirekte Vergleiche eingesetzt werden können, lässt sich nicht simulieren[110]. Aus diesem Grund soll mit dieser empirischen Validitätsprüfung ein Abbild der Validität von indirekten Vergleichen in ihrer praktischen Verwendung gegeben werden.

Man könnte zudem vermuten, dass die empirische Validitätsprüfung einem Publikationsbias unterliegen könnte. Dies wäre möglich, wenn Ergebnisse von indirekten Vergleichen, die deutlich von denen direkt vergleichender Studien abweichen, überproportional häufig nicht publiziert werden.

Der Einfluss eines solchen Publikationsbias' ist in der untersuchten Stichprobe aber vermutlich gering, da bei allen indirekt vergleichenden Methoden fast gleich viele Reviews identifiziert wurden, in denen der indirekte Vergleich den direkten über- oder unterschätzt. Auch deutliche Über- und Unterschätzungen, die statistische Signifikanz erreichen, wurden in nicht geringer Zahl durch die Literaturrecherche identifiziert.

2. Validität des Komparators „Direkter Vergleich"

Bei der Betrachtung der Heterogenität in den statistisch signifikant diskrepanten Datensätzen kann in einigen Fällen vermutet werden, dass die beobachtete Diskrepanz durch eine hohe Heterogenität in der Meta-Analyse des direkten Vergleichs bedingt ist. Eine hohe methodische Qualität des direkten Vergleichs muss nicht immer gegeben sein[110, 223]. Für solche Fälle postulieren Song et al.[225], dass die Validität eines indirekten Vergleichs sogar höher einzuschätzen ist als diejenige des direkten Vergleichs.

Auch eine kleine Stichprobe beim direkten Vergleich, der zufällig eine nicht-repräsentative Stichprobe gezogen haben kann, kann ursächlich für die Diskrepanz zum Ergebnis eines indirekten Vergleichs sein. Dies ist leicht möglich, wenn der direkte Vergleich z. B. nur aus einer Studie mit wenigen Probanden besteht, während sich der indirekte Vergleich auf eine große Anzahl Studien mit entsprechend großer Probandenzahl stützen kann[192, 225].

Somit tragen nicht nur Zufallsfehler und Heterogenität im indirekten Vergleich, sondern auch dergleichen im direkten Vergleich dazu bei, dass die Ergebnisse von direktem und indirektem Vergleich nicht deckungsgleich sind[115, 225].

3. Präzision der Effektschätzer des direkten und indirekten Vergleichs

Große Unterschiede zwischen den Ergebnissen direkter und indirekter Vergleiche können manchmal nicht mit statistischer Signifikanz nachgewiesen werden, wenn die Effektschätzer des direkten oder des indirekten Vergleichs eine geringe Präzision aufweisen. An Forest-Plot-Darstellungen der Diskrepanzen konnte visuell beurteilt werden, dass dies in der untersuchten Stichprobe nur bei wenigen großen Ergebnisunterschieden der Fall war.

4.2 Wann können indirekte Vergleiche vertrauenswürdige Ergebnisse liefern? (vgl. Forschungsfrage 1)

In Abschnitt 4.2 bis 4.9 werden Antworten auf die acht Forschungsfragen (siehe Abschnitt 1.6, S. 11ff.) formuliert. Den Anfang macht die erste Forschungsfrage nach den Voraussetzungen, die vorliegen müssen, damit ein indirekter Vergleich verlässliche Ergebnisse liefern kann (siehe Abschnitt 1.6.1, S. 12).

4.2.1 Grundvoraussetzung: Systematischer Review

Eine Grundvoraussetzung für die Bewertung der Wirksamkeit von Therapien ist, dass die beste verfügbare Evidenz (im Regelfall qualitativ hochwertige, randomisierte, kontrollierte Studien) vollständig erfasst wird[11]. Dies erfordert die Durchführung eines systematischen Reviews, der alle verfügbaren Studiendaten zusammenführt und bewertet[178]. Dies gilt unabhängig davon, ob für den Wirksamkeitsvergleich ein direktes oder ein indirektes Verfahren gewählt wird.

4.2.2 Voraussetzungen für indirekte Vergleiche

Homogenität als Voraussetzung für das Poolen von Ergebnissen unterschiedlicher Studien

Grundvoraussetzung für die Durchführung von indirekten Vergleichen ist die Homogenität der zusammenzufassenden Studien. Alle indirekten Vergleiche basieren auf der Annahme, dass allen Einzelstudienergebnissen ein gemeinsamer wahrer Effektunterschied für die jeweiligen Therapien von Interesse zugrunde liegt[66, 115].

Die Einzelstudienergebnisse weichen nicht (Modell mit festen Effekten) oder nur durch Zufallsfehler bedingt (Modell mit zufälligen Effekten) von diesem wahren Effektunterschied ab[115, 138, 233]. Dies ist nur gegeben, wenn alle zusammenfassenden Studien sich nicht hinsichtlich wichtiger Patientencharakteristika, der Compliance, der Studienprotokolle, methodischer Qualität und/oder der Auswertungsmethoden unterscheiden[172, 192]. Auch wenn dies nach schwer erfüllbaren Bedingungen klingen mag, gehen diese Grundvoraussetzungen nicht über die hinaus, die konventionelle Meta-Analysen erfüllen müssen[66].

Biasformen als Folge von Heterogenität, die in allen indirekten Vergleichen potentiell auftreten können

Indirekte Vergleiche können, unabhängig von der gewählten Methode, alle Biasformen, die auch in Beobachtungsstudien auftreten, betreffen[4, 9]. Hiermit muss vor allem dann gerechnet werden, wenn die zusammengefassten Studien Heterogenität aufweisen[172, 192]. Die wichtigsten Biasformen sind der Selektionsbias und das Confounding. Zudem besteht Biaspotential bei indirekten Vergleichen, die mit einer nicht-aktiven Vergleichsgruppe als gemeinsamem Komparator durchgeführt werden.

1. Selektionsbias

Die Probanden werden in RCTs zwar in den Einzelstudien randomisiert, die Randomisierung findet aber nicht auf der Meta-Ebene statt. Das heißt, dass die einzelnen Patienten nicht über alle Studien zufällig verteilt werden.

Ein Selektionsbias kann eintreten, wenn die Einschlusskriterien der Studien unterschiedlich sind, und dadurch bestimmte Patientengruppen im gepoolten Ergebnis überrepräsentiert sind.

2. Confounding

Ist das überrepräsentierte Patientencharakteristikum mit dem Prediktor und dem Therapieeffekt assoziiert, kann es auch einen Confounder darstellen[37]. Confounder täuschen einen Therapieeffekt vor, der nicht ursächlich durch die Therapie, sondern durch den Confounder verursacht wird. Typische Confounder sind z. B. Alter, Geschlecht oder Raucherstatus.

3. Bias durch unterschiedliche nicht-aktive Vergleichsgruppen

Für indirekte Vergleiche wird häufig Placebo als gemeinsamer Komparator gewählt. Hierbei muss beachtet werden, dass ein Placebo auch einen therapeutischen Effekt besitzt. Dieser hat durch viele Faktoren wie z. B. Form, Farbe, Geschmack, Geruch und Applikationsart bei unterschiedlichen Patienten einen unterschiedlich starken Einfluss auf die Zielgröße[144].

Durch Placebos mit unterschiedlich starkem Effekt auf die Zielgröße kann in indirekten Vergleichen wie auch in konventionellen Meta-Analysen ein Bias entstehen. Durch die unterschiedlichen Placebogruppen ist dann keine Homogenität zwischen den Studien gegeben[4].

Bei den NMAs weist nur ein Datensatz statistisch signifikante Diskrepanz auf (Meta-Analyse-Nr. 198 im Review von Psaty et al.[196]). Die statistisch signifikante Diskrepanz könnte durch diese Bias-Art erklärt werden: Für den indirekten Vergleich wurden Studienarme in denen mit Placebo, Standardtherapie oder keiner Therapie behandelt wurde, zu dem gemeinsamen Komparator zusammengefasst. Der direkte Vergleich wird dagegen in einem Megatrial (n = 6083) mit einer Placebogruppe vorgenommen.

Heterogenität in der untersuchten Stichprobe und ihre Folgen

In der Praxis ist die Grundvoraussetzung Homogenität in den seltensten Fällen gegeben[110]. Aus methodischen und klinischen Unterschieden in den Studien resultiert Heterogenität, die die gepoolten Ergebnisse verzerren kann.

In 20 der 32 (63 %) Datensätzen, in denen Ergebnisse des indirekten und direkten Vergleichs statistisch signifikant unterschiedlich sind, wurde auch von statistisch signifikanter Heterogenität in den Reviews berichtet (siehe Tabelle 29, S. 201ff.). In nur vier Publikationen (12 %) wurde keine statistisch signifikante Heterogenität nachgewiesen. In acht Publikationen (25 %) wurde kein Heterogenitätstest durchgeführt oder sein Ergebnis nicht berichtet. Es kann somit festgestellt werden, dass viele Autorengruppen indirekte Vergleiche vornehmen, obwohl sie Heterogenität in ihrem Studienpool festgestellt haben.

In denjenigen 20 Publikationen, in denen signifikante Heterogenität berichtet wurde, weisen neun (45 %) mindestens einen Datensatz auf, dessen indirekter Vergleich ein signifikant diskrepantes Ergebnis in der Gegenüberstellung mit dem direkten Vergleich aufweist. Dahingegen ist unter den vier Publikationen mit homogenem Datensatz in nur einem systematischen Review ein Datensatz diskrepant (Anteil: 25 %).

Diese Zahlen geben Hinweise, dass die Wahrscheinlichkeit in einem indirekten Vergleich ein Ergebnis zu erzielen, das von dem eines direkten Vergleichs deutlich abweicht, vermutlich um ein Vielfaches höher ist, wenn die Studienlage statistisch signifikante Heterogenität aufweist. Des Weiteren lässt sich vermuten, dass geringe (statistisch nicht signifikante) Heterogenität nicht zwangsläufig zu verzerrten Ergebnissen von indirekten Vergleichen führen muss.

Erkennung bedeutsamer Heterogenität

Es lässt sich schlussfolgern, dass nicht jede Form und jedes Ausmaß von Heterogenität in einem indirekten Vergleich zu systematischen Fehlern führt. Es wird deshalb vom Verfasser vorgeschlagen, auf indirekte Vergleiche nur dann zu verzichten, wenn bedeutsame Heterogenität zwischen den zu poolenden Studien vorliegt. Wann jedoch von bedeutsamer Heterogenität in einem Pool von Studien gesprochen werden kann, ist nicht einfach zu beantworten. Es gibt bisher keinen Konsens, was als Schwellenwert für bedeutsame Heterogenität anzusehen ist, und mit welcher Methode sie erhoben werden sollte[4]. Zudem sind Heterogenitätstests in vielen Fällen (vor allem bei wenigen Studien) nicht sensitiv genug, um bedeutsame Heterogenität zu erkennen[111].

Statistisch erfasste Heterogenität sollte deshalb zusätzlich durch eine methodische und/ oder klinische Unterschiedlichkeit in den Studien erklärt werden können[9]. Hierfür kommt der transparenten Darstellung aller inhaltlichen und methodischen Studiencharakteristika der in einem Review eingeschlossenen Studien in Evidenztabellen eine besondere Bedeutung zu. Etablierte Standards für solch eine Heterogenitätserfassung und –diskussion sind jedoch noch nicht vorhanden[66].

Weitere Methoden zur Heterogenitätsaufklärung, wie Subgruppenanalysen oder Meta-Regressionen, auszuschöpfen wird ebenfalls empfohlen[9]. Durch solch eine umfassende Heterogenitätsdiskussion könnte sich der Leser des Reviews selbst ein Bild davon machen, ob es aus klinischer und methodischer Sicht sinnvoll war, die Studien zu poolen und einen indirekten Vergleich durchzuführen.

Umgang mit Heterogenität

Die Wahl von Modellen mit zufälligen Effekten[91] kann aufgrund von Untersuchungen von Glenny et al.[115] bereits als ausreichend evaluierter Ansatz angesehen werden, um mit Heterogenität in indirekten Vergleichen umzugehen. Modelle mit zufälligen Effekten reduzieren zwar nicht die Heterogenität und somit auch nicht ihren potentiell ergebnisverzerrenden Effekt, aber sie bilden sie in weiten Konfidenzintervallen für den Schätzer des Therapieeffektunterschiedes ab. Es resultiert somit eine konservativere Schätzung als bei Modellen mit festen Effekten. Nach Glenny et al.[115] liefern Modelle mit festen Effekten zu präzise Effektschätzer, die unzureichend die Unsicherheit der Ergebnisse indirekter Vergleiche abbilden.

Diese Problematik tritt nur dann nicht zu Tage, wenn keine Heterogenität zwischen den Studien vorhanden ist. In diesem Fall liefern die Modelle mit festen oder zufälligen Effekten identische Ergebnisse[187].

Andere Wege mit Heterogenität in indirekten Vergleichen umzugehen stehen zwar zur Verfügung: Aufnahme von Kovariaten in Meta-Regressionen[122] oder Aufnahme eines Inkonsistenzfaktors in die NMA[164]. Allerdings fehlt es noch an Beweisen, dass durch ihren Einsatz eine Verzerrung des Ergebnisses des indirekten Vergleichs durch Heterogenität verhindert werden kann.

4.3 Welche Methoden zur Durchführung indirekter Vergleiche therapeutischer Interventionen existieren bisher und wie lassen sie sich charakterisieren bzw. beschreiben? (vgl. Forschungsfrage 2)

Zur Beantwortung der zweiten Forschungsfrage (siehe Abschnitt 1.6.2, S. 13) sollten Beschreibungen der verschiedenen indirekt vergleichenden Methoden gegeben werden. Dies erfolgte bereits im Ergebnisteil (siehe Abschnitt 3.3, S. 45ff.). Von einfacher Punkt- und Strichrechnung (nicht-adjustierter indirekter Vergleich) über konventionelle Meta-Analysen (adjustierter indirekter Vergleich) und anspruchsvollere Regressionen (Meta-Regression) zur Bayes'schen Statistik (NMA) steigen die Anforderungen an die mathematischen Kenntnisse des Anwenders. Software, die diese Arbeit erleichtern kann, steht jedoch zur Verfügung: U. a. Review Manager® für den adjustierten indirekten Vergleich, STATA® für die Meta-Regression und WinBUGS® für die NMA.

An dieser Stelle wird die Systematik, nach der in dieser Arbeit die verschiedenen indirekt vergleichenden Methoden eingeteilt wurden, diskutiert. Es folgt ein zweites Unterkapitel („Diskussion methodenspezifischer Ursachen für systematische Verzerrungen"), in dem die methodischen Schwächen diskutiert und bewertet werden, die in den Methodenbeschreibungen noch nicht benannt wurden.

4.3.1 Systematik der Methoden für indirekte Wirksamkeitsvergleiche

Bei der Benennung von Methoden für indirekte Vergleiche ist wichtig zu unterscheiden, dass diese in zwei Arbeitsschritten durchgeführt werden:

1. Arbeitsschritt: Die Zusammenfassung der verfügbaren Evidenz, einzeln für die interessierenden Therapieoptionen.

2. Arbeitsschritt: Der eigentliche vergleichende Schritt, in welchem die zusammengefassten Effektschätzer für die interessierenden Therapieoptionen einander gegenüber gestellt werden.

Zum ersten Punkt sind meta-analytisch vorgehende Methoden von rein narrativen Ergebniszusammenfassungen abzugrenzen.

Die narrative Methode besitzt einen relevanten Stellenwert, da sie immer dann eingesetzt werden muss, wenn die Heterogenität der Studienergebnisse zu erheblich ist, als dass eine Meta-Analyse durchgeführt werden könnte. Ihre Ergebnisse sollten vor diesem Hintergrund allerdings vorsichtig interpretiert werden[179].

Die meta-analytischen Methoden ließen sich fast alle den vier großen Methodengruppen „nicht-adjustierter indirekter Vergleich, adjustierter indirekter Vergleich, Meta-Regression und NMA" zuordnen. Mit Ausnahme der NMA sind diese Methoden aber nur Mittel zum Zweck, um gepoolte Effektschätzer für die Wirksamkeit der Therapieoptionen von Interesse zu erlangen.

In dem sich anschließenden zweiten Arbeitsschritt werden die zusammengefassten Daten für die Therapieoptionen von Interesse miteinander verglichen. Dafür stehen ebenfalls vier Methoden zur Verfügung: Die Bildung eines Gesamteffektschätzers, Vergleich der Konfidenzintervalle der Therapieeffektschätzer auf Überlappung, statistischer Test auf Unterschiedlichkeit dieser Effektschätzer und ein narrativer Vergleich.

Die Bildung eines Gesamteffektschätzers für den Wirksamkeitsvergleich der Therapieverfahren ist dabei die einzige Möglichkeit, eine quantitative Aussage über die komparative Wirksamkeit der Therapien zu machen (z. B. über ein Odds Ratio). Sie wurde wahrscheinlich aus diesem Grund in den identifizierten Reviews am häufigsten eingesetzt (Anteil 69,4 %). Die anderen drei Möglichkeiten liefern nur die qualitative Aussage, ob eine Therapie wirksamer ist als die andere, oder ob sie sich in ihrer Wirksamkeit nicht statistisch signifikant unterscheiden.

Charakterisierung der indirekt vergleichender Methoden über ihr Einsatzspektrum

Wie bereits in der Einleitung erläutert (siehe Abschnitt 1.3, S. 3), sind die beschriebenen Methoden für indirekte Vergleiche nur geeignet die komparative Wirksamkeit von Therapieverfahren unter den Studienbedingungen eines RCT („efficacy") und nicht unter Alltagsbedingungen („effectiveness") zu erheben. Der Grund hierfür ist, dass in ihrer Methodik bisher nur die Zusammenfassung von RCT-Daten vorgesehen ist. Eine Ausnahme bildet der nicht-adjustierte indirekte Vergleich. In ihn können auch unkontrollierte Studien eingeschlossen werden, da er die Kontrollgruppeneffekte nicht berücksichtigt. Es wäre somit theoretisch denkbar, Studientypen, die zur Erfassung der Wirksamkeit unter Alltagsbedingungen häufiger als RCTs eingesetzt werden, in nicht-adjustierten indirekten Vergleichen zu berücksichtigen. Eine Validitätsprüfung dieses Ansatzes steht aber noch aus.

4.3.2 Diskussion methodenspezifischer Ursachen für systematische Verzerrungen

In Abschnitt 4.2.2 (siehe S. 103ff) wurden die Biasformen diskutiert, die in allen indirekt vergleichenden Methoden auftreten können, wenn sie bei vorliegender Heterogenität eingesetzt werden.

In diesem Abschnitt werden diejenigen Biasursachen diskutiert, die einen methodenspezifischen Hintergrund aufweisen. Zum Abschluss der Diskussion einer indirekt vergleichenden Methode wird in Form eines ersten Zwischenfazits ihr Stellenwert für den Einsatz im Rahmen von HTAs eingeschätzt. Zusammen mit den Ergebnissen der Validitätsprüfung (2. Zwischenfazit; siehe Abschnitt 4.5; S. 116ff) bilden sie die Grundlage für die endgültigen Empfehlungen in dieser Frage in Abschnitt 4.12 „Schlussfolgerungen und Empfehlungen" (siehe S. 133ff.).

Nicht-adjustierter indirekter Vergleich

Das führende Kennzeichen des nicht-adjustierten indirekten Vergleichs ist, dass nur die Ergebnisse der Verumgruppen der Studien gepoolt werden[110, 115]. Die Ergebnisse der Kontrollgruppen werden in der Analyse nicht berücksichtigt. Deshalb wird von einem Bruch der Randomisierung gesprochen[115, 223]. Die Strukturgleichheit der Stichprobe, die bei der zufälligen Verteilung der Probanden auf die Verum- und Kontrollgruppe entsteht, geht bei diesem Verfahren verloren[87]. Effekte von Confoundern werden nicht mehr dadurch abgeschwächt, dass sie sich in der Verum- und Vergleichsgruppe gleich stark auswirken und bei der Differenzbildung der Effektstärken beider Gruppen eliminiert werden[87].

1. Zwischenfazit für den Einsatz nicht-adjustierter indirekter Vergleiche in HTAs

Das Handbuch der Cochrane Collaboration[9] beurteilt die nicht-adjustierten indirekten Vergleiche wie folgt: „Ein Ansatz, der niemals genutzt werden sollte, ist der direkte Vergleich von einzelnen relevanten Therapiearmen der Studien (...). Dieser Vergleich ignoriert die potentiellen Vorteile der Randomisierung und leidet unter den gleichen (üblicherweise extremen) systematischen Fehlern, wie ein Vergleich von unabhängigen Kohortenstudien." (Zitat aus dem Englischen).

Die Einschätzung der Cochrane Collaboration wird durch andere Experten geteilt[4, 87, 110, 115, 223] und in der Validitätsprüfung der vorliegenden Arbeit bestätigt. Von der Durchführung nicht-adjustierter indirekter Vergleiche wird daher grundsätzlich abgeraten.

Adjustierter indirekter Vergleich

Der adjustierte indirekte Vergleich berücksichtigt die Ergebnisse in den Kontrollgruppen der Einzelstudien. Auf diese Weise wird der Effekt der Randomisierung – die Strukturgleichheit – in den Einzelstudien bewahrt[87, 110].

Werden die Ergebnisse der RCTs zu einem Gesamteffektschätzer ($\hat{\theta}_{AX}$ oder $\hat{\theta}_{BX}$) zusammengefasst, stellt dieser allerdings kein Ergebnis dar, dass aus zwei perfekt randomisierten Gruppen entstand. Der Grund hierfür ist, dass die Probanden zwar innerhalb der Studien randomisiert, aber nicht zwischen den Studien zufällig verteilt wurden. Bei z. B. unterschiedlichen Ein- und Ausschlusskriterien der Einzelstudien können bestimmte Patientencharakteristika mit verzerrendem Effekt das Gesamtergebnis beeinflussen[223]. Es sei darauf hingewiesen, dass dies auch in jeder konventionellen Meta-Analyse der Fall sein kann[110]. Die einzige Besonderheit im adjustierten indirekten Vergleich ist, dass er die Ergebnisse aus zwei Meta-Analysen (A versus X und B versus X) zusammenbringt[233]. Nicht nur die Studien innerhalb einer Meta-Analyse, sondern in beiden Meta-Analysen müssen sich methodisch und von den Charakteristika ihrer Patienten her ähnlich sein[110]. Dies sollte in einer umfangreichen Heterogenitätsbetrachtung inklusive statistischer Tests überprüft werden[233]. Liegt bedeutsame Heterogenität vor, kann sie die Ergebnisse der Meta-Analysen und damit auch die des adjustierten indirekten Vergleichs verzerren[115].

1. Zwischenfazit für den Einsatz adjustierter indirekter Vergleiche in HTAs

Es ist anzunehmen, dass ein adjustierter indirekter Vergleich bei perfekt homogenen Studienergebnissen die gleichen Ergebnisse wie ein direkter Vergleich, der die gleiche Anzahl Patienten in eine direkt vergleichende Studie einschließt, liefern würde[61, 115]. Da perfekte Homogenität in der Praxis meist nicht existiert, werden die Ergebnisse von adjustierten indirekten Vergleichen von denen direkter Vergleiche je nach Ausmaß der Heterogenität mehr oder weniger deutlich abweichen (siehe Abschnitt 3.5.2 und 3.5.3, S. 84ff.)[115, 223, 233].

Indirekter Vergleich mittels Meta-Regression

Glenny et al.[115] führen in Simulationsstudien den Beweis, dass die Ergebnisse von indirekten Vergleichen mittels Meta-Regressionen, die keine Kovariaten einschließen, denen von adjustierten indirekten Vergleichen weitgehend entsprechen. Im Prinzip entspricht das in der Methodenbeschreibung dargestellte Vorgehen bei der Meta-Regression auch einem hinsichtlich der Ergebnisse in den Kontrollgruppen adjustiertem indirekten Vergleich. Die Therapieeffektschätzer der Einzelstudien stellen Zusammenfassungen der Veränderungen der Zielgröße(n) sowohl der Verum- als auch der Kontrollgruppen dar. Der Randomisierungseffekt auf Studienebene bleibt erhalten, da Patienten mit bestimmten Charakteristika (= potentiellen Confoundern) zufällig auf die Verum- und Kontrollgruppenarme verteilt bleiben.

Ein nicht-adjustiertes Vorgehen wäre auch mit Meta-Regressionen denkbar, wenn für die Therapieeffektschätzer in der Regressionsgleichung nur die Veränderungen der Zielgröße(n) in der Verumgruppe berücksichtigt würden (vgl. „Arm-level logistic regression model" in Berlin et al.[47]). Für ein solches nicht-adjustiertes Vorgehen beim indirekten Vergleich mittels Meta-Regression wurden aber keine Anwendungsbeispiele gefunden. Literaturbeispiele für die adjustierte, indirekt vergleichende Meta-Regression gibt es dagegen einige. Sehr deutlich erkennbar ist die Adjustierung hinsichtlich der Kontrollgruppenereignisse z.B. in Mudge et al.[184], Petersen et al.[191] und Stettler et al.[231].

Neben der Adjustierung bezüglich der Veränderungen der Zielgröße(n) in den Kontrollgruppen, die Einfluss auf die Validität der Methode hat, kommen bei der Meta-Regression noch drei weitere wichtige Punkte hinzu, die ihre Validität bedingen:

1. Studienanzahl und -größe

Das Ergebnis einer Meta-Regression kann vor allem dann vom wahren Wert abweichen, wenn wenige Studien eingeschlossen werden, selbst wenn diese groß sind[242]. Das Handbuch der Cochrane Collaboration empfiehlt daher Meta-Regressionen nicht mit weniger als zehn Studien durchzuführen[9]. Bei einer logistischen (Meta-)Regression kann zudem das Ergebnis vom wahren Wert abweichen, wenn die eingeschlossenen Studien klein sind[242]. Eine Gewichtung der Studien ist deshalb besonders wichtig, damit große, präzise Studien einen größeren Einfluss auf das Gesamtergebnis bekommen[9].

2. Aufnahme von Kovariaten in die Regressionsgleichung(en)

Der große Vorteil des indirekten Vergleichs mittels Meta-Regression gegenüber dem adjustierten indirekten Vergleich ist die Möglichkeit, hinsichtlich Kovariaten, die Heterogenitätsgründe darstellen, adjustieren zu können[115]. Allerdings lässt sich hierdurch das Biasrisiko der Heterogenität nicht vollständig eliminieren. Der Grund hierfür ist, dass theoretisch alle Variablen, die zur bedeutsamen Heterogenität beitragen, in das Meta-Regressionsmodell aufgenommen werden müssen[242]. Dabei ist mit statistischen Verfahren kaum feststellbar, ob alle relevanten Kovariaten berücksichtigt wurden. Die Problematik liegt in der Kolinearität, auch Multilinearität genannt[13, 46, 47, 183]: Einzelne Kovariaten, die selbst nur gering zur Heterogenität beitragen und erst durch ihr Zusammenwirken zu statistisch signifikanter Heterogenität führen, können schwer identifiziert werden. Eine vollständige Sicherheit, dass auf den Therapieeffekt keine weiteren als die identifizierten Kovariaten als Confounder wirken, kann es deshalb nicht geben[184].

3. Aggregationsbias

In Meta-Regressionen kann ein Aggregationsbias entstehen, wenn die erklärenden Variablen in der Regressionsgleichung Durchschnittswerte von Kovariaten darstellen. Wird z. B. nur der Mittelwert des Alters der Probanden in den zu poolenden Studiendaten angegeben, so geben diese keine Information über die Standardabweichung des Alters in den jeweiligen Einzelstudien. Ist die Zielgröße mit dem Alter linear assoziiert, kann es möglich sein, dass dies auf der Ebene der aggregierten Studiendaten nicht mehr zu beobachten ist[242]. Auch das Gegenteil kann eintreffen: Besteht keine lineare Assoziation zwischen dem Therapieeffekt und der Kovariate, können aggregierte Studiendaten diese vortäuschen[242]. In der Literatur zu Meta-Regressionen wird deshalb gefordert wenn möglich individuelle Patientendaten zu verwenden, um einen Aggregationsbias zu vermeiden[242]. Da häufig keine individuellen Patientendaten verfügbar sind, können Meta-Regressionen, die Confounder einschließen, einem Aggregationsbias unterliegen.

1. Zwischenfazit für den Einsatz indirekter Vergleiche mittels Meta-Regression in HTAs

Wenn keine bedeutsame Heterogenität vorliegt, besteht keine Notwendigkeit, Meta-Regressionen zum Poolen von Daten in HTAs einzusetzen. Stattdessen kann auf konventionelle Meta-Analyse-Techniken im Rahmen eines adjustierten indirekten Vergleichs ausgewichen werden. Nur wenn erklärbare Heterogenität in dem zusammenzufassenden Studiensatz vorliegt, kann begründet werden, warum eine Meta-Regression eingesetzt wird, da diese bezüglich Kovariaten, die die Heterogenität verursachen, adjustieren kann. Es gilt aber zu beachten, dass in solchen Fällen die Grundvoraussetzung für einen indirekten Vergleich – eine homogene Studienlage – nicht vorliegt. Damit ist die statistische Zusammenfassung der Daten prinzipiell nicht indiziert.

Netzwerk-Meta-Analyse

Verglichen mit dem adjustierten indirekten Vergleich sind der NMA außer der Grundannahme keine weiteren Annahmen zugrunde gelegt[233]: Alle zusammenzufassenden Studien müssen hinsichtlich ihrer Methodik und ihrer klinischen Charakteristika vergleichbar sein.

Durch die NMA wird die Randomisierung auf Ebene der Einzelstudien bewahrt. Allerdings können sich die Patientencharakteristika zwischen den Einzelstudien unterscheiden[9]. Dieser und andere Heterogenitätsauslöser können auch in der NMA zu einer erheblichen Diskrepanz zwischen den Ergebnissen eines direkten und indirekten Vergleichs führen[66, 73]. Diese Diskrepanz wird in NMAs als Inkonsistenz bezeichnet.

Es sind Methoden verfügbar, die bezüglich dieser Inkonsistenz(en) in einem Evidenznetzwerk adjustieren können[164, 165]. Dabei gibt es jedoch noch keinen Konsens, ob der Einschluss von Inkonsistenzfaktoren regelhaft in der NMA berücksichtigt werden sollte. Alternativ können die entsprechenden Methoden auch dazu eingesetzt werden, die Lokalisation von Inkonsistenz in einem Evidenznetzwerk zu ermöglichen[211]. Diese Lokalisation von besonders hoher Inkonsistenz in einem Evidenznetzwerk ist möglich, da sich die Diskrepanzen zwischen direkten und indirekten Vergleichen für alle geschlossen Schleifen in einem Evidenznetzwerk getrennt erheben lassen[164]. Hohe Inkonsistenz in bestimmten Schleifen kann auf statistische Signifikanz geprüft werden. Die Erfassung von Inkonsistenz in nicht-kreisförmigen Strukturen, wie sternförmigen oder linearen Strukturen, ist dagegen nicht möglich[165, 211]. Zudem wird, wie es für statistische Tests auf Heterogenität in Meta-Analysen bekannt ist, auch für statistische Tests auf Inkonsistenz eine geringe Power vermutet[211]. Das bedeutet, dass meist nicht das gesamte Netzwerk auf Inkonsistenz geprüft werden kann. Des Weiteren ist nicht gesichert, dass wenn die Tests keine Inkonsistenz anzeigen, diese auch wirklich nicht vorliegt. Wird statistische Signifikanz dagegen erreicht, sollte die Konsistenz-Annahme widerrufen werden[164] und ein Verzicht auf das Poolen der Daten ist angezeigt[165].

Die Problematik, die gesamte Heterogenität und Inkonsistenz in einem Evidenznetzwerk zu erfassen, führt auch zu der Frage, wie groß das Evidenznetzwerk sein sollte, um einen Therapievergleich mit einer NMA durchzuführen. Werden zu einem definierten Studienpool eines Evidenznetzwerks weitere Studien am Rande dieses Evidenznetzwerkes ergänzt, kann dies prinzipiell zwei Effekte haben: Zum einen kann die Heterogenität im gesamten Evidenznetzwerk durch die zusätzlich herangezogenen Studien erhöht werden[223]. Zum anderen können die zusätzlich herangezogenen Studien bei hoher Homogenität mit dem ursprünglichen Evidenznetzwerk auch die Präzision der gewünschten Ergebnisse der NMA erhöhen[66, 233].

Eine grundsätzliche Empfehlung, nach welchen Kriterien die Weite des Evidenznetzwerks, das theoretisch beliebig erweitert werden kann, bestimmt werden sollte, muss in Zukunft gefunden werden[233].

Dies betrifft auch die Wahl der a priori Verteilungen. In den identifizierten Beispielen wurden nur nicht-informative a priori Verteilungen gewählt oder keine Angaben zu der Wahl der a priori Annahmen gemacht (siehe Tabelle 30, S. 205). Aus Reviews, die die gewählten a priori Verteilungen nicht veröffentlichen, kann ein Leser keine Schlüsse ziehen, da die Wahl der a priori Verteilungen Einfluss auf das a posteriori Ergebnis hat.

Nur nicht-informative a priori Verteilung haben einen möglichst geringen Einfluss auf die a posteriori Verteilung[9].

Ebenfalls für den Leser schwer nachvollziehbar ist die Validität der Datenauswertung einer NMA. Was in WinBUGS® zwischen a priori und a posteriori Verteilung geschieht, sollte so anschaulich wie möglich publiziert werden, damit sich ein Leser ein umfassendes Bild von der Qualität eines Reviews mit einer NMA machen kann. Empfehlenswert sind z. B. die Publikation und Erläuterung des WinBUGS®-Codes.

<u>1. Zwischenfazit für den Einsatz von NMAs in HTAs</u>

Die NMA befindet sich noch in Entwicklung. Fragen zur Weite des Evidenznetzwerks und der Erfassung und Berücksichtigung der Heterogenität und Inkonsistenz sind noch nicht ausreichend erforscht und evaluiert. Bevor die NMA den Vorzug gegenüber etablierteren Methoden erhalten kann, sollten diese Fragen beantwortet werden. An Wirksamkeitsvergleichen multipler Therapieoptionen, die außer mit einer NMA nicht durchgeführt werden können, sollte diese neue Methodik in HTAs erprobt werden.

Sonstige Methoden

Für keine der unter dem Punkt „Sonstige" zusammengefassten Methoden lässt sich anhand der Angaben in den Publikationen die methodische Vorgehensweise hinsichtlich der Aufrechterhaltung der Randomisierung in den Einzelstudien eindeutig nachvollziehen. Daher muss ihr Stellenwert für ein HTA derzeit als nicht beurteilbar eingeschätzt werden.

Methoden ohne Meta-Analysen: Indirekter Vergleich von Einzelstudien

Beim Vergleich von Einzelstudien werden die Prinzipien des nicht-adjustierten (wenn Kontrollgruppen nicht berücksichtigt werden) und adjustierten indirekten Vergleichs (wenn Ergebnisse aus den Kontrollgruppen berücksichtigt werden) eingesetzt. Infolgedessen kann auf die Aussagen, die bezüglich dieser beiden Methoden in diesem Abschnitt gemacht wurden, verwiesen werden.

<u>1. Zwischenfazit für den Einsatz indirekter Vergleiche von Einzelstudien in HTAs</u>

Da Heterogenität bereits ab zwei Studien auftreten kann, gilt auch für den Einsatz des indirekten Vergleichs von Einzelstudien in HTAs die Voraussetzung, dass eine homogene Studienlage vorliegen muss.

Methoden ohne Meta-Analysen: Narrative indirekte Vergleiche

Sind mehr als nur je eine Studie verfügbar, ist der wahrscheinlichste Grund dafür, dass ein Wirksamkeitsvergleich in einem HTA narrativ vorgenommen wird, dass die Studienergebnisse zu heterogen sind, um sie meta-analytisch zu poolen[281].

1. Zwischenfazit für den Einsatz narrativer indirekter Vergleiche in HTAs

Narrative indirekte Vergleiche sollten sehr vorsichtig interpretiert werden, da mit hoher Wahrscheinlichkeit die Grundvoraussetzung für einen validen indirekten Vergleich – Homogenität der zusammenzufassenden Studien - verletzt ist.

4.4 Häufigkeit der verschiedenen indirekt vergleichenden Methoden (vgl. Forschungsfrage 3)

Die verschiedenen Methoden für einen indirekten Therapievergleich wurden mit ihren Vor- und Nachteilen sowie ihrem Einsatzspektrum im vorangegangenen und Abschnitt 3.3 (siehe S. 45ff.) vorgestellt. Es ist eine interessante Frage, inwieweit sich diese Aspekte in der relativen Häufigkeit ihrer Verwendung in systematischen Reviews mit indirekten Vergleichen widerspiegeln (vgl. Forschungsfrage 3; Abschnitt 1.6.3; S. 13).

Die Suchstrategie der Literaturrecherche - mit ihrem starken Fokus auf RCT und Meta-Analyse - bedingt allerdings, dass diese Forschungsfrage nur für indirekt vergleichende Verfahren beantwortet werden kann, die mit meta-analytischen Methoden arbeiten.

Die aktuellen Zahlen (2007 bis 2008) der relativen Häufigkeiten des Einsatzes der verschiedenen indirekt vergleichenden Methoden werden im folgenden Absatz mit denen von Glenny et al.[115] (Literatur von 1994 bis 03/1999) verglichen. Es zeigt sich, dass der adjustierte indirekte Vergleich nach wie vor die am häufigsten eingesetzte Methode ist (von 64 % bei Glenny et al.[115] zu aktuell 50 %). An zweiter Stelle stehen nun die neuen NMAs (von 0 % auf 28 %), gefolgt von den Meta-Regressionen (von 6 % auf 14 %). Die nicht-adjustierten indirekten Verfahren haben stark an Verbreitung eingebüßt (von 31 % auf 6 %). Es ist anzunehmen, dass Empfehlungen in der Literatur, nicht-adjustierte Verfahren aufgrund ihres hohen Biaspotentials nicht einzusetzen, überzeugen konnten[87, 110, 115, 223].

Angesichts der seit 1999 kontinuierlich steigenden absoluten Anzahl an systematischen Reviews mit indirekten Vergleichen ist zu vermuten, dass dieser Trend anhalten und in den folgenden Jahren vor allem durch die zuletzt entwickelte NMA getragen wird. Ihre Fähigkeit, Wirksamkeitsrangfolgen erstellen zu können, ist vor allem in den zurzeit an Bedeutung gewinnenden Kosten-Effektivitäts-Analysen hilfreich.

Da über den Einsatz von NMAs in Kosten-Effektivitätsanalysen aktuell intensiv geforscht, diskutiert und publiziert wird[26, 138, 233], ist von ihrer weiteren Verbreitung in diesem Feld auszugehen. Ein erster NHS-Reports (National Health Service) mit einer NMA wurde kürzlich von Woolacott et al.[272] erarbeitet.

4.5 Validität indirekter Vergleiche (vgl. Forschungsfrage 4)

Für die Beurteilung des Stellenwertes von indirekt vergleichenden Methoden in HTAs ist ihre Publikationshäufigkeit von geringerer Bedeutung als ihre Validität. Die Validität indirekter Vergleiche ist Bestandteil der Forschungsfrage 4 (siehe Abschnitt 1.6.4, S. 14f.). Nur bei hoher Validität misst eine Methode das, was sie messen soll. Im Fall der indirekten Vergleiche ist dies der wahre Therapieeffektunterschied.

In den folgenden Unterkapiteln werden zunächst für jede Methode die Ergebnisse der Haupt- und Subgruppenanalyse für die drei Prüfkriterien zusammenfassend diskutiert. Anschließend werden diejenigen Datensätze, die statistisch signifikante Diskrepanz zum direkten Vergleich aufweisen, näher betrachtet. Ein diskrepantes Ergebnis zwischen direktem und indirektem Vergleich kann dadurch hervorgerufen werden, dass die Voraussetzungen für die Durchführung des direkten oder auch des indirekten Vergleichs nicht ausreichend beachtet wurden[115, 223, 224]. Als notwendige Voraussetzung für die Durchführung einer Meta-Analyse wird eine ausreichend hohe klinische und methodische Homogenität aller eingeschlossenen Studien festgelegt[9, 233]. Die klinische und methodische Homogenität der Studien spiegelt sich in den Ergebnissen von Heterogenitätstests als statistische Heterogenität wider.

Es wurden deshalb in denjenigen Fällen, in denen der direkte und indirekte Vergleich zu signifikant unterschiedlichen Ergebnissen führten, die entsprechenden Reviews daraufhin überprüft, ob statistisch signifikante Heterogenität ($p < 0.1$) vorliegt. Sollte signifikante Heterogenität in der Studienlage entweder des direkten oder indirekten Vergleichs vorliegen, kann die Diskrepanz nicht nur auf methodische Schwächen, sondern auch auf die heterogene Studienlage zurückgeführt werden[110, 115].

Im Rahmen der vorliegenden Arbeit wurde mit den Angaben der jeweiligen Review-autoren gearbeitet. Für Übersichtsarbeiten, die keinen Heterogenitätstest durchgeführt oder berichtet haben, konnte daher die Heterogenität des zugrunde liegenden Studienpools nicht beurteilt werden.

Zum Abschluss dieser Betrachtungen werden die Ergebnisse der Validitätsprüfungen jeder indirekt vergleichenden Methode in Form eines Zwischenfazits (2. Zwischenfazit) zusammengefasst. Zusammen mit den methodenspezifischen Ursachen für systematische Verzerrungen (1. Zwischenfazit; siehe Abschnitt 4.3.2; S. 108ff.), bilden sie die Grundlage für die endgültigen Empfehlungen zu ihrem Einsatz in HTAs. Letztere werden in Abschnitt 4.12 „Schlussfolgerungen und Empfehlungen" (siehe S. 133ff.) gegeben.

Validität nicht-adjustierter indirekter Vergleiche

In den erhobenen Daten werden durch den nicht-adjustierten indirekten Vergleich die Ergebnisse eines direkten Vergleichs nicht systematisch über- oder unterschätzt. Die durchschnittliche Diskrepanz und ihre Standardabweichung sind jedoch ausgesprochen hoch.

Die folglich hohe Anzahl an statistisch signifikanten Diskrepanzen spricht dafür, dass sich mit nicht-adjustierten indirekten Vergleichen die Ergebnisse von direkt vergleichenden RCTs nicht verlässlich vorhersagen lassen.

In der analysierten Stichprobe schließt kein Review Daten aus direkt vergleichenden Studien in den indirekten Vergleich ein (siehe Abbildung 6, S. 47). Somit sind die analysierten Datensätze in der Hauptanalyse (alle Datensätze) und Subgruppenanalyse (nur diejenigen Datensätze, bei denen keine direkt vergleichenden Studien in den indirekten Vergleich eingeschlossen wurden) identisch. Haupt- und Subgruppenanalyse weisen dementsprechend die gleichen Ergebnisse auf.

<u>Liegen für den direkten und nicht-adjustierten indirekten Vergleich in den diskrepanten Datensätzen die Voraussetzungen zur Durchführung einer Meta-Analyse vor?</u>
Zwölf Meta-Analysen-Datensätze aus unterschiedlichen Reviews lieferten diskrepante Ergebnisse für den direkten und indirekten Vergleich. Bei zwei dieser Reviews sind die Voraussetzungen für mindestens eine Meta-Analyse im direkten oder indirekten Vergleich nicht gegeben (siehe Tabelle 29, S. 201ff.). Signifikante Heterogenität tritt im indirekten Vergleich bei Silagy et al.[219] auf. Sowohl im indirekten als auch im direkten Vergleich liegt signifikante Heterogenität bei Zhang et al.[277] vor. Bei diesen beiden Reviews kann die Diskrepanz zwischen direktem und indirektem Vergleich somit auch in der hohen Heterogenität der gepoolten Studien begründet liegen.

Keine Heterogenität liegt dagegen in den Reviews von Rostom et al.[209] und Sanchez-Ramoz et al.[213] vor. In diesen beiden Reviews ist die Wahrscheinlichkeit groß, dass die Methodik des nicht-adjustierten indirekten Vergleichs ursächlich dafür verantwortlich ist, dass ihre Ergebnisse von denen der direkten Vergleiche signifikant abweichen.

In den anderen acht Reviews mit statistisch signifikant diskrepanten direkten und nicht-adjustierten indirekten Vergleichen ist aufgrund fehlender Angaben die Heterogenität der Studienlage nicht beurteilbar (siehe Tabelle 29, S. 201ff.).

2. Zwischenfazit: Bewertung der Ergebnisse der Validitätsprüfung nicht-adjustierter indirekter Vergleiche

In der empirischen Überprüfung zeigt sich, dass vor allem die Ergebnisse nicht-adjustierter indirekter Vergleiche häufig deutlich von denen direkter Therapievergleiche abweichen (in 25,5 % der Datensätze [95%KI: 14,4 %; 39,5 %]). Dies bestätigt den von Glenny et al.[115] ermittelten Wert (26 %) und die Empfehlungen aller identifizierten Methodenpapiere, die sich mit nicht-adjustierten indirekten Vergleichen auseinandersetzen und von ihrer Durchführung abraten[4, 9, 87, 110, 115, 223].

Validität adjustierter indirekter Vergleiche

Die Validitätsprüfung des adjustierten indirekten Vergleichs führt sowohl in der Hauptanalyse als auch in der Subgruppenanalyse zu nahezu identischen Ergebnissen. Nur wenige Datensätze (32) haben auch direkt vergleichende Studien in den adjustierten indirekten Vergleich eingeschlossen. Dies wurde vor allem durch die Methodenweiterung nach Song et al.[224] erreicht (siehe 3.3.2.1, S. 53f.). Es gibt jedoch auch zwei Vorgehensweisen, um die Ergebnisse kontrollierter, direkt vergleichender Studien in den adjustierten indirekten Vergleich einzubringen, für die keine Methodenpapiere gefunden werden konnten. Erstens, von den dreiarmigen direkt vergleichenden Studien (A vs. B vs. X) wurden nur zwei Arme berücksichtigt und in die jeweilige Meta-Analyse für A vs. X oder B vs. X eingeschlossen. Zweitens, die Ergebnisse der Kontrollgruppe X wurden doppelt gezählt, indem die Ergebnisse sowohl in die A vs. X- als auch in die B vs. X- Meta-Analyse eingeschlossen wurden. Bei der ersten Vorgehensweise gehen Informationen aus einem Verumarm (A oder B) verloren. Bei der zweiten Vorgehensweise wird ein Korrelationsbias in Kauf genommen.

Da jedoch nur wenige adjustierte indirekte Vergleiche direkt vergleichende Studien aufnahmen, können die Ergebnisse der Validitätsprüfungen der adjustierten indirekten Vergleiche wie folgt zusammengefasst werden: Durch den adjustierten indirekten Vergleich werden in den vorliegenden Daten die Ergebnisse eines direkten Vergleichs nicht systematisch über- oder unterschätzt. Die durchschnittliche Abweichung des Ergebnisses des indirekten Vergleichs vom direkten und ihre Standardabweichung befindet sich auf einem Niveau, welches nicht viele extreme Werte mit statistisch signifikanter Diskrepanz erwarten lässt.

Liegen für den direkten und adjustierten indirekten Vergleich in den diskrepanten Datensätzen die Voraussetzungen zur Durchführung einer Meta-Analyse vor?

14 diskrepante Meta-Analyse-Datensätze wurden bei den adjustierenden indirekten Vergleichen ermittelt. Sie wurden in insgesamt zehn systematischen Reviews publiziert (siehe Tabelle 29, S. 201ff.).

Bei sechs der Datensätze sind die Voraussetzungen für mindestens eine Meta-Analyse im direkten oder indirekten Vergleich nicht gegeben (siehe Tabelle 29, S. 201ff.). Signifikante Heterogenität tritt nur im indirekten Vergleich bei den Meta-Analyse-Paaren Nr. 115, 119 und 164 auf. Nur im direkten Vergleich liegt signifikante Heterogenität bei Nr. 83 und sowohl im indirekten als auch im direkten Vergleich bei Nr. 116 und 125 vor.

Bei diesen sechs Datensätzen kann die Diskrepanz zwischen direktem und indirektem Vergleich auch durch die hohe Heterogenität der gepoolten Studien begründet sein.

Keine Heterogenität liegt dagegen in den Meta-Analyse-Paaren Nr. 100, 118 und 148 vor.

In diesen drei Datensätzen ist die Wahrscheinlichkeit groß, dass die Methodik des adjustierten indirekten Vergleichs ursächlich dafür verantwortlich ist, dass ihre Ergebnisse von denen der direkten Vergleiche signifikant abweichen.

In den anderen fünf Reviews mit statistisch signifikant diskrepanten direkten und adjustierten indirekten Vergleichen wurden zur Beurteilung der Validität ihrer Meta-Analysen nicht ausreichend Ergebnisse von Heterogenitätstests publiziert (siehe Tabelle 29, S. 201ff.).

2. Zwischenfazit: Bewertung der Ergebnisse der Validitätsprüfung adjustierter indirekter Vergleiche

Die untersuchten systematischen Reviews stellen somit eine Stichprobe dar, in der der adjustierte indirekte Vergleich in einem breiten Spektrum unterschiedlich heterogener Datensätze eingesetzt wurde. Die Einhaltung der Voraussetzung für den adjustierten indirekten Vergleich - eine homogene Studienlage - trifft nur in wenigen Fällen zu.

Unter diesen Voraussetzungen zeigt der adjustierte indirekte Vergleich mit nur ca. 12 % statistisch signifikant diskrepanten Ergebnissen in Gegenüberstellung zum direkten Vergleich eine hohe Ergebniskonformität mit diesem.

Der Anteil der statistisch signifikanten Datensätze beim adjustierten indirekten Vergleich liegt somit in der Größenordnung, die durch Glenny et al.[115] bereits an 44 Datensätzen ermittelt wurde (9,1 %).

Validität von Meta-Regressionen für indirekte Vergleiche

Für die Validitätsprüfung von Meta-Regressionen steht nur eine sehr begrenzte Anzahl von Datensätzen zur Verfügung. Zwei der sechs Datensätze wurden im Gegensatz zur Hauptanalyse nicht in die Subgruppenanalyse eingeschlossen. Diese haben durch das gemischte Modell kontrollierte, direkt vergleichende Studien mit in die Meta-Regression aufgenommen (siehe Abschnitt 3.3.3.2, S. 57).

In der analysierten Stichprobe werden die Ergebnisse direkter Vergleiche durch Meta-Regressionen nicht systematisch über- oder unterschätzt. Zusätzlich liegen die oberen Konfidenzintervallgrenzen der durchschnittlichen Diskrepanz zwischen direktem Vergleich und Meta-Regression in Hauptanalyse und Subgruppenanalyse unter dem Wert für statistisch signifikante Diskrepanz.

Dies spricht für eine hohe Validität der Meta-Regressionen, da einerseits die geringe Fallzahl zu einem weiten Konfidenzintervall führt, dieses aber dennoch nicht die Signifikanzgrenze von 1,96 einschließt.

Die dritte erhobene Validitätskennziffer - der Anteil der statistisch signifikant diskrepanten Datensätze - hat angesichts der geringen Fallzahl keine Aussagekraft.

Liegen für den direkten und indirekten Vergleich durch Meta-Regression in den diskrepanten Datensätzen die Voraussetzungen zur Durchführung einer Meta-Analyse vor?
Bei den Meta-Regressionen wird nur ein diskrepanter Datensatz ermittelt. Er entstammt dem systematischen Review von Ballesteros et al.[40]. Der Datensatz weist sowohl im direkten als auch im indirekten Vergleich keine signifikante Heterogenität auf (siehe Tabelle 29, S. 201, Meta-Analyse-Nr. 170).

Es gibt somit Anhaltspukte dafür, dass in diesem Review die Ursache für die statistisch signifikante Diskrepanz in der Methodik der Meta-Regressionen für den indirekten Vergleich liegt.

2. Zwischenfazit: Bewertung der Ergebnisse der Validitätsprüfung von Meta-Regressionen für indirekte Vergleiche
Aufgrund der zu geringen Anzahl von Beispielen in der Validitätsprüfung kann zum jetzigen Zeitpunkt die Validität von Meta-Regressionen für indirekte Vergleiche nicht abschließend beurteilt werden.

Validität einer NMA

Das Gesamtergebnis des indirekten Vergleichs kann durch Aufnahme von direkt vergleichenden Studien in den indirekten Vergleich in Richtung des direkten Vergleichs beeinflusst werden. Deutliche Diskrepanz zwischen den Ergebnissen eines indirekten und direkten Vergleichs wird dadurch unwahrscheinlicher.

Da es zu den Charakteristika der NMA gehört, vorhandene direkt vergleichende Studien einzuschließen, wurden nur wenige Beispiele für die Subgruppenanalyse gefunden. Die NMA ist die einzige Methode, bei der sich die Ergebnisse aus Hauptanalyse und Subgruppenanalyse bedeutsam unterscheiden. Einigkeit herrscht zwar in der Feststellung, dass die Ergebnisse eines direkten Vergleichs nicht systematisch über- oder unterschätzt werden, aber bei den übrigen Validitätsprüfungen gehen die Ergebnisse auseinander.

Die durchschnittliche Diskrepanz, die zwischen direktem und indirektem Vergleich auftritt, liegt in der Hauptanalyse deutlich unter der in der Subgruppenanalyse. Dies ist dadurch zu erklären, dass durch Aufnahme der direkt vergleichenden Studien in die NMA das Gesamtergebnis der NMA in Richtung des direkten Vergleichs beeinflusst wird.

Für die Validitätsprüfung der NMA bietet deshalb das Ergebnis der Subgruppenanalyse die höhere Aussagekraft. Während die NMA in der Hauptanalyse gegenüber dem adjustierten indirekten Vergleich sogar statistisch signifikant die Methode mit geringerer durchschnittlicher Diskrepanz darstellt, liegen beide in der Subgruppenanalyse auf ähnlichem Niveau. Damit gilt, wie auch für den adjustierten indirekten Vergleich festgestellt, dass bei der NMA nicht viele extreme Werte mit statistisch signifikanter Diskrepanz zu erwarten sind.

In Hauptanalyse und Subgruppenanalyse ist es dann auch jeweils nur ein indirekter Vergleich (Meta-Analyse-Nr. 198), der statistisch signifikante Diskrepanz zum Ergebnis des direkten Vergleichs aufweist. Für die Hauptanalyse bedeutet dies einen Anteil von 1,8 % [95%KI: 0,1 %; 10,6 %] diskrepanten Datensätzen und für die Subgruppenanalyse von 8,3 % [95%KI: 0,4 %; 40,2 %]. Am Konfidenzintervall der Subgruppenanalyse lässt sich deutlich erkennen, dass ihre Stichprobe zu klein war, um aus den analysierten Daten verallgemeinernde Schlüsse ziehen zu können. Dies ist mit Abstrichen bei ihrer Aussagekraft (siehe Satz 1 dieses Abschnittes) nur für die Hauptanalyse möglich.

<u>Liegen für den direkten und indirekten Vergleich durch eine NMA in dem diskrepanten Datensatz die Voraussetzungen zur Durchführung einer Meta-Analyse vor?</u>

Nur ein Datensatz mit einer NMA weist statistisch signifikante Diskrepanz auf (Meta-Analyse-Nr. 198).

Er entstammt dem systematischen Review von Psaty et al.[196] (siehe Tabelle 32, S. 208, Meta-Analyse-Nr. 193 bis 204). In diesem Review bleibt das Ausmaß an Heterogenität im Studienpool für den indirekten Vergleich unklar, da kein Heterogenitätstest durchgeführt wurde (siehe Tabelle 29, S. 201, Meta-Analyse-Nr. 198). Für den direkten Vergleich liegt nur eine direkt vergleichende Studie vor. Diese ist zudem mit 6083 eingeschlossenen Probanden sehr groß, so dass eine hohe Ergebnissicherheit für den direkten Vergleich angenommen werden kann. Aufgrund fehlender Informationen zu der Heterogenität im indirekten Vergleich lässt sich somit keine Aussage machen, ob die Diskrepanz zwischen direktem und indirektem Vergleich auf die Methodik der NMA oder eher auf eine heterogene Studienlage zurückgeführt werden kann. Eine hohe Heterogenität in der NMA ist aber wahrscheinlich, wenn man berücksichtigt, dass Psaty et al.[196] als gemeinsamen Komparator Studienarme mit Placebo, Standardtherapie und keine Therapie zusammengefasst haben. Dies kann zu dem in Abschnitt 4.2.2 beschriebenen „Bias durch unterschiedliche nicht-aktive Vergleichsgruppen" führen (siehe S. 104).

2. Zwischenfazit: Bewertung der Ergebnisse der Validitätsprüfung indirekter Vergleiche durch NMAs

NMAs, die vorliegende direkt vergleichende Studien zu den Therapieoptionen von Interesse mit einschließen, wird eine ähnlich hohe Validität wie direkt vergleichenden Studien eingeräumt. Für NMAs allerdings, die keine solchen direkt vergleichenden Studien mit einschließen, ist die Stichprobe trotz vielversprechender Ergebnisse noch zu gering, um abschließende Aussagen über ihre Validität treffen zu können.

Validität der sonstigen Methoden für indirekte Vergleiche

Da nur drei Reviews zu den drei verschiedenen methodischen Ansätzen für die Validitätsprüfung zur Verfügung stehen, wurden nur die Diskrepanzen in den einzelnen Datensätzen dargestellt und auf weitere Analysen verzichtet.

Liegen für den direkten und mit sonstigen Methoden durchgeführten indirekten Vergleich in den diskrepanten Datensätzen die Voraussetzungen zur Durchführung einer Meta-Analyse vor?

Alle vier statistisch signifikant diskrepanten Datensätze entstammen dem systematischen Review von Tudur Smith et al.[247], der mit individuellen Patientendaten arbeitet.

Signifikante Heterogenität liegt in den Meta-Analysen der direkten Vergleiche der Datensätze 231, 239 und 240 vor, während der Test in Nr. 241 keine Heterogenität findet. In den korrespondierenden indirekten Vergleichen wurde die Heterogenität nicht erfasst (siehe Tabelle 29, S. 201ff.). Die Diskrepanz zwischen direktem und indirektem Vergleich könnte somit in drei der vier Datensätzen auch auf die Nicht-Einhaltung der Voraussetzung für die Meta-Analyse des direkten Vergleichs zurückgeführt werden. Sie muss nicht zwangsläufig mit der von Tudur Smith et al. verwendeten Methodik zusammenhängen.

2. Zwischenfazit: Bewertung der Ergebnisse der Validitätsprüfung sonstiger Methoden für indirekte Vergleiche

Für keine der unter dem Punkt „Sonstige" zusammengefassten Methoden stehen ausreichend Datensätze für die Validitätsprüfung zur Verfügung. Daher muss ihr Stellenwert für ein HTA derzeit als „nicht beurteilbar" eingeschätzt werden.

Validität von indirekten Vergleichen ohne Meta-Analysen

Für die Validitätsprüfung der indirekt vergleichenden Methoden ohne Meta-Analysen wurden keine geeigneten systematischen Reviews gefunden. Dies kann vor allem darauf zurückgeführt werden, dass in der Literaturrecherche keine hohe Sensitivität bei systematischen Reviews ohne Meta-Analysen angestrebt wurde.

2. Zwischenfazit: Bewertung der Validität indirekter Vergleiche ohne Meta-Analysen

Da keine Validitätsprüfung der Methoden ohne Meta-Analysen möglich war, können diese Methoden nicht hinsichtlich ihrer Validität beurteilt werden.

4.6 Auswirkungen auf die Validität indirekter Vergleiche, wenn direkt vergleichende Studien mit in den indirekten Vergleich aufgenommen werden (vgl. Forschungsfrage 5)

Im Anschluss an die Diskussion der Validität der indirekt vergleichenden Methoden schließen sich die Validitätsbetrachtungen der Methodenerweiterungen an, die direkt vergleichende Studien mit in den indirekten Vergleich aufnehmen können (vgl. Forschungsfrage 5; Abschnitt 1.6.5, S. 16).

Hierzu ist festzustellen, dass nach der Definition eines indirekten Vergleichs der Einschluss von direkt vergleichenden Studien nicht vorgesehen ist[14].

Es ist jedoch das Ziel eines systematischen Review, die gesamte verfügbare und geeignete Evidenz zu einer Fragestellung abzubilden[178]. Wenn Ergebnisse von direkt vergleichenden Studien verfügbar sind, sollten diese daher auch neben dem indirekten Vergleich in die Beantwortung der Forschungsfrage mit einfließen[66, 110].

Die Cochrane Collaboration empfiehlt in ihrem aktuellen Methodenpapier den direkten und indirekten Vergleich getrennt voneinander durchzuführen, darzustellen und zu interpretieren[9]. Bei Inkonsistenz zwischen den Ergebnissen ist dem direkten Vergleich eine höhere Aussagekraft einzuräumen[9]. Diesen Empfehlungen schließt sich auch das im Juni 2008 erneuerte Methodenpapier des NICE an[14]. Es geht aber noch einen Schritt weiter, indem es auch die Möglichkeit zulässt, den direkten und indirekten Vergleich simultan durchzuführen und zu einem Gesamteffektschätzer zusammenzufassen: „Existieren direkt vergleichende Studien, kann Evidenz einer NMA nur präsentiert werden, wenn angenommen wird, dass sie Informationen ergänzt, die nicht aus dem direkten Vergleich verfügbar sind" (Zitat aus dem Englischen)[14]. So kann z. B. ein nicht-signifikantes Ergebnis eines direkten Vergleichs durch Hinzunahme von Evidenz aus einem indirekten Vergleich statistische Signifikanz erreichen[66, 223-225].

Neben der NMA werden auch für die anderen drei indirekt vergleichenden Methoden Ansätze berichtet, die den Einschluss von direkt vergleichenden Studien vorsehen: In einen nicht-adjustierten indirekten Vergleich können die einzelnen Arme der direkt vergleichenden Studien aufgenommen werden, da Ergebnisse von Kontrollgruppen nicht berücksichtigt werden müssen (siehe Abschnitt 3.3.1, S. 46). Ein Ergebnis eines adjustierten indirekten Vergleichs kann über die Inverse-Varianz-Methode von Song et al.[224] mit dem Ergebnis eines direkten Vergleichs zusammengefasst werden (siehe Abschnitt 3.3.2.1, S. 53f.). Meta-Regressionen können durch die Methodenerweiterung von Hasselblad et al.[122] um die Ergebnisse von direkt vergleichenden Studien, die zusätzlich einen Studienarm mit dem gemeinsamen Komparator mitführen, ergänzt werden (siehe Abschnitt 3.3.3.2, S. 57ff.).

Der Review von Gartlehner und Moore[110] aus dem Jahr 2008 bezieht zu dieser Thematik Stellung, indem er feststellt: "Wenn die Populationen ähnlich erscheinen, können Analysen die Ergebnisse von direkten und indirekten Ansätzen kombinieren, unabhängig von Unterschieden in den Ergebnissen" (Zitat aus dem Englischen).

Eine empirische Validitätsprüfung von indirekten Vergleichen, die Ergebnisse von direkt vergleichenden Studien beinhalten, konnte die vorliegende Arbeit nur für die NMA vornehmen.

Für die anderen genannten Ansätze wurden bisher nicht ausreichend Anwendungsbeispiele publiziert. Es zeigt sich, dass durch die Hinzunahme von direkt vergleichenden Studien zu einer NMA in keinem der 47 Fälle das Ergebnis der NMA signifikant von dem Ergebnis des direkten Vergleichs abweicht. Zudem liegt eine sehr geringe durchschnittliche Diskrepanz zwischen den Ergebnissen der direkten und indirekten Vergleiche vor (siehe Abschnitt 3.6.2, S. 92ff.). Für die bisher publizierten Beispiele gilt daher, dass die NMA, die direkt vergleichende Studien mit einschließt, genauso valide Ergebnisse liefert, wie die in sie eingeschlossenen direkt vergleichenden Studien es alleine tun. Damit stützen die hier vorgelegten Ergebnisse die Entscheidung des NICE, diese Methode, auch wenn bereits direkt vergleichende Studien vorliegen, zum zusätzlichen Informationsgewinn einzusetzen[66].

4.7 Wie ist die Präzision indirekter Vergleiche zu beurteilen? (vgl. Forschungsfrage 6)

Neben einer hohen Validität sollten indirekt vergleichende Methoden auch eine ausreichende Präzision aufweisen, um vorhandene Therapieeffektunterschiede auch statistisch signifikant nachweisen zu können (vgl. Forschungsfrage 6, Abschnitt 1.6.6, S. 17).

In der untersuchten Stichprobe ergibt sich bei einem Verhältnis an eingeschlossenen Studien von sechs zu eins zwischen indirektem und direktem Vergleich ein geringfügig engeres Konfidenzintervall beim indirekten Vergleich. Dieses empirische Ergebnis liegt in der Nähe des durch Glenny et al.[115] theoretisch ermittelten Verhältnisses von vier zu eins: Der indirekten Vergleich soll viermal so viele gleich große Studien benötigen, um einen gleich präzise Schätzung des Therapieeffektunterschiedes wie bei einem direkten Vergleich zu ermöglichen.

Glennys 4-zu-1-Relation zeigte sich somit bei der Betrachtung der bisher publizierten indirekten Vergleiche als robuste Näherung zur Abschätzung der Präzision eines indirekten Vergleichs, auch wenn ihre strengen Annahmen (siehe Abschnitt 1.6.6, S. 17) nicht vorlagen.

Bei der Interpretation des Ergebnisses eines indirekten Vergleichs ist seine geringere Präzision zu berücksichtigen. Die Präzision der Schätzung eines Therapieeffektunterschiedes bedingt nämlich nicht unerheblich die Schlussfolgerungen, die gezogen werden können (siehe folgender Abschnitt).

4.8 Kommen indirekter und direkter Vergleich zu identischen Schlussfolgerungen? (vgl. Forschungsfrage 7)

Die Fähigkeit indirekter Vergleiche, zu den gleichen Schlussfolgerungen wie direkte zu gelangen, wird in Forschungsfrage 7 adressiert (vgl. Abschnitt 1.6.7, S. 18).

Der Anteil an kongruenten Schlussfolgerungen zwischen direktem und indirektem Vergleich beträgt in der untersuchten Stichprobe 71 % [95%KI: 65 %; 76 %]. In ca. drei von vier Fällen wird somit die Schlussfolgerung eines direkten Vergleichs durch einen indirekten Vergleich bestätigt und umgekehrt.

Dies deckt sich mit Glennys Stichprobe, in der 72,7 % (32 von 44) der adjustierten indirekten Vergleiche kongruente Schlussfolgerungen mit ihrem korrespondierenden direkten Vergleich aufweisen.

In den meisten nicht übereinstimmenden Fällen sind die Unterschiede bei den Schlussfolgerungen durch eine mangelnde Präzision der Schätzung entweder im direkten oder im indirekten Vergleich erklärbar. Diese kann das Erkennen von Therapieeffektunterschieden mit einer akzeptablen statistischen Sicherheit verhindern. Zum einen tritt der klassische Fall auf, dass nur wenige kleine direkt vergleichende Studien ohne signifikanten Therapieeffektunterschied vorliegen. Der indirekte Vergleich kann auf der anderen Seite auf eine große Studienanzahl zurückgreifen, die es ermöglicht Effekte mit hoher Präzision zu schätzen. Zum anderen benötigen indirekte Vergleiche ca. sechsmal so viele Studien mit vergleichbarer Probandenzahl, um die gleiche Präzision einer einzigen direkt vergleichenden Studie zu erreichen. Dies war in vielen Fällen nicht gegeben (siehe Abschnitt 3.7, S. 94ff.).

Der gefürchtete Fall, dass direkter und indirekter Vergleich jeweils das andere Therapieverfahren als signifikant überlegen erachten, konnte nur in fünf Fällen (Anteil 2 % [95%KI: 1 %; 5 %]) beobachtet werden. In vier dieser fünf Datensätze könnte das diskrepante Ergebnis durch hohe, statistisch signifikante Heterogenität im direkten und/oder indirekten Vergleich erklärt werden. In den Meta-Analysen 47 und 83 liegt statistisch signifikante Heterogenität sowohl im direkten als auch im indirekten Vergleich vor (siehe Tabelle 29, S. 201ff.). In den Datensätzen 231 und 239 wird die als „Sonstige" klassifizierte Methode von Tudur Smith et al. für den indirekten Vergleich eingesetzt und die Heterogenität im Studiensatz des indirekten Vergleichs nicht erhoben. Da jedoch der direkte Vergleich eine hohe Heterogenität aufweist, lässt sich die Diskrepanz zwischen direktem und indirektem Vergleich über dessen Heterogenität erklären.

Beim fünften Datensatz (Meta-Analyse-Nr. 43) muss die Aussagekraft des einzigen, dem direkten Vergleich zugrunde liegenden RCT als gering eingeschätzt werden. Der indirekte Vergleich kann sich nämlich auf die Ergebnisse von 22 RCTs stützen.

Es lassen sich somit Anhaltspunkte dafür finden, dass direkter und indirekter Vergleich mit hoher Wahrscheinlichkeit zu übereinstimmenden Schlussfolgerungen kommen. Voraussetzung ist zum einen, dass sowohl der indirekte als auch der direkte Vergleich bei einer homogenen Studienlage eingesetzt werden. Und zum anderen, dass sie eine ausreichend große Anzahl Studien einschließen, die den statistisch signifikanten Nachweis von Ergebnisunterschieden ermöglicht.

4.9 Kein Goldstandard unter den Methoden für indirekte Vergleiche (vgl. Forschungsfrage 8)

Die Frage nach dem Goldstandard unter den indirekt vergleichenden Methoden lässt sich nicht pauschal beantworten (vgl. Forschungsfrage 8, Abschnitt 1.6.8, S. 19). Sie muss von Fall zu Fall entschieden werden. Vier Kriterien sind bei der Auswahl einer indirekt vergleichenden Methode zu berücksichtigen:

1. Validität der Methode

Es sollte eine indirekt vergleichende Methode ausgewählt werden, deren Ergebnisse keine unerklärlichen Diskrepanzen zu denen direkt vergleichender Studien aufweist. In den vorliegenden Daten ist dieses Kriterium lediglich für die nicht-adjustierten indirekten Vergleiche grundsätzlich nicht erfüllt. Die anderen indirekt vergleichenden Methoden können valide Ergebnisse liefern, wenn ihre Voraussetzung der homogenen Studienlage eingehalten wird. Diese Beobachtungen werden auch gestützt durch die Auswertungen und Interpretationen anderer Autoren[4, 9, 87, 110, 115, 115, 223, 233].

2. Anzahl der zu vergleichenden Therapien

Die Anzahl der zu vergleichenden Therapien bedingt auch die Methodenauswahl[233]. Sollen nur zwei Therapieverfahren indirekt miteinander verglichen werden, können primär der adjustierte indirekte Vergleich und die Meta-Regression eingesetzt werden. Für eine Meta-Regression muss allerdings eine Mindestanzahl an Studien vorliegen. Eine NMA ist auch möglich, jedoch ist der Aufwand für ihre Anfertigung viel höher als bei den anderen beiden genannten Methoden. Zudem sollte genau begründet werden, wie weit das Netzwerk der RCTs um den Vergleich der zwei Therapien gespannt wird[233].

Sollen mehr als zwei Therapien in eine Rangfolge hinsichtlich ihrer Wirksamkeit gebracht werden, ist nur die NMA einsetzbar[9, 66, 164].

3. Wenn direkt vergleichende Studien eingeschlossen werden sollen

Sollen direkt vergleichende Studien in den indirekten Vergleich eingeschlossen werden, ist dies am elegantesten mit einer NMA durchführbar, in der Informationen aus allen Armen der direkt vergleichenden Studien verarbeitet werden können[233].

Der adjustierte indirekte Vergleich nach Song et al.[224] kann nur die Arme von direkt vergleichenden Studien einschließen, die die beiden Therapieoptionen von Interesse beinhalten.

Meta-Regressionen können über die Methode nach Hasselblad et al.[122] nur dreiarmige direkt vergleichende Studien, die den gemeinsamen Komparator als dritten Arm mitführen, einschließen. Potentiell vorliegende, zweiarmige direkt vergleichende Studien können nicht berücksichtigt werden.

4. Bei heterogenem Datensatz

Bei bedeutsamer Heterogenität darf kein indirekter Vergleich durchgeführt werden[115].

Liegt unbedeutsame Heterogenität vor, sollte ein Modell mit zufälligen anstelle eines mit festen Effekten eingesetzt werden, um diese Heterogenität zwischen den Studien durch eine konservative Schätzung zu berücksichtigen[9, 115].

Liegt ein weitgehend homogener Studiensatz vor, können sowohl Modelle mit festen als auch solche mit zufälligen Effekten eingesetzt werden, da sie zu ähnlichen Ergebnissen führen[187].

Für alle in dieser Arbeit beschriebenen Methoden für indirekte Vergleiche stehen Modelle sowohl mit festen als auch zufälligen Effekten zur Verfügung (siehe entsprechende Methodenpapierzitate in Abschnitt 3.3, S. 45ff.).

4.10 Ergänzungen zum aktuellen Forschungsstand zu indirekten Therapievergleichen durch diese Arbeit

In den vorangegangenen Diskussionsabschnitten wurden die acht Forschungsfragen so weitgehend beantwortet, wie es die aktuelle Publikationslage zu indirekten Vergleichen erlaubt. Dieser Abschnitt fasst zusammen, welche dieser Ergebnisse neue Erkenntnisse in der Evaluation der indirekten Vergleiche darstellen.

Die Basis der vorliegenden Arbeit stellt die Aktualisierung des HTA-Berichts von Glenny et al.[115] dar, dessen systematische Literaturrecherche nur Literatur bis zum Jahr 1999 abdeckt. Alle anderen Übersichtsarbeiten zu Methoden indirekter Therapievergleiche (z. B. Gartlehner et al.) weisen keine systematische Literaturrecherche auf und geben keinen vollständigen Überblick über alle indirekt vergleichenden Methoden.

In dieser Arbeit wurden alle im Jahr 2008 verfügbaren Methoden ausführlich beschrieben. Es wurde angestrebt, sie so verständlich wie möglich zu erklären, damit sie Personen, die systematische Reviews durchführen, als eine erste Anleitung für die Durchführung indirekter Vergleiche dienen kann. Weiterführende Informationen können Autoren der vollständigen Auflistung der Methodenpapiere zu Beginn jedes Methodenbeschreibungsabschnitts entnehmen (siehe Abschnitt 3.3, S. 45ff.). Dies schließt auch die Methodengruppe der NMAs mit ein, die Glenny et al.[115] noch nicht besprechen konnten, da ihr erstes richtungsweisendes Methodenpapier erst im Jahr 2002 (Lumley[165]) erschienen ist.

Der HTA-Bericht von Glenny et al.[115] war auch die bisher einzige publizierte Literaturübersicht, die eine empirischen Validitätsprüfung der Methoden enthält (erschienen in Glenny et al. 2005[115] und Song et al. 2003[223]). Jedoch wurde diese empirische Validitätsprüfung nur für den adjustierten und nicht-adjustierten indirekten Vergleich durchgeführt. Diese können nun auf eine breitere Literaturbasis gestellt werden. Es wurden auch Konfidenzintervalle für die Anteile an statistisch signifikant diskrepanten Datensätzen berechnet. Mit ihnen lassen sich die Größenordnungen besser abschätzen, in denen mit signifikant diskrepanten Ergebnissen zwischen einem indirekten und direkten Vergleichen zu rechnen ist.

In der Validitätsprüfung auf durchschnittliche Diskrepanz überschneiden sich die Konfidenzintervalle von adjustiertem und nicht-adjustiertem indirektem Vergleich nicht. Damit konnte erstmals auch statistisch signifikant die Überlegenheit der Adjustierung bzgl. der Ergebnisse in den Kontrollgruppen nachgewiesen werden (vgl. Abschnitt 3.5.2 „Ausmaß der durchschnittlichen Diskrepanz", S. 84).

Auch für Glennys Hypothese[115], dass indirekte Vergleiche die Ergebnisse direkter Vergleiche nicht systematisch über- oder unterschätzen würden, konnte ein statistisches Testverfahren entwickelt werden. Im Ergebnis bestätigt es Glennys Hypothese durch empirische Evidenz (vgl. Abschnitt 3.5.1 „Test auf systematische Über- oder Unterschätzung", S. 80).

Die indirekt vergleichenden Methoden „Meta-Regression", „NMA" und „Methode nach Tudur Smith et al." wurden erstmals einer empirischen Validitätsprüfung unterzogen.

Aufgrund der begrenzten Anzahl an bisher publizierten Anwendungen dieser Methoden bedarf es aber einer Wiederholung dieser Analysen in der Zukunft, wenn ausreichend Beispiele für aussagekräftigere Ergebnisse zur Verfügung stehen. Zuletzt konnte durch das Kapitel zur Präzisionsbetrachtung indirekter Vergleiche empirisch die Faustregel bestätigt werden, dass ein indirekter Vergleich ca. viermal so viele (möglichst gleich große) Studien einschließen muss wie ein direkter Vergleich, um gleich präzise Ergebnisse zu erhalten.

Die vorliegende Arbeit stellt somit eine umfassende empirische Bewertung der indirekten Vergleiche auf Basis der aktuellen Literatur dar. Dennoch gibt es weiteren Forschungsbedarf in Bezug zu indirekten Vergleichen.

4.11 Forschungsbedarf

In diesem Abschnitt wird der Forschungsbedarf zu der Methodik und Validität von indirekten Therapievergleichen formuliert. Es werden sechs Gebiete mit wichtigem Forschungsbedarf skizziert.

1. Vergleichende Validitätsprüfung an einem Beispiel

Mit Ausnahme der Publikationen von Glenny et al.[115] und Vandermeer et al.[261] stehen für die vorliegende Validitätsprüfung ausschließlich systematische Reviews zur Verfügung, in denen jeweils eine Methode des indirekten Vergleichs eingesetzt wird. Glenny vergleicht den direkten, adjustiert indirekten und nicht-adjustiert indirekten Ansatz miteinander. Vandermeer vergleicht die NMA mit dem direkten und adjustiert indirekten Ansatz (nach Bucher[61] und Song[224]). Nach Abschluss der Literaturrecherche wurde zudem ein Bericht der kanadischen HTA-Institution CADTH (Canadian Agency for Drugs and Technologies in Health)[266] publiziert. Dieser berechnet für verschiedene Beispiele den adjustierten indirekten Vergleich nach Bucher[61], die NMA nach Lu und Ades und die NMA nach Lumley und vergleicht ihre Ergebnisse. Die Autoren kommen alle zu der Schlussfolgerung, dass durch die verschiedenen indirekten Methoden nicht identische Effektschätzer erhalten werden, jedoch die Abweichungen nicht zu anderen Schlussfolgerungen führen.

Es besteht noch Bedarf an einer Arbeit, die möglichst alle indirekt vergleichenden Methoden an dem gleichen Studiensatz anwendet. In diesem sollte auch als Referenzgröße eine Meta-Analyse von mehreren homogenen direkt vergleichenden Studien mit sehr hoher interner Validität zur Verfügung stehen.

An solch einem exemplarischen Beispiel ließen sich die Ergebnisse der verschiedenen indirekt vergleichenden Methoden einander gegenüberstellen und an dem Ergebnis der Meta-Analyse der direkt vergleichenden Studien messen. Dieses Vorgehen könnte auch Aufschlüsse über die Validität der Methoden geben, für die bisher die Anzahl der Anwendungsbeispiele zur empirischen Validitätsprüfung nicht ausreicht. Dies betrifft vor allem die Meta-Regression und eine NMA, die vorhandene direkt vergleichende Studien nicht mit einschließt. Es muss jedoch bedacht werden, dass solch ein Beispiel nur hypothesengenerierenden Charakter haben kann.

2. Bei welchem Ausmaß an Heterogenität kann ein indirekter Vergleich noch valide Ergebnisse liefern?

Konventionelle Meta-Analysen und auf sie aufbauende indirekte Vergleiche können auch bei geringer unbedeutsamer Heterogenität der Studienergebnisse valide sein. Deshalb muss in zukünftiger Forschung das Ausmaß der zulässigen Heterogenität in Meta-Analysen und indirekten Vergleiche definiert werden (siehe Abschnitt 4.2.2, S. 103ff.).

Des Weiteren ist wichtig zu klären, welche Heterogenitätstests und welche weiteren Methoden zugelassen werden können, um den Zustand der Abwesenheit von bedeutsamer Heterogenität zu ermitteln. Den aktuellen Status quo in der methodischen Forschung zur Heterogenitätserhebung beschreiben Caldwell et al.[66] wie folgt: „Es ist unwahrscheinlich, dass die Annahmen hinter Vergleichen multipler Therapien statistisch nachweisbar sind, und es erscheint begründet sich auf den Rat klinischer Experten und Epidemiologen, sowohl für multiple Therapievergleiche als auch für konventionelle paarweise Meta-Analysen, zu verlassen" (Zitat aus dem Englischen). Ein internationaler Standard, wie der Rat klinischer Experten und Epidemiologen in HTAs zur Heterogenitätsbewertung einfließen kann, wäre wünschenswert. Ebenfalls sollte geklärt werden, wie er im Zusammenspiel mit den Ergebnissen von Heterogenitätstests zu gewichten sein sollte.

3. Methodik der NMA

Die Methoden der Heterogenitäts- und Inkonsistenzmessung in einer NMA sind ungleich komplizierter, und ihre methodische Entwicklung ist noch nicht abgeschlossen[162]. Ein weiterer Aspekt der NMA, für den nach Sutton et al.[235] noch Forschungsbedarf besteht, ist der bei Bayes'schen Modellierungen übliche „Fit-of-model-check". Dabei handelt es sich um einen Test, ob die Modellierung zu der tatsächlich vorliegenden Datenlage passt[228]. Bisher wurde solch ein „Fit-of-model-check" noch nicht in NMAs verwendet, obwohl er zu ihrer Qualitätssicherung ein geeignetes Werkzeug darstellen könnte[235].

4. Verbindung eines indirekten Vergleichs mit einer Cross-Design-Synthese

Forschungsbedarf auf methodischer Ebene besteht ebenfalls, wenn in indirekten Vergleichen über RCTs hinaus andere Studientypen eingeschlossen werden sollen. Hierbei kann auf Arbeiten aus der Literatur der „Cross-Design-Synthese"[95] und der Konfidenzprofil-Methode[99-101] zurückgegriffen werden. Die AHRQ stellt allerdings in ihrem aktuellen Methodenpapier fest: „Momentan sprechen wir uns gegen eine Kombination aus randomisierten und nicht-randomisierten Studien, die Daten aus Beobachtungsstudien enthalten, aus. Statistische Methoden, die Beobachtungsdaten einschließen können, wurden bisher noch nicht ausreichend entwickelt. Forschungsbedarf besteht darin, herauszufinden, ob die Kombination aus randomisierten und nicht-randomisierten Studien zweckmäßig ist, und wenn ja, unter welchen Bedingungen" (Zitat aus dem Englischen) [4]. Diese potentielle Erweiterung der Methoden für indirekte Vergleiche bedarf vor ihrer Verwendung zusätzlich noch einer kritischen Validitätsprüfung.

5. Einordnung in Evidenzhierarchie

Evidenzhierarchien, auf deren Basis Entscheidungen in der evidenzbasierten Medizin beruhen, sind umfangreich vorhanden. Die Frage ist, wo indirekte Vergleiche von Therapieverfahren eingeordnet werden müssten[233]. Erste Vorschläge von McAlister et al.[172] und der „Indirect Comparisons Working Group"[7] im Auftrag der australischen HTA-Institution PBAC ordnen nur den adjustierten indirekten Vergleich ein. Er wird zwischen einer direkt vergleichenden RCT und einem Vergleich auf Basis von nicht-randomisierten Studien angesiedelt. Eine Aktualisierung der Evidenzhierarchie auf Basis aktueller Evidenz zu der Validität indirekter Vergleiche sollte vorgenommen und dabei die Unterschiedlichkeit der verschiedenen Methoden für indirekte Vergleiche berücksichtigt werden. Dabei könnte gut an den Überlegungen der GRADE Working Group[35] angeknüpft werden.

6. Berichtsqualität

Zum Abschluss wird noch Forschungsbedarf zur Verbesserung der Berichtsqualität von indirekten Vergleichen angemerkt. Dies betrifft vor allem die Darstellung der Heterogenitätserfassung in den Studiensätzen, mit denen ein indirekter Vergleich durchgeführt wird, da diese häufig unzureichend berichtet wurde.

Die Entwicklung einer Checkliste für Autoren, die systematische Reviews mit indirekten Vergleichen durchführen, könnte an das QUORUM (Quality of reporting of meta-analyses) oder CONSORT (Consolidated standards for reporting of trials) Statement[178] angelehnt werden.

Diese könnte dann auch von HTA-Institutionen dazu eingesetzt werden, die Qualität von Publikationen indirekter Vergleiche zu beurteilen. Dem Leser von indirekten Vergleichen könnte sie gleichzeitig als ein Leitfaden für die kritische Bewertung der Publikation dienen. Ein erster Leitfaden dieser Art wird derzeit an der australischen HTA-Institution PBAC erarbeitet[7].

4.12 Schlussfolgerungen und Empfehlungen

Nachdem die acht Forschungsfragen so umfassend wie möglich beantwortet wurden, werden in diesem Abschnitt die zentralen Erkenntnisse in Form von Schlussfolgerungen zusammengefasst. Im letzten Unterabschnitt werden Empfehlungen ausgesprochen, welche indirekt vergleichenden Methoden vom Autor der vorliegenden Arbeit als geeignet erachtet werden, um in HTAs eingesetzt werden zu können.

Voraussetzungen für indirekte Vergleiche (vgl. Forschungsfrage 1)

Voraussetzung für verlässliche Ergebnisse ist für alle indirekt vergleichenden Methoden die Homogenität des zusammenzufassenden Studienpools. Damit bestehen keine weiteren Voraussetzungen für indirekte Wirksamkeitsvergleiche, die nicht auch konventionelle Meta-Analysen direkt vergleichender Studien betreffen.

Bei Vorliegen von Heterogenität wird gefordert, auf die Durchführung indirekter Vergleiche zu verzichten[115]. Die Ergebnisse der empirischen Validitätsprüfung unterstützen dies: Sie zeigen, dass zwischen einem indirekten und direkten Vergleich statistisch signifikant diskrepante Ergebnisse deutlich häufiger auftreten, wenn die Studienlage statistisch signifikante Heterogenität aufweist. Auf der anderen Seite kann aber auch festgestellt werden, dass geringe (statistisch nicht signifikante) Heterogenität nicht zwangsläufig zu verzerrten Ergebnissen von indirekten Vergleichen führt. Es lässt sich die Schlussfolgerung formulieren, dass es aus Validitätsgründen vertretbar ist, indirekte Vergleiche nicht nur bei vollständiger Abwesenheit von Heterogenität, sondern bereits bei Abwesenheit bedeutsamer Heterogenität einzusetzen. Unter bedeutsamer Heterogenität wird das Ausmaß an Heterogenität verstanden, bei dem indirekte Vergleiche keine valide Ergebnisse mehr liefern (können). Es besteht zukünftiger Forschungsbedarf geeignete Instrumente zu entwickeln und/oder zu evaluieren, die dieses Ausmaß von Heterogenität valide erheben können.

Verfügbare Methoden für indirekte Therapievergleiche (vgl. Forschungsfrage 2)

Die Durchsicht der systematisch recherchierten Literatur ergibt, dass indirekte Vergleiche in zwei Arbeitsschritten durchgeführt werden: Zunächst wird die verfügbare Evidenz einzeln für die interessierenden Therapieoptionen zusammengefasst, und im Anschluss werden die zusammengefassten Daten miteinander verglichen. Für den ersten Arbeitsschritt sind meta-analytisch vorgehende Methoden von rein narrativen Ergebniszusammenfassungen abzugrenzen. Die meta-analytischen Methoden lassen sich fast alle den vier Methodengruppen „nicht-adjustierter indirekter Vergleich, adjustierter indirekter Vergleich, Meta-Regression und NMA" zuordnen. Für den zweiten Arbeitsschritt, dem Vergleich der gepoolten Effektschätzer für Therapie A und B, stehen ebenfalls vier Methoden zur Verfügung:

1. Bildung eines Gesamteffektschätzers.
2. Vergleich der Konfidenzintervalle auf Überlappung.
3. Statistischer Test.
4. Narrativer Vergleich.

Nur die Bildung eines Gesamteffektschätzers erlaubt einen quantitativen Wirksamkeitsvergleich.

Häufigkeit der verschiedenen indirekt vergleichenden Methoden (vgl. Forschungsfrage 3)

Im ersten Arbeitsschritt dominiert der adjustierte indirekte Vergleich (55 %). Im zweiten ist die Bildung eines Gesamteffektschätzers die mit Abstand am häufigsten eingesetzte Methode (64 %).

Es wird erwartet, dass in Zukunft auch die zuletzt entwickelte NMA an Bedeutung gewinnen wird, weil sie die einzige Methode ist, die mehr als zwei therapeutische Interventionen in eine Wirksamkeitsrangfolge bringen kann. Die nicht-adjustierten indirekten Vergleiche werden dagegen wahrscheinlich weiter an Bedeutung verlieren, da in der Literatur zu indirekten Vergleichen von ihrer Durchführung ausnahmslos abgeraten wird[4, 9, 87, 110, 115, 223].

Validität indirekter Vergleiche (vgl. Forschungsfrage 4)

In der empirischen Überprüfung zeigt sich, dass vor allem die Ergebnisse nicht-adjustierter indirekter Vergleiche häufig deutlich von denen direkter Therapievergleiche abweichen. Ihnen kann deshalb eine geringe Validität zugeschrieben werden.

Die adjustierten indirekten Vergleiche zeigen dagegen eine hohe Übereinstimmung mit den Ergebnissen von ebenfalls durchgeführten direkten Vergleichen.

Alle anderen indirekt vergleichenden Methoden weisen bis dato eine zu geringe Anzahl an publizierten Anwendungen auf, die für ihre Validitätsprüfung geeignet wären. Es lassen sich daher keine abschließenden Aussagen zu ihrer Validität machen.

Berücksichtigung von direkt vergleichenden Studien in indirekten Vergleichen (vgl. Forschungsfrage 5)

In der evidenzbasierten Medizin wird für die Beantwortung einer Forschungsfrage die gesamte bestverfügbare Evidenz herangezogen[210]. Bei einem indirekten Therapievergleich sollten daher direkt vergleichende Studien, wenn sie zu diesem Therapievergleich vorliegen, nicht unberücksichtigt bleiben. Der direkte Vergleich bleibt der Goldstandard für den Wirksamkeitsvergleich therapeutischer Optionen. Indirekte Vergleiche können ergänzend zum direkten durchgeführt werden, wenn durch sie zusätzlicher Informationsgewinn generiert werden kann[66]. Eine Möglichkeit hierfür ist die Erhöhung der Präzision des Schätzers des Therapieeffektunterschieds.

Eine Methode zu diesem Zweck, die auf Basis der vorliegenden empirischen Validitätsprüfung als geeignet angesehen werden kann, ist die NMA. Sie kann, wenn sie direkt vergleichende Studien der Therapieoptionen von Interesse mit einschließt, genauso valide Ergebnisse liefern, wie die in sie eingeschlossenen direkt vergleichenden Studien es alleine würden.

Für andere Methoden, die direkte und indirekte Vergleiche kombinieren, stehen noch nicht ausreichend Anwendungsbeispiele zur Verfügung, um sie beurteilen zu können.

Präzision indirekter Vergleiche (vgl. Forschungsfrage 6)

Für die Interpretation der Ergebnisse indirekter Vergleiche ist es hilfreich, die Faustregel zu berücksichtigen, dass ein indirekter Vergleich vier- (theoretisch ermittelt) bis sechsmal (empirisch ermittelt) mehr ungefähr gleich große Studien einschließen muss wie ein direkter Vergleich, um den Therapieeffektunterschied mit vergleichbarer Präzision zu schätzen.

Kongruenz in den Schlussfolgerungen direkter und indirekter Vergleiche (vgl. Forschungsfrage 7)

Direkter und indirekter Vergleich führen in der Mehrzahl der Fälle zu den gleichen Schlussfolgerungen zu einem Wirksamkeitsvergleich therapeutischer Optionen.

In den meisten nicht übereinstimmenden Fällen sind die Unterschiede in den Schlussfolgerungen durch eine mangelnde Präzision der Therapieeffektschätzer - entweder des direkten oder des indirekten Vergleichs - erklärbar.

Goldstandard unter den indirekt vergleichenden Methoden (vgl. Forschungsfrage 8)
Es wird festgestellt, dass kein Goldstandard unter den indirekt vergleichenden Methoden ausgewiesen werden konnte (vgl. Forschungsfrage 8). Die Frage, welche indirekt vergleichende Methode zu präferieren ist, muss von Fall zu Fall entschieden werden.

Empfehlungen zu dem Einsatz der verschiedenen indirekt vergleichenden Methoden in HTAs
Abgeleitet aus der kritischen Bewertung der Methodentheorie (siehe 1. Zwischenfazit) und den Ergebnissen der empirischen Validitätsprüfung (siehe 2. Zwischenfazit) werden folgende Empfehlungen zu dem Einsatz der verschiedenen indirekt vergleichenden Methoden in HTAs ausgesprochen:

- Grundsätzlich wird empfohlen, auf einen indirekten Vergleich zu verzichten, wenn bedeutsame Heterogenität im Studiensatz vorliegt. Liegt unbedeutsame Heterogenität vor, ist ein Modell mit zufälligen Effekten geeigneter als eines mit festen, da es die Heterogenität zwischen den Studien durch eine konservative Schätzung berücksichtigt[115].
- Von der Durchführung eines nicht-adjustierten indirekten Vergleichs wird abgeraten, weil er die einzige indirekt vergleichende Methode darstellt, die keine Berücksichtigung von Kontrollgruppenergebnissen vorsieht (Bruch der Randomisierung der RCTs).
- Der Einsatz adjustierter indirekter Vergleiche erscheint vertretbar, wenn zu einem Therapievergleich keine direkt vergleichenden Studien zur Verfügung stehen und die zu poolenden Studien ausreichend homogene Ergebnisse aufweisen.
- Es wird empfohlen, auf den Einsatz von Meta-Regressionen bei homogenen Datensätzen zugunsten der besser evaluierten adjustierten indirekten Vergleiche zu verzichten. Der Einsatz von Meta-Regressionen für indirekte Vergleiche, die bei heterogenen Studiensätzen bezüglich Kovariaten adjustieren, kann aufgrund der geringen Anzahl von Beispielen in der Validitätsprüfung noch nicht abschließend beurteilt werden.
- NMAs, die vorliegende direkt vergleichende Studien zu den Therapieoptionen von Interesse mit einschließen, wird eine ähnlich hohe Validität wie direkt vergleichenden Studien eingeräumt.

Aus diesem Grund kann die NMA als die Methode der Wahl betrachtet werden, wenn Evidenz aus einem direkten und indirekten Vergleich kombiniert werden soll. Sie kann zudem als einzige indirekt vergleichende Methode Informationen aus allen denkbaren Therapiearmen von direkt vergleichenden Studien verarbeiten. Allerdings ist die Stichprobe für NMAs, die keine solchen direkt vergleichenden Studien mit einschließen, trotz vielversprechender Ergebnisse in der Validitätsprüfung noch zu klein, um abschließende Aussagen über ihre Validität treffen zu können. Da sich die NMA derzeit noch in Entwicklung befindet, kann das Verfahren noch nicht für den Einsatz unter Routinebedingungen empfohlen werden. Sollen jedoch mehr als zwei Therapien in eine Rangfolge hinsichtlich ihrer Wirksamkeit gebracht werden, gibt es in HTAs keine meta-analytische Alternative zur NMA. Es spricht nichts dagegen, sie in diesen Fällen einzusetzen und ihre Ergebnisse ausreichend vorsichtig zu interpretieren.

- Der Stellenwert der unter dem Punkt „Sonstige" zusammengefassten Methoden und der indirekt vergleichenden Methoden ohne Meta-Analysen kann derzeit nicht beurteilt werden. Für ihre Validitätsprüfung stehen bisher nicht ausreichend geeignete systematische Reviews zur Verfügung.

5 Zusammenfassung

Einleitung

Der Wirksamkeitsvergleich therapeutischer Interventionen ist nicht nur gesetzlich festgeschrieben (§135 und §35b, SGB V), sondern ist auch ein zentrales Element von klinischen Leitlinien bzw. Entscheidungssituationen. Entscheidungsunterstützungsinstrumente wie systematische Übersichtsarbeiten und Health Technology Assessments sollten daher über ein valides methodisches Instrumentarium verfügen. Randomisierte kontrollierte Studien, die Therapien direkt miteinander vergleichen, gelten als Goldstandard für den Wirksamkeitsvergleich. Da Studien dieses Typs nur begrenzt zur Verfügung stehen, sind Wirksamkeitsvergleiche auf indirekt vergleichende Methoden angewiesen, deren Validität allerdings kontrovers diskutiert wird. Indirekte Vergleiche bedienen sich eines gemeinsamen Komparators (Placebo oder eine aktive Kontrollgruppe), über den der Vergleich der interessierenden Therapien durchgeführt wird.

Die vorliegende Arbeit adressiert folgende Fragestellungen: Welche (statistischen) Methoden zur Durchführung indirekter Vergleiche therapeutischer Interventionen gibt es, wie häufig werden sie eingesetzt, wie ist ihre Validität und Präzision im Vergleich zu der von direkten Vergleichen zu beurteilen und führen direkter und indirekter Vergleich zu den gleichen Schlussfolgerungen über Therapieeffektunterschiede?

Methodik

In einer systematischen Literaturrecherche wurden die medizinnahen Datenbanken des Deutschen Instituts für Medizinische Information und Dokumentation nach Methodenpapieren und Anwendungen von indirekten Vergleichen in systematischen Reviews durchsucht und ergänzend vier Handsuchen durchgeführt. Die Literaturauswertung erfolgte qualitativ beschreibend (Methoden) und quantitativ für die Häufigkeit ihres Einsatzes. Eine Validitätsprüfung der Methoden für indirekte Therapievergleiche ist über den Vergleich ihrer Ergebnisse mit dem Goldstandard - den Ergebnissen von direkt vergleichenden Studien - möglich. In systematischen Reviews, in denen Therapieverfahren sowohl direkt als auch indirekt verglichen wurden, wurden die Ergebnisse auf Übereinstimmung geprüft (mithilfe der z-Statistik) und ihre Schlussfolgerungen und Konfidenzintervallweiten verglichen.

Ergebnisse

29 Methodenpapiere und 106 Methodenanwendungen wurden ausgewertet. Aus diesen ließen sich vier Methoden für indirekte Vergleiche identifizieren: 1. Nicht-adjustierte indirekte Vergleiche schließen, unabhängig vom Komparator, alle RCTs, die einen Studienarm mit einer der interessierenden Therapieoptionen enthalten, ein. 2. Adjustierte indirekte Vergleiche und 3. Meta-Regressionen greifen nur auf Studien zurück, die einen Arm mit einer Therapieoption von Interesse und einen Arm mit einem gemeinsamen Komparator aufweisen. Während die genannten Verfahren konventionelle Meta-Analyse-Techniken einsetzen, können die mit Bayes'schen Methoden arbeitenden „Netzwerk-Meta-Analysen" (NMAs) (4.) ein komplexes Netzwerk aus RCTs mit multiplen Komparatoren simultan analysieren.

Im Zeitraum von 1999 bis 2008 wurden die adjustierten indirekten Vergleiche am häufigsten angewendet. Seit 2006 ist auch ein deutlicher Anstieg der Verwendung der methodisch anspruchsvolleren NMAs zu verzeichnen.

Für die Validitätsprüfung stehen 249 Datensätze mit Ergebnisgegenüberstellungen aus direktem und indirektem Vergleich zur Verfügung. Der Anteil diskrepanter Ergebnisse mit statistischer Signifikanz ist bei den nicht-adjustierten indirekten Vergleichen am größten (25,5 % [95%KI: 14,4 %; 39,5 %]), gefolgt von dem der Meta-Regressionen (16,7 % [95%KI: 0,9 %; 63,5 %]), der adjustierten indirekten Vergleiche (12 % [95%KI: 6,9 %; 19,6 %]) und der NMAs (1,8 % [95%KI: 0,1 %; 10,6 %]). Diskrepante Ergebnisse werden vor allem dann beobachtet, wenn die Voraussetzung für die Durchführung eines indirekten Vergleichs – ein Pool homogener Studien – nicht gegeben ist. Eine systematische Über- oder Unterschätzung der Ergebnisse direkter durch indirekte Vergleiche zeigt sich in dieser Stichprobe bei keinem der genannten Verfahren. Der Anteil an kongruenten Schlussfolgerungen bei direktem und indirektem Vergleich beträgt in der Stichprobe 71 % [95%KI: 65 %; 76 %]. Im Mittel weisen die Effektschätzer der indirekten eine geringfügig höhere Präzision (um 9 % geringere Konfidenzintervallweite) auf als die der direkten Vergleiche. Dies resultiert aus einer durchschnittlich sechsfach höheren Anzahl eingeschlossener Studien beim indirekten Vergleich.

Diskussion und Schlussfolgerung

Die Auswahl einer geeigneten Methode für einen indirekten Vergleich hat sich an deren Validität, der Anzahl der zu vergleichenden Therapieoptionen sowie an der Qualität und Quantität der verfügbaren Studien zu orientieren.

Nicht-adjustierte indirekte Vergleiche weisen in Gegenüberstellung zu direkten Vergleichen eine geringe Validität auf. Die Validität von indirekten Vergleichen mittels Meta-Regression kann auf Basis der wenigen bisher verfügbaren Anwendungsbeispiele noch nicht beurteilt werden. Adjustierte indirekte Vergleiche und NMAs können dagegen unter bestimmten Voraussetzungen Ergebnisse liefern, die in den meisten Fällen denen von direkten Vergleichen entsprechen.

Unter der Voraussetzung, dass ihre Modellannahmen erfüllt sind, stellen sie somit im Kontext von HTA und Leitlinienerstellung wertvolle Hilfsinstrumente dar, wenn direkte Evidenz für einen Wirksamkeitsvergleich nicht zur Verfügung steht.

6 Literaturverzeichnis

1. Ohne Autorenangabe. International Conference on Harmonisation. ICH Harmonised Tripartide Guideline. Choice of control group and related issues in clinical trials. www.ich.org/LOB/media/MEDIA385.pdf (Tag des Zugriffs: 15.07.2008) © 1998.

2. Ohne Autorenangabe. Medicare Services Advisory Committee. Samarium-153-lexidronam for bone pain due to skeletal metastases. www.msac.gov.au/internet/msac/publishing.nsf/Content/1016-/$FILE/msac1016.pdf (Tag des Zugriffs: 20.02.2008) © 2000.

3. Ohne Autorenangabe. Gemeinsamer Bundesausschuss. BAnz. 2005 Nr. 242. Vefahrensordnung des Gemeinsamen Bundesausschusses. www.g-ba.de/downloads/62-492-83/VerfO_2006-04-18.pdf (Tag des Zugriffs: 18.06.2008) © 2006.

4. Ohne Autorenangabe. Agency for Healthcare Research and Quality. Draft: Methods reference guide for effectiveness and comparative effectiveness reviews. http://effectivehealthcare.ahrq.gov/repFiles/2007_10DraftMethodsGuide.pdf (Tag des Zugriffs: 12.02.2009) © 2007.

5. Ohne Autorenangabe. National Institute for Health and Clinical Excellence. The Guidelines Manual. www.nice.org.uk/nicemedia/pdf/guidelinesmanualallchapters.pdf (Tag des Zugriffs: 12.02.2009) © 2007.

6. Ohne Autorenangabe. Agency for Healthcare Research and Quality. Methods guide for comparative effectiveness reviews. http://effectivehealthcare.ahrq.gov/healthInfo.cfm?infotype=rr&ProcessID=60 (Tag des Zugriffs: 18.06.2009) © 2008.

7. Ohne Autorenangabe. Australian Government Department of Health and Ageing. Report of the Indirect Comparisons Working Group to the Pharmaceutical Benefits Advisory Committee: Assesseing indirect comparisons. www.health.gov.au/internet/main/publishing.nsf/Content/B11E8EF19B358E39CA25754B000A9C07/$File/ICWG%20Report%20FINAL2.pdf (Tag des Zugriffs: 12.02.2009) © 2008.

8. Ohne Autorenangabe. Bundesministerium für Gesundheit Homepage. Mitgliederstatistik KM6. www.bmg.bund.de/cln_117/nn_1193064/SharedDocs/ Dowloads/ DE/Statistiken/Gesetzliche-krankenversicherung/Mitglieder-und-Versicherte/KM6-juli-08,templateId=raw,property=publicationFile.xls/KM6-juli-08.xls (Tag des Zugriffs: 27.01.2009) © 2008.

9. Ohne Autorenangabe. Cochrane Database of Systematic Reviews Homepage. Handbook for systematic reviews of interventions. Version 5.0.0. www.cochrane-handbook.org (Tag des Zugriffs: 01.12.2008) © 2008.

10. Ohne Autorenangabe. Deutsches Netzwerk Evidenzbasierte Medizin e.V. EbM-Glossar. www.ebm-netzwerk.de/grundlagen/images/glossar_060920.pdf (Tag des Zugriffs: 18.06.2008) © 2008.

11. Ohne Autorenangabe. Institut für Qualität und Wirtschaftlichkeit im Gesundheitswesen. Allgemeine Methoden Vol. 3.0. www.iqwig.de/download/ IQWIG_Methoden_Version_3_0.pdf (Tag des Zugriffs: 12.02.2009) © 2008.

12. Ohne Autorenangabe. Institut für Qualität und Wirtschaftlichkeit im Gesundheits-wesen. Vergleichende Nutzenbewertung verschiedener antihypertensiver Wirkstoffgruppen als Therapie der ersten Wahl bei Patienten mit essentieller Hypertonie. www.iqwig.de/download/A05-09_Vorbericht_Version_2_Antihypertensive _Wirkstoffgruppen_als_Therapie_der_ersten_Wahl.pdf (Tag des Zugriffs: 12.02.2009) © 2008.

13. Ohne Autorenangabe. Leibniz-Rechenzentrum München. Internet-Lexikon der Methoden der empirischen Sozialforschung. www.lrz-muenchen.de/~wlm/ ein_voll.htm (Tag des Zugriffs: 07.08.2008) © 2008.

14. Ohne Autorenangabe. National Institute of Health and Clinical Excellence. Guide to the methods of technology appraisal. www.nice.org.uk/media/B52/A7/TAMethods GuideUpdated June2008.pdf (Tag des Zugriffs: 07.10.2008) © 2008.

15. Ohne Autorenangabe. Sozialgesetzbuch Fünftes Buch - Gesetzliche Krankenversicherung. http://bundesrecht.juris.de/bundesrecht/sgb_5/gesamt.pdf (Tag des Zugriffs: 07.10.2008) © 2008

16. Ohne Autorenangabe. Arzneimittelgesetz in der Fassung der Bekanntmachung vom 12. Dezember 2005 (BGBl. I S. 3394), zuletzt geändert durch Artikel 9 Abs. 1 des Gesetzes vom 23. November 2007 (BGBl. I S. 2631) http://bundesrecht.juris.de/ amg_1976/ BJNR024480976.html (Tag des Zugriffs: 18.03.2009)

17. Ohne Autorenangabe. University of Bristol. Mixed Treatment Comparison. www.bris.ac.uk/cobm/research/mpes/mixed-treatment-comparisons.html (Tag des Zugriffs: 19.03.2009) © 2008

18. Ohne Autorenangabe. Cochrane Collaboration. Review production resources for authors & RGCs. www.cochrane.org/resources/revpro.htm (Tag des Zugriffs: 19.03.09) © 2009

19. Ohne Autorenangabe. Cochrane Collaboration. Cochrane Reviews. www.cochrane.org/reviews/en/topics/33.html (Tag des Zugriffs: 30.05.2008) © 2008

20. Ohne Autorenangabe. Institut für Qualität und Wirtschaftlichkeit im Gesundheits-wesen. Entwurf einer Methodik für die Bewertung von Verhältnissen zwischen Nutzen und Kosten im System der deutschen gesetzlichen Krankenversicherung - Version 2.0. www.iqwig.de/download/09-03-18_Methoden_Kosten-Nutzen-Bewertung_Version_2_0.pdf (Tag des Zugriffs: 18.03.2009) © 2009

21. Ohne Autorenangabe. Medizinproduktegesetz in der Fassung der Bekanntmachung vom 7. August 2002 (BGBl. I S. 3146), zuletzt geändert durch Artikel 1 des Gesetzes vom 14. Juni 2007 (BGBl. I S.1066). http://bundesrecht.juris.de/bundesrecht/mpg/ gesamt.pdf (Tag des Zugriffs: 8.03.2009)

22. Abou-Setta AM. Firm embryo transfer catheters for assisted reproduction: A systematic review and meta-analysis using direct and adjusted indirect comparisons. Reprod Biomed Online 2006; 12(2): 191-198.

23. Abou-Setta AM. What is the best site for embryo deposition? A systematic review and meta-analysis using direct and adjusted indirect comparisons. Reprod Biomed Online 2007; 14(5): 611-619.

24. Adelman JU, Belsey J. Meta-analysis of oral triptan therapy for migraine: Number needed to treat and relative cost to achieve relief within 2 hours. J Manag Care Pharm 2003; 9(1): 45-52.

25. Ades AE. A chain of evidence with mixed comparisons: Models for multi-parameter synthesis and consistency of evidence. Stat Med 2003; 22(19): 2995-3016.

26. Ades AE, Sculpher M, Sutton A, Abrams K, Cooper N, Welton N, Lu GB. Bayesian methods for evidence synthesis in cost-effectiveness analysis. Pharmacoeconomics 2006; 24(1): 1-19.

27. Ades AE, Sutton AJ. Multiparameter evidence synthesis in epidemiology and medical decision-making: Current approaches. J R Stat Soc Ser A Stat Soc 2006; 169: 5-35.

28. Ades AE, Welton N, Lu G. University of Bristol Homepage. Introduction to Mixed Treatment Comparison. www.bris.ac.uk/cobm/docs/intro%20to%20NMA.doc (Tag des Zugriffs: 14.08.2008) © 2007.

29. Anderson S, Hauck WW. The transitivity of bioequivalence testing: Potential for drift. Int J Clin Pharmacol Ther 1996; 34(9): 369-374.

30. Antiplatelet Trialists' Collaboration. Collaborative overview of randomised trials of antiplatelet therapy I: Prevention of death, myocardial infarction, and stroke by prolonged antiplatelet therapy in various categories of patients. BMJ 1994; 308(6921): 81-106.

31. Antiplatelet Trialists' Collaboration. Collaborative overview of randomised trials of antiplatelet therapy II: Maintenance of vascular graft or arterial patency by antiplatelet therapy. BMJ 1994; 308(6922): 159-168.

32. Antiplatelet Trialists' Collaboration. Collaborative overview of randomised trials of antiplatelet therapy III: Reduction in venous thrombosis and pulmonary embolism by antiplatelet prophylaxis among surgical and medical patients. BMJ 1994; 308(6923): 235-246.

33. Antithrombotic Trialists' Collaboration. Collaborative meta-analysis of randomised trials of antiplatelet therapy for prevention of death, myocardial infarction, and stroke in high risk patients. BMJ 2002; 324: 71-86.

34. Armitage P, Berry G. The sampling error of a difference. In: Statistical methods in medical research. 2. Aufl. Oxford, 1987; 88-90.

35. Atkins D, Best D, Briss PA, Eccles M, Falck-Ytter Y, Flottorp S, Guyatt GH, Harbour RT, Haugh MC, Henry D, Hill S, Jaeschke R, Leng G, Liberati A, Magrini N, Mason J, Middleton P, Mrukowicz J, O'Connell D, Oxman AD, Phillips B, Williams HJW, Zaza S. Grading quality of evidence and strength of recommendations. BMJ 2004; 328(7454): 1490-1494.

36. Ausejo M, Saenz A, Pham B, Kellner JD, Johnson DW, Moher D, Klassen TP. Glucocorticoids for croup. Cochrane Database Syst Rev 2000; (2): CD001955.

37. Baker SG, Kramer BS. The transitive fallacy for randomized trials: If A bests B and B bests C in separate trials, is A better than C? BMC Med Res Methodol 2002; 2:13.

38. Bakker A, van Balkom AJ, Spinhoven P, Blaauw BM, van Dyck R. Follow-up on the treatment of panic disorder with or without agoraphobia: A quantitative review. J Nerv Ment Dis 1998; 186(7): 414-419.

39. Balk EM, Lau J, Goudas LC, Jordan HS, Kupelnick B, Kim LU, Karas RH. Effects of statins on nonlipid serum markers associated with cardiovascular disease. Ann Intern Med 2003; 139(8): 670-682.

40. Ballesteros J. Orphan comparisons and indirect meta-analysis: A case study on antidepressant efficacy in dysthymia comparing tricyclic antidepressants, selective serotonin reuptake inhibitors, and monoamine oxidase inhibitors by using general linear models. J Clin Psychopharmacol 2005; 25(2): 127-131.

41. Barden J, Edwards JE, Mcquay HJ, Wiffen PJ, Moore RA. Relative efficacy of oral analgesics after third molar extraction. Br Dent J 2004; 197(7): 407-411.

42. Begg CB, Pilote L. A model for incorporating historical controls into a meta-analysis. Biometrics 1991; 47(3): 899-906.

43. Bekkering GE, Abou-Setta AM, Kleijnen J. The application of quantitative methods for identifying and exploring the presence of bias in systematic reviews: PDE-5 inhibitors for erectile dysfunction. Int J Impot Res 2008; 20(3): 264-277.

44. Bekkering GE, Kleijnen J. Procedures and methods of benefit assessments for medicines in Germany. Dtsch Med Wochenschr 2008; 133 Suppl 7:225-46.

45. Berkey CS, Anderson JJ, Hoaglin DC. Multiple-outcome meta-analysis of clinical trials. Stat Med 1996; 15(5): 537-557.

46. Berlin JA, Antman EM. Advantages and limitations of metaanalytic regressions of clinical trials data. Online J Curr Clin Trials 1994; Doc No 134.

47. Berlin JA, Santanna J, Schmid CH, Szczech LA, Feldman HI. Individual patient- versus group-level data meta-regressions for the investigation of treatment effect modifiers: Ecological bias rears its ugly head. Stat Med 2002; 21(3): 371-387.

48. Berner MM, Kriston L, Harms A. Efficacy of PDE-5-inhibitors for erectile dysfunction. A comparative meta-analysis of fixed-dose regimen randomized controlled trials administering the International Index of Erectile Function in broad-spectrum populations. Int J Impot Res 2006; 18(3): 229-235.

49. Berry C, Norrie J, McMurray JJ. Ximelagatran compared with warfarin for the prevention of systemic embolism and stroke. An imputed placebo analysis. Cardiovasc Drugs Ther 2005; 19(2): 149-151.

50. Berry J. Are all aromatase inhibitors the same? A review of controlled clinical trials in breast cancer. Clin Ther 2005; 27(11): 1671-1684.

51. Bhandari M, Guyatt GH, Swiontkowski MF, Schemitsch EH. Treatment of open fractures of the shaft of the tibia - A systematic overview and meta-analysis. J Bone Joint Surg 2001; 83-B(1): 62-68.

52. Biondi-Zoccai GG, Agostoni P, Abbate A, Testa L, Burzotta F, Lotrionte M, Crea F, Biasucci LM, Vetrovec GW, Colombo A. Adjusted indirect comparison of intracoronary drug-eluting stents: Evidence from a metaanalysis of randomized bare-metal-stent-controlled trials. Int J Cardiol 2005; 100(1): 119-123.

53. Boland A, Dundar Y, Bagust A, Haycox A, Hill R, Mujica MR, Walley T, Dickson R. Early thrombolysis for the treatment of acute myocardial infarction: A systematic review and economic evaluation. Health Technol Assess 2003; 7(15).

54. Boonen S, Lips P, Bouillon R, Bischoff-Ferrari HA, Vanderschueren D, Haentjens P. Need for additional calcium to reduce the risk of hip fracture with vitamin D supplementation: Evidence from a comparative metaanalysis of randomized controlled trials. J Clin Endocrinol Metab 2007; 92(4): 1415-1423.

55. Bortz J. Statistik für Human- und Sozialwissenschaftler. 4. Aufl., Springer, Berlin, 1993.

56. Bottomley JM, Auland ME, Morais J, Boyd G, Douglas WS. Cost-effectiveness of the two-compound formulation calcipotriol and betamethasone dipropionate compared with commonly used topical treatments in the management of moderately severe plaque psoriasis in Scotland. Curr Med Res Opin 2007; 23(8): 1887-1901.

57. Brophy JM, Joseph L. Medical decision making with incomplete evidence - Choosing a platelet glycoprotein IIb/IIIa receptor inhibitor for percutaneous coronary interventions. Med Decis Making 2005; 25(2): 222-228.

58. Brown H, Prescott R. Applied mixed models in medicine. John Wiley, Chichester, 1999.

59. Brown TJ, Hooper L, Elliott RA, Payne K, Webb R, Roberts C, Rostom A, Symmons D. A comparison of the cost-effectiveness of five strategies for the prevention of non-steroidal anti-inflammatory drug-induced gastrointestinal toxicity: A systematic review with economic modelling. Health Technol Assess 2006; 10(38).

60. Bucher HC, Griffith L, Guyatt GH, Opravil M. Meta-analysis of prophylactic treatments against Pneumocystis carinii pneumonia and toxoplasma encephalitis in HIV-infected patients. J Acquir Immune Defic Syndr Hum Retrovirol 1997; 15(2): 104-114.

61. Bucher HC, Guyatt GH, Griffith LE, Walter SD. The results of direct and indirect treatment comparisons in meta-analysis of randomized controlled trials. J Clin Epidemiol 1997; 50(6): 683-691.

62. Buchner T, Dohner H, Ehninger G, Ganser A, Hasford J. Up-front randomization and common standard arm: A proposal for comparing AML treatment strategies between different studies. Leuk Res 2002; 26(12): 1073-1075.

63. Buchner T, Dohner H, Ehninger G, Ganser A, Niederwieser D, Hasford J. Cross-trial networking in AML: A step forward rather than corner cutting. Leuk Res 2004; 28(6): 649-650.

64. Buscemi N, Vandermeer B, Friesen C, Bialy L, Tubman M, Ospina M, Klassen TP, Witmans M. The efficacy and safety of drug treatments for chronic insomnia in adults: A meta-analysis of RCTs. J Gen Intern Med 2007; 22(9): 1335-1350.

65. Buttner M, Walder B, von Elm E, Tramer MR. Is low-dose haloperidol a useful antiemetic: A meta-analysis of published and unpublished randomized trials. Anesthesiology 2004; 101(6): 1454-1463.

66. Caldwell DM, Ades AE, Higgins JPT. Simultaneous comparison of multiple treatments: Combining direct and indirect evidence. BMJ 2005; 331(7521): 897-900.

67. Capstick T, Henry MT. Efficacy of thrombolytic agents in the treatment of pulmonary embolism. Eur Resp J 2005; 26(5): 864-874.

68. Chan AW, Altman DG. Epidemiology and reporting of randomised trials published in PubMed journals. Lancet 2005; 365(9465): 1159-1162.

69. Chen JT, Wesley R, Shamburek RD, Pucino F, Csako G. Meta-analysis of natural therapies for hyperlipidemia: Plant sterols and stanols versus policosanol. Pharmacotherapy 2005; 25(2): 171-183.

70. Cheng L, Gulmezoglu AM, Ezcurra E, van Look PF. Interventions for emergency contraception. Cochrane Database Syst Rev 2000; (2): CD001324.

71. Chiba N, De Gara CJ, Wilkinson JM, Hunt RH. Speed of healing and symptom relief in grade II to IV gastroesophageal reflux disease: A meta-analysis. Gastroenterol 1997; 112(6): 1798-1810.

72. Chou R, Fu R, Huffman LH, Korthuis PT. Initial highly-active antiretroviral therapy with a protease inhibitor versus a non-nucleoside reverse transcriptase inhibitor: Discrepancies between direct and indirect meta-analyses. Lancet 2006; 368(9546): 1503-1515.

73. Chou R, Fu RW. Validity of indirect comparisons in meta-analysis - Authors' reply. Lancet 2007; 369(9558): 271.

74. Clark W, Jobanputra P, Barton P, Burls A. The clinical and cost-effectiveness of anakinra for the treatment of rheumatoid arthritis in adults: A systematic review and economic analysis. Health Technol Assess 2004; 8(18).

75. Clarke M. Individual patient data meta-analyses compared with meta-analyses based on aggregate data. Cochrane Database Syst Rev 2008.

76. Clarke MJ, Stewart LA. Obtaining data from randomised controlled trials: How much do we need for reliable and informative meta-analyses? BMJ 1994; 309(6960): 1007-1010.

77. Clegg A, Scott DA, Hewitson P, Sidhu M, Waugh N. Clinical and cost effectiveness of paclitaxel, docetaxel, gemcitabine, and vinorelbine in non-small cell lung cancer: A systematic review. Thorax 2002; 57(1): 20-28.

78. Cochran WG. The combination of estimates from different experiments. Biometrics 1954; 10: 101-129.

79. Collins R, Fenwick E, Trowman R, Perard R, Norman G, Light K, Birtle A, Palmer S, Riemsma R. A systematic review and economic model of the clinical effectiveness and cost-effectiveness of docetaxel in combination with prednisone or prednisolone for the treatment of hormone-refractory metastatic prostate cancer. Health Technol Assess 2007.

80. Collins SL, Moore RA, McQuay HJ, Wiffen PJ, Edwards JE. Single dose oral ibuprofen and diclofenac for postoperative pain. Cochrane Database Syst Rev 2000; (2): CD001548.

81. Coomarasamy A, Knox EM, Gee H, Song F, Khan KS. Effectiveness of nifedipine versus atosiban for tocolysis in preterm labour: A meta-analysis with an indirect comparison of randomised trials. BJOG 2003; 110(12): 1045-1049.

82. Cooper NJ, Sutton AJ, Lu G, Khunti K. Mixed comparison of stroke prevention treatments in individuals with nonrheumatic atrial fibrillation. Arch Intern Med 2006; 166(12): 1269-1275.

83. Coyle D, Hadj TA, Murphy G, Perras C, Skidmore B, Boucher M, Husereau D. CADTH. Teriparatide and bisphosphonates for treatment of osteoporosis in women: A clinical and economic analysis. www.cadth.ca (Tag des Zugriffs: 28.02.2008) © 2006.

84. Cranney A, Wells G, Willan A, Griffith L, Zytaruk N, Robinson V, Black D, Adachi J, Shea B, Tugwell P, Guyatt G. Meta-analyses of therapies for postmenopausal osteoporosis II. Meta-analysis of alendronate for the treatment of postmenopausal women. Endocr Rev 2002; 23(4): 508-516.

85. Davey SG, Egger M. Meta-analyses of randomised controlled trials. Lancet 1997; 350(9085): 1182.

86. Davies L, Brown TJ, Haynes S, Payne K, Elliott RA, McCollum C. Cost-effectiveness of cell salvage and alternative methods of minimising perioperative allogeneic blood transfusion: A systematic review and economic model. Health Technol Assess 2006; 10(44)

87. Daya S. Adjusted indirect comparison of competing interventions. Evid Based Obstet Gynecol 2004; (6): 103-104.

88. Deeks JJ, Altman DG, Bradburn MJ. Statistical methods for examining heterogeneity and combining results from several studies in meta-analysis. In: Egger M, Davey Smith G, and Altman DG: Systematic reviews in health care: Meta-analysis in context. 2. Aufl., BMJ Books, London, 2001; 285-312.

89. Deeks JJ, Higgins JPT. Cochrane Database Syst Rev. Statistical algorithms in Review Manager 5. www.cochrane.org/resources/handbook/ Statistical_Methods_in_RevMan5.pdf (Tag des Zugriffs: 18.02.2009) © 2007.

90. Delaney BC, Innes MA, Deeks J, Wilson S, Cooner MK, Moayyedi P, Oakes R, Hobbs FD, Forman D. Initial management strategies for dyspepsia. Cochrane Database Syst Rev 2001; (3): CD001961.

91. DerSimonian R, Laird N. Meta-analysis in clinical trials. Control Clin Trials 1986; 7(3): 177-188.

92. Di Mario F, Battaglia G, Leandro G, Grasso G, Vianello F, Vigneri S. Short-term treatment of gastric ulcer. A meta-analytical evaluation of blind trials. Dig Dis Sci 1996; 41(6): 1108-1131.

93. Djulbegovic B. New treatments compared to established treatments in randomized trials. Cochrane Database Syst Rev 2008.

94. Dominici F, Parmigiani G, Wolpert RL, Hasselblad V. Meta-analysis of migraine headache treatments: Combining information from heterogeneous designs. J Am Stat Assoc 1999; (94): 16-28.

95. Droitcour J, Silberman G, Chelimsky E. Cross design synthesis: A new form of meta- analysis for combining results from randomized clinical trials and medical-practice databases. Int J Technol Assess Health Care 1993; 9(3): 440-449.

96. Drummond MF, Schwartz JS, Jonsson B, Luce BR, Neumann PJ, Siebert U, Sullivan SD. Key principles for the improved conduct of health technology assessments for resource allocation decisions. Int J Technol Assess Health Care 2008; 24(3): 244-258.

97. Eckert L, Falissard B. Using meta-regression in performing indirect comparisons: Comparing escitalopram with venlafaxine XR. Curr Med Res Opin 2006; 22(11): 2313-2321.

98. Eckert L, Lançon C. Duloxetine compared with fluoxetine and venlafaxine: Use of meta-regression analysis for indirect comparisons. BMC psychiatry 2006; 6: 30.

99. Eddy DM. The confidence profile method: A Bayesian method for assessing health technologies. Oper Res 1989; 37(2): 210-228.

100. Eddy DM, Hasselblad V, Schachter R: Meta-analysis by the confidence profile method. Academic Press, Boston, 1992.

101. Eddy DM, Hasselblad V, Shachter R. A Bayesian method for synthesizing evidence. The confidence profile method. Int J Technol Assess Health Care 1990; 6(1): 31-55.

102. Einarson TR, Kulin NA, Tingey D, Iskedjian M. Meta-analysis of the effect of latanoprost and brimonidine on intraocular pressure in the treatment of glaucoma. Clin Ther 2000; 22(12): 1502-1515.

103. Elliott WJ, Meyer PM. Incident diabetes in clinical trials of antihypertensive drugs: A network meta-analysis. Lancet 2007; 369(9557): 201-207.

104. Engels EA, Schmid CH, Terrin N, Olkin I, Lau J. Heterogeneity and statistical significance in meta-analysis: An empirical study of 125 meta-analyses. Stat Med 2000; 19(13): 1707-1728.

105. Farré M, Mas A, Torrens M, Moreno V, Cami J. Retention rate and illicit opioid use during methadone maintenance interventions: A meta-analysis. Drug Alcohol Depend 2002; 65(3): 283-290.

106. Ferrari MD, Goadsby PJ, Roon K, I, Lipton RB. Triptans (serotonin 5-HT$_{1B/1D}$ agonists) in migraine: Detailed results and methods of a meta-analysis of 53 trials. Cephalalgia 2002; 22(8): 633-658.

107. Fisher LD, Gent M, Buller HR. Active-control trials: How would a new agent compare with placebo? A method illustrated clopidogrel, aspirin, and placebo. Am Heart J 2001; 141(1): 26-32.

108. Gamble CL, Williamson PR, Marson AG. Lamotrigine versus carbamazepine monotherapy for epilepsy. Cochrane Database Syst Rev 2006; (1): CD001031.

109. Gartlehner G, Hansen RA, Jonas BL, Thieda P, Lohr KN. The comparative efficacy and safety of biologics for the treatment of rheumatoid arthritis: A systematic review and metaanalysis. J Rheumatol 2006; 33(12): 2398-2408.

110. Gartlehner G, Moore CG. Direct versus indirect comparisons: A summary of the evidence. Int J Technol Assess Health Care 2008; 24(2): 170-177.

111. Gavaghan DJ, Moore RA, McQuay HJ. An evaluation of homogeneity tests in meta-analyses in pain using simulations of individual patient data. Pain 2000; 85(3): 415-424.

112. Geborek P, Crnkic M, Petersson IF, Saxne T. Etanercept, infliximab, and leflunomide in established rheumatoid arthritis: Clinical experience using a structured follow up programme in southern Sweden. Ann Rheum Dis 2002; 61(9): 793-798.

113. Geddes J, Freemantle N, Harrison P, Bebbington P. Atypical antipsychotics in the treatment of schizophrenia: Systematic overview and meta-regression analysis. BMJ 2000; 321: 1371-1376.

114. Gilks WR, Richardson S, Spiegelhalter DJ: Markov chain monte carlo in practice. Chapman & Hall, London, 1996.

115. Glenny AM, Altman DG, Song F, Sakarovitch C, Deeks JJ, D'Amico R, Bradburn M, Eastwood A. Indirect comparisons of competing interventions. Health Technol Assess 2005; 9(26).

116. Gleser LJ, Olkin I. Meta-analysis for 2 x 2 tables with multiple treatment groups. In: Stangl DK and Berry DA: Meta-analysis in medicine and health policy. Marcel Dekker, New York, 2001; 179-189.

117. Goadsby PJ. The scientific basis of medication choice in symptomatic migraine treatment. Can J Neurol Sci 1999; 26(Suppl 3): 20-26.

118. Golfinopoulos V, Salanti G, Pavlidis N, Ioannidis JP. Survival and disease-progression benefits with treatment regimens for advanced colorectal cancer: A meta-analysis. Lancet Oncol 2007; 8(10): 898-911.

119. Habib AS, El-Moalem HE, Gan TJ. The efficacy of the 5-HT3 receptor antagonists combined with droperidol for PONV prophylaxis is similar to their combination with dexamethasone: A meta-analysis of randomized controlled trials. Can J Anaesth 2004; 51(4): 311-319.

120. Handoll HH, Farrar MJ, McBirnie J, Tytherleigh-Strong G, Milne AA, Gillespie WJ. Heparin, low molecular weight heparin and physical methods for preventing deep vein thrombosis and pulmonary embolism following surgery for hip fractures. Cochrane Database Syst Rev 2002; (4): CD000305.

121. Harbour R, Miller J. A new system for grading recommendations in evidence based guidelines. BMJ 2001; 323(7308): 334-336.

122. Hasselblad V. Meta-analysis of multitreatment studies. Med Decis Making 1998; 18(1): 37-43.

123. Hasselblad V, Kong DF, Hasselblad V, Kong DF. Statistical methods for comparison to placebo in active-control trials. Drug Inform J 2001; 35: 435-449.

124. Hasselblad V, McCrory DC. Meta-analytic tools for medical decision making: A practical guide. Med Decis Making 1995; 15(1): 81-96.

125. Hauck WW, Anderson S. Some issues in the design and analysis of equivalence trials. Drug Inform J 1999; 33: 109-118.

126. Higgins JP, Whitehead A. Borrowing strength from external trials in a meta-analysis. Stat Med 1996; 15(24): 2733-2749.

127. Higgins JP, Whitehead A, Turner RM, Omar RZ, Thompson SG. Meta-analysis of continuous outcome data from individual patients. Stat Med 2001; 20(15): 2219-2241.

128. Hills RK, Richards SM, Wheatley K. Corner cutting compromises clinical trials: The inherent problems with up-front randomisation and a common standard arm. Leuk Res 2003; 27(12): 1071-1073.

129. Hind D, Calvert N, McWilliams R, Davidson A, Paisley S, Beverley C, Thomas S. Ultrasonic locating devices for central venous cannulation: Meta-analysis. BMJ 2003; 327(7411): 361.

130. Hirotsu C, Yamada Y. Estimating odds ratios through the connected comparative experiments. Communication in Statistics - Theory and Methods 1999; 28: 905-929.

131. Hochberg MC, Tracy JK, Hawkins-Holt M, Flores RH. Comparison of the efficacy of the tumour necrosis factor alpha blocking agents adalimumab, etanercept, and infliximab when added to methotrexate in patients with active rheumatoid arthritis. Ann Rheum Dis 2003; 62: 13-16.

132. Hofmann D, Hecker M, Volp A. Efficacy of dry extract of ivy leaves in children with bronchial asthma: A review of randomized controlled trials. Phytomedicine 2003; 10(2-3): 213-220.

133. Horn J, Limburg M. Calcium antagonists for acute ischemic stroke. Cochrane Database Syst Rev 2000; (4): CD001928.

134. Horn J, Limburg M. Calcium antagonists for ischemic stroke: A systematic review. Stroke 2001; 32(2): 570-576.

135. Ijsselmuiden AJ, Tangelder GJ, Cotton JM, Vaijifdar B, Kiemeneij F, Slagboom T, Wieken R, Serruys PW, Laarman GJ. Direct coronary stenting compared with stenting after predilatation is feasible, safe, and more cost-effective in selected patients: Evidence to date indicating similar late outcomes. Int J Cardiovasc Intervent 2003; 5(3): 143-150.

136. Indolfi C, Pavia M, Angelillo IF. Drug-eluting stents versus bare metal stents in percutaneous coronary interventions (a meta-analysis). Am J Cardiol 2005; 95(10): 1146-1152.

137. Jansen JP. Self-monitoring of glucose in type 2 diabetes mellitus: A Bayesian meta-analysis of direct and indirect comparisons. Curr Med Res Opin 2006; 22(4): 671-681.

138. Jansen JP, Crawford B, Bergman G, Stam W. Bayesian meta-analysis of multiple treatment comparisons: An introduction to mixed treatment comparisons. Value Health 2008; 11(5): 956-964.

139. Jones G, Halbert J, Crotty M, Shanahan EM, Batterham M, Ahern M. The effect of treatment on radiological progression in rheumatoid arthritis: A systematic review of randomized placebo-controlled trials. Rheumatology 2003; 42(1): 6-13.

140. Jones L, Griffin S, Palmer S, Main C, Orton V, Sculpher M, Sudlow C, Henderson R, Hawkins N, Riemsma R. Clinical effectiveness and cost-effectiveness of clopidogrel and modified-release dipyridamole in the secondary prevention of occlusive vascular events: A systematic review and economic evaluation. Health Technol Assess 2004; 8(38): 1-210.

141. Jung C, Engelmann E, Borner K, Offermann G. Preemptive oral ganciclovir therapy versus prophylaxis to prevent symptomatic cytomegalovirus infection after kidney transplantation. Transplant Proc 2001; 33(7-8): 3621-3623.

142. Kearney PM, Baigent C, Godwin J, Halls H, Emberson JR, Patrono C. Do selective cyclooxygenase-2-inhibitors and traditional non-steroidal anti-inflammatory drugs increase the risk of atherothrombosis: Meta-analysis of randomised trials. BMJ 2006; 332: 1302.

143. Khan KS, ter Ried G, Glanville J, Sowden AJ, Kleijnen J. University of York Homepage. CRD Report 4. www.york.ac.uk/inst/crd/report4.htm (Tag des Zugriffs: 20.04.2008) © 2001.

144. Kleijnen J, de Craen AJ, van Everdingen J, Krol L. Placebo effect in double-blind clinical trials: A review of interactions with medications. Lancet 1994; 344(8933): 1347-1349.

145. Kristensen LE, Christensen R, Bliddal H, Geborek P, Danneskiold-Samsoe B, Saxne T. The number needed to treat for adalimumab, etanercept, and infliximab based on ACR50 response in three randomized controlled trials on established rheumatoid arthritis: A systematic literature review. Scand J Rheumatol 2007; 36(6): 411-417.

146. Kyrgiou M, Salanti G, Pavlidis N, Paraskevaidis E, Ioannidis JP. Survival benefits with diverse chemotherapy regimens for ovarian cancer: Meta-analysis of multiple treatments. J Natl Cancer Inst 2006; 98(22): 1655-1663.

147. Lam SK, Owen A. Combined resynchronisation and implantable defibrillator therapy in left ventricular dysfunction: Bayesian network meta-analysis of randomised controlled trials. BMJ 2007; 335(7626): 925-928.

148. Lambert PC, Sutton AJ, Abrams KR, Jones DR. A comparison of summary patient-level covariates in meta-regression with individual patient data meta-analysis. J Clin Epidemiol 2002; 55(1): 86-94.

149. Lancester T, Stead LF. Physician advice for smoking cessation. Cochrane Database Syst Rev 2008; (1): CD000165.

150. Lange B, Bachert C. Die topische intranasale Therapie der allergischen Rhinitis: Eine Wirksamkeits- und Kostenanalyse. Allergologie 2003; 26(5): 177-195.

151. Law MR, Wald NJ, Morris JK, Jordan RE. Value of low dose combination treatment with blood pressure lowering drugs: Analysis of 354 randomised trials. BMJ 2003; 326(7404): 1427-1431.

152. Law MR, Wald NJ, Rudnicka AR. Quantifying effect of statins on low density lipoprotein cholesterol, ischaemic heart disease, and stroke: Systematic review and meta-analysis. BMJ 2003; 326: 1423-1427.

153. Lee C, Hunsche E, Balshaw R, Kong SX, Schnitzer TJ. Need for common internal controls when assessing the relative efficacy of pharmacologic agents using a meta-analytic approach: Case study of cyclooxygenase 2-selective inhibitors for the treatment of osteoarthritis. Arthritis Rheum 2005; 53(4): 510-518.

154. Lee YH, Ji JD, Song GG. Adjusted indirect comparison of celecoxib versus rofecoxib on cardiovascular risk. Rheumatol Int 2007; 27(5): 477-482.

155. Lee YH, Woo JH, Rho YH, Choi SJ, Ji JD, Song GG. Meta-analysis of the combination of TNF inhibitors plus MTX compared to MTX monotherapy and the adjusted indirect comparison of TNF inhibitors in patients suffering from active rheumatoid arthritis. Rheumatol Int 2008; 28(6): 553-559.

156. Leucht S, Pitschel-Walz G, Engel RR, Kissling W. Amisulpride, an unusual 'atypical' antipsychotic: A meta-analysis of randomized controlled trials. Am J Psychiatry 2002; 159(2): 180-190.

157. Li Z, Begg CB. Random effects models for combining results from controlled and uncontrolled studies in a meta-analysis. J Am Stat Assoc 1994; 89: 1523-1527.

158. Liberati A, Buzzetti R, Grilli R, Magrini N, Minozzi S. Which guidelines can we trust? Assessing strength of evidence behind recommendations for clinical practice. West J Med 2001; 174(4): 262-265.

159. Lim E. First principles or evidence based critique? http://bmj.bmjjournals.com/cgi/eletters/327/7427/1309#46233. BMJ Homepage (Tag des Zugriffs: 13.04.2008) © 2008.

160. Lim E, Ali Z, Ali A, Routledge T, Edmonds L, Altman DG, Large S. Indirect comparison meta-analysis of aspirin therapy after coronary surgery. BMJ 2003; 327(7427): 1309-1311.

161. Lowry R. The confidence interval of a proportion. http://faculty.vassar.edu/lowry/ prop1.html. VassarStats Homepage (Tag des Zugriffs: 22.12.2009) © 1998 - 2008.

162. Lu G, Ades AE. Combination of direct and indirect evidence in mixed treatment comparisons. Stat Med 2004; 23(20): 3105-3124.

163. Lu G, Ades AE, Sutton AJ, Cooper NJ, Briggs AH, Caldwell DM. Meta-analysis of mixed treatment comparisons at multiple follow-up times. Stat Med 2007; 26(20): 3681-3699.

164. Lu GB, Ades AE. Assessing evidence inconsistency in mixed treatment comparisons. J Am Stat Assoc 2006; 101(474): 447-459.

165. Lumley T. Network meta-analysis for indirect treatment comparisons. Stat Med 2002; 21(16): 2313-2324.

166. Mainland D: The treatment of clinical and laboratory data. Oliver and Boyd, Edinburgh, 1938.

167. Mantel N, Haenszel W. Statistical aspects of the analysis of data from retrospective studies of disease. J Natl Cancer Inst 1959; 22(4): 719-748.

168. Marshall JK, Irvine EJ. Rectal corticosteroids versus alternative treatments in ulcerative colitis: A meta-analysis. Gut 1997; 40(6): 775-781.

169. Marson AG, Williamson PR, Hutton JL, Clough HE, Chadwick DW. Carbamazepine versus valproate monotherapy for epilepsy. Cochrane Database Syst Rev 2000; (3): CD001030.

170. Mason L, Moore RA, Edwards JE, Derry S, McQuay HJ. Topical NSAIDs for acute pain: A meta-analysis. BMC Fam Pract 2004; 5: 10.

171. Massel D. Primary angioplasty in acute myocardial infarction: Hypothetical estimate of superiority over aspirin or untreated controls. Am J Med 2005; 118(2): 113-122.

172. McAlister FA, Laupacis A, Wells GA, Sackett DL. Users' guides to the medical literature - XIX. Applying clinical trial results - B. Guidelines for determining whether a drug is exerting (more than) a class effect. JAMA 1999; 282(14): 1371-1377.

173. McAlister FA, Stewart S, Ferrua S, McMurray JJ. Multidisciplinary strategies for the management of heart failure patients at high risk for admission: A systematic review of randomized trials. J Am Coll Cardiol 2004; 44(4): 810-819.

174. McIntosh HM, Olliaro P. Artemisinin derivatives for treating uncomplicated malaria. Cochrane Database Syst Rev 2000; (2): CD000256.

175. McLeod C, Bagust A, Boland A, Dagenais P, Dickson R, Dundar Y, Hill RA, Jones A, Mujica MR, Walley T. Adalimumab, etanercept and infliximab for the treatment of ankylosing spondylitis: A systematic review and economic evaluation. Health Technol Assess 2007; 11(28).

176. Messerli FH, Grossman E, Goldbourt U. Are beta-blockers efficacious as first-line therapy for hypertension in the elderly? A systematic review. JAMA 1998; 279(23): 1903-1907.

177. Mitte K, Noack P, Steil R, Hautzinger M. A meta-analytic review of the efficacy of drug treatment in generalized anxiety disorder. J Clin Psychopharmacol 2005; 25(2): 141-150.

178. Moher D, Cook DJ, Eastwood S, Olkin I, Rennie D, Stroup DF. Improving the quality of reports of meta-analyses of randomised controlled trials: The QUOROM Statement. Lancet 1999; 354:1896–1900.

179. Montori VM, Swiontkowski MF, Cook DJ. Methodologic issues in systematic reviews and meta-analyses. Clin Orthop Relat Res 2003; 413: 43-54.

180. Moore RA, Collins S, Carroll D, McQuay HJ. Paracetamol with and without codeine in acute pain: A quantitative systematic review. Pain 1997; 70(2-3): 193-201.

181. Moore RA, Derry S, McQuay HJ. Indirect comparison of interventions using published randomised trials: Systematic review of PDE-5 inhibitors for erectile dysfunction. BMC Urology 2005; 5: 18.

182. Morris JA, Gardner MJ. Calculating confidence intervals for relative risks (odds ratios) and standardised ratios and rates. BMJ 1988; 296(6632): 1313-1316.

183. Morton SC, Adams JL, Suttorp MJ, Shekelle PG. AHRQ. Meta-regression approaches: What, Why, When and How? www.ahrq.gov (Tag des Zugriffs: 20.02.2008) © 2004; AHRQ Publication No. 04-0033 (Technical Review 8).

184. Mudge MA, Davey PJ, Coleman KA, Montgomery W, Croker VS, Mullen K, Castle DJ. A comparison of olanzapine versus risperidone for the treatment of schizophrenia: A meta-analysis of randomised clinical trials. Int J Psychiatry Clin Pract 2005; 9(1): 3-15.

185. Newcombe RG. Interval estimation for the difference between independent proportions: Comparison of eleven methods. Stat Med 1998; 17(8): 873-890.

186. Nixon RM, Bansback N, Brennan A. Using mixed treatment comparisons and meta-regression to perform indirect comparisons to estimate the efficacy of biologic treatments in rheumatoid arthritis. Stat Med 2007; 26(6): 1237-1254.

187. Otoul C, Arrigo C, van Rijckevorsel K, French JA. Meta-analysis and indirect comparisons of levetiracetam with other second-generation antiepileptic drugs in partial epilepsy. Clin Neuropharmacol 2005; 28(2): 72-78.

188. Otto MW, Tuby KS, Gould RA, McLean RY, Pollack MH. An effect-size analysis of the relative efficacy and tolerability of serotonin selective reuptake inhibitors for panic disorder. Am J Psychiatry 2001; 158(12): 1989-1992.

189. Packer M, Antonopoulos GV, Berlin JA, Chittams J, Konstam MA, Udelson JE. Comparative effects of carvedilol and metoprolol on left ventricular election fraction in heart failure: Results of a meta-analysis. Am Heart J 2001; 141(6): 899-907.

190. Perleth M, Busse R, Gerhardus A, Gibis B, Lühmann D: Health Technology Assessment - Konzepte, Methoden, Praxis für Wissenschaft und Entscheidungs-findung. Medizinisch Wissenschaftliche Verlagsgesellschaft, Berlin, 2008.

191. Peterson K, McDonagh MS, Fu R. Comparative benefits and harms of competing medications for adults with attention-deficit hyperactivity disorder: A systematic review and indirect comparison meta-analysis. Psychopharmacology (Berl) 2007.

192. Phillips A. Trial and error: Cross-trial comparisons of antiretroviral regimens. AIDS 2003; 17(4): 619-623.

193. Po AL, Zhang WY. Systematic overview of co-proxamol to assess analgesic effects of addition of dextropropoxyphene to paracetamol. BMJ 1997; 315(7122): 1565-1571.

194. Po AL, Zhang WY. Analgesic efficacy of ibuprofen alone and in combination with codeine or caffeine in post-surgical pain: A meta-analysis. Eur J Clin Pharmacol 1998; 53(5): 303-311.

195. Poynard T, Leroy V, Cohard M, Thevenot T, Mathurin P, Opolon P, Zarski JP. Meta-analysis of interferon randomized trials in the treatment of viral hepatitis C: Effects of dose and duration. Hepatology. 1996; 24(4): 778-789.

196. Psaty BN, Lumley T, Furberg CD, Schellenbaum G, Pahor M, Alderman MH, Weiss NS. Health outcomes associated with various antihypertensive therapies used as first-line agents - A network meta-analysis. JAMA 2003; 289(19): 2534-2544.

197. Quan A, Chavanu K, Merkel J. A review of the efficacy of fixed-dose combinations olmesartan medoxomil/hydrochlorothiazide and amlodipine besylate/benazepril in factorial design studies. Am J Cardiovasc Drugs 2006; 6(2): 103-113.

198. Raghunathan TE. Pooling controls from different studies. Stat Med 1991; 10(9): 1417-1426.

199. Revicki DA, Frank L. Pharmacoeconomic evaluation in the real world. Effectiveness versus efficacy studies. Pharmacoeconomics 1999; 15(5): 423-434.

200. Rice VH, Stead LF. Nursing interventions for smoking cessation. Cochrane Database Syst Rev 2000; (2): CD001188.

201. Richardson J, Smith JE, McCall G, Pilkington K. Hypnosis for procedure-related pain and distress in pediatric cancer patients: A systematic review of effectiveness and methodology related to hypnosis interventions. Database of Abstracts of Reviews of Effectiveness 2007; (4): DA20060861.

202. Richy F, Dukas L, Schacht E. Differential effects of D-hormone analogs and native vitamin D on the risk of falls: A comparative meta-analysis. Calcif Tissue Int 2008; 82(2): 102-107.

203. Richy F, Schacht E, Bruyere O, Ethgen O, Gourlay M, Reginster JY. Vitamin D analogs versus native vitamin D in preventing bone loss and osteoporosis-related fractures: A comparative meta-analysis. Calcif Tissue Int 2005; 76(3): 176-186.

204. Robenshtok E, Gafter-Gvili A, Goldberg E, Weinberger M, Yeshurun M, Leibovici L, Paul M. Antifungal prophylaxis in cancer patients after chemotherapy or hematopoietic stem-cell transplantation: Systematic review and meta-analysis. J Clin Oncol 2007; 25(34): 5471-5489.

205. Robins J, Greenland S, Breslow NE. A general estimator for the variance of the Mantel-Haenszel odds ratio. Am J Epidemiol 1986; 124(5): 719-723.

206. Robinson JG, Smith B, Maheshwari N, Schrott H. Pleiotropic effects of statins: Benefit beyond cholesterol reduction? A meta-regression analysis. J Am Coll Cardiol 2005; 46(10): 1855-1862.

207. Roddy E, Zhang W, Doherty M. Aerobic walking or strengthening exercise for osteoarthritis of the knee: A systematic review. Ann Rheum Dis 2005; 64(4): 544-548.

208. Roozen HG, de Waart R, van den Brink W. Efficacy and tolerability of naltrexone in the treatment of alcohol dependence: Oral versus injectable delivery. Eur Addict Res 2007; 13(4): 201-206.

209. Rostom A, Wells G, Tugwell P, Welch V, Dube C, McGowan J. Prevention of chronic NSAID induced upper gastrointestinal toxicity. Cochrane Database Syst Rev 2000; (3): CD002296.

210. Sackett DL, Rosenberg WM, Gray JA, Haynes RB, Richardson WS. Evidence based medicine: What it is and what it isn't. 1996. Clin Orthop Relat Res 2007; 455: 3-5

211. Salanti G, Higgins J, Ades AE, Ioannidis JP. Evaluation of networks of randomized trials. Stat Methods Med Res 2008; 17(3): 279-301.

212. Salanti G, Kavvoura FK, Ioannidis JP. Exploring the geometry of treatment networks. Annals of Internal Medicine 2008; 148(7): 544-553.

213. Sanchez-Ramos L, Kaunitz AM, Delke I. Labor induction with 25 microg versus 50 microg intravaginal misoprostol: A systematic review. Obstet Gynecol 2002; 99(1): 145-151.

214. Sauriol L, Laporta M, Edwardes MD, Deslandes M, Ricard N, Suissa S. Meta-analysis comparing newer antipsychotic drugs for the treatment of schizophrenia: Evaluating the indirect approach. Clin Ther 2001; 23(6): 942-956.

215. Schmid CH, Lau J, McIntosh MW, Cappelleri JC. An empirical study of the effect of the control rate as a predictor of treatment efficacy in meta-analysis of clinical trials. Stat Med 1998; 17: 1923-1942.

216. Senn S. Active control equivalence trials. Statistical issues in drug development. John Wiley, Chichester, 2002, 207-217.

217. Siegel JP. Equivalence and non-inferiority trials. Am Heart J 2000; 139: 166-170.

218. Silagy C, Lancaster T, Stead L, Mant D, Fowler G. Nicotine replacement therapy for smoking cessation. Cochrane Database Syst Rev 2001; (3): CD000146.

219. Silagy C, Stead LF. Physician advice for smoking cessation. Cochrane Database Syst Rev 2001; (2): CD000165.

220. Small LN, Lau J, Snydman DR. Preventing post-organ transplantation cytomegalovirus disease with ganciclovir: A meta-analysis comparing prophylactic and preemptive therapies. Clin Infect Dis 2006; 43(7): 869-880.

221. Smith TC, Spiegelhalter DJ, Thomas A. Bayesian approaches to random-effects meta-analysis: A comparative study. Stat Med 1995; 14(24): 2685-2699.

222. Song F, Altman DG, Glenny A, Eastwood AJ, Deeks JJ. Adjusted indirect comparison for estimating relative effects of competing healthcare interventions. Cochrane Database Syst Rev 2007; (4): MR000020.

223. Song F, Altman DG, Glenny AM, Deeks JJ. Validity of indirect comparison for estimating efficacy of competing interventions: Empirical evidence from published meta-analyses. BMJ 2003; 326(7387): 472-475.

224. Song F, Glenny AM, Altman DG. Indirect comparison in evaluating relative efficacy illustrated by antimicrobial prophylaxis in colorectal surgery. Control Clin Trials 2000; 21(5): 488-497.

225. Song F, Harvey I, Lilford R. Adjusted indirect comparison may be less biased than direct comparison for evaluating new pharmaceutical interventions. J Clin Epidemiol 2008; 61(5): 455-463.

226. Soo S, Moayyedi P, Deeks J, Delaney B, Lewis M, Forman D. Psychological interventions for non-ulcer dyspepsia. Cochrane Database Syst Rev 2004; (3): CD002301.

227. Spiegelhalter DJ, Abrams KR, Myles JP. Indirect comparison studies. In: Senn S and Barnett V (Eds). Bayesian approaches to clinical trials and health-care evaluation. John Wiley, Chichester, 2004, 282-285.

228. Spiegelhalter DJ, Myles JP, Jones DR, Abrams KR. Methods in health service research. An introduction to Bayesian methods in health technology assessment. BMJ 1999; 319(7208): 508-512.

229. Stephens MA. EDF Statistics for goodness of fit and some comparisons. J Am Stat Assoc 2009; 69(347): 730-737.

230. Stettler C, Allemann S, Egger M, Windecker S, Meier B, Diem P. Efficacy of drug eluting stents in patients with and without diabetes mellitus: Indirect comparison of controlled trials. Heart 2006; 92(5): 650-657.

231. Stettler C, Wandel S, Allemann S, Kastrati A, Morice MC, Schömig A, Pfisterer ME, Stone GW, Leon MB, de Lezo JS, Goy JJ, Park SJ, Sabaté M, Suttorp MJ, Kelbaek H, Spaulding C, Menichelli M, Vermeersch P, Dirksen MT, Cervinka P, Petronio AS, Nordmann AJ, Diem P, Meier B, Zwahlen M, Reichenbach S, Trelle S, Windecker S, Jüni P. Outcomes associated with drug-eluting and bare-metal stents: A collaborative network meta-analysis. Lancet 2007; 370(9591): 937-948.

232. Sutton A, Ades AE, Abrams K, Cooper NJ. National Institute of Health and Clinical Excellence. Briefing paper for methods review workshop on evidence synthesis (indirect and mixed treatment comparisons). www.nice.org.uk (Tag des Zugriffs: 07.03.2008) © 2007.

233. Sutton A, Ades AE, Cooper N, Abrams K. Use of indirect and mixed treatment comparisons for technology assessment. Pharmacoeconomics. 2008; 26(9): 753-767.

234. Sutton AJ, Abrams KR, Jones DR, Sheldon TA: Methods for meta-analysis in medical research. John Wiley, Chichester, 2000.

235. Sutton AJ, Higgins JP. Recent developments in meta-analysis. Stat Med 2008; 27(5): 625-650.

236. Swift JA, Conway P, Purdie DW. A cost-utility analysis of low-dose hormone replacement therapy in postmenopausal women with an intact uterus. Curr Med Res Opin 2005; 21(12): 2051-2061.

237. Testa L, van Gaal WJ, Biondi-Zoccai GG, Abbate A, Agostoni P, Bhindi R, Banning AP. Repeat thrombolysis or conservative therapy vs. rescue percutaneous coronary intervention for failed thrombolysis: Systematic review and meta-analysis. QJM 2008; 101(5): 387-395.

238. Testa L, Zoccai GB, Porto I, Trotta G, Agostoni P, Andreotti F, Crea F. Adjusted indirect meta-analysis of aspirin plus warfarin at international normalized ratios 2 to 3 versus aspirin plus clopidogrel after acute coronary syndromes. Am J Cardiol 2007; 99(12): 1637-1642.

239. The RECORD Trial Group. Oral vitamin D3 and calcium for secondary prevention of low-trauma fractures in elderly people (randomised evaluation of calcium or vitamin D, RECORD): A randomised placebo-controlled trial. Lancet 2005; 365(9471): 1621-1628.

240. Thijs V, Lemmens R, Fieuws S. Network meta-analysis: Simultaneous meta-analysis of common antiplatelet regimens after transient ischaemic attack or stroke. Eur Heart J 2008; 29(9): 1086-1092.

241. Thompson SG. Why and how sources of heterogeneity should be investigated. In: Egger M, Davey Smith G, and Altman DG: Systematic reviews in health care: Meta-analysis in context. 2. Aufl., BMJ Books, London, 2001; 157-175.

242. Thompson SG, Higgins JP. How should meta-regression analyses be undertaken and interpreted? Stat Med 2002; 21(11): 1559-1573.

243. Thompson SG, Sharp SJ. Explaining heterogeneity in meta-analysis: A comparison of methods. Stat Med 1999; 18(20): 2693-2708.

244. Trampisch H, Windeler J, Ehle B. Medizinische Statistik, 2. Aufl., Springer, Berlin, 2000.

245. Trindade E, Menon E. Selective serotonin reuptake inhibitors (SSRIs) for major depression. Part I. Evaluation of the clinical literature. Canadian Coordinating Office for Health Technology Assessment 1997; 3E(45).

246. Tsang R, Colley L, Lynd LD. Inadequate statistical power to detect clinically significant differences in adverse event rates in randomized controlled trials. J Clin Epidemiol 2008 Nov 13. [Epub ahead of print].

247. Tudur Smith C, Marson AG, Chadwick DW, Williamson PR. Multiple treatment comparisons in epilepsy monotherapy trials. Trials 2007; 8(34): 1-10.

248. Tudur Smith C, Marson AG, Clough HE, Williamson PR. Carbamazepine versus phenytoin monotherapy for epilepsy. Cochrane Database Syst Rev 2002; (2): CD001911.

249. Tudur Smith C, Marson AG, Williamson PR. Phenytoin versus valproate monotherapy for partial onset seizures and generalized onset tonic-clonic seizures. Cochrane Database Syst Rev 2001; (4): CD001769.

250. Tudur Smith C, Marson AG, Williamson PR. Carbamazepine versus phenobarbitone monotherapy for epilepsy. Cochrane Database Syst Rev 2003; (1): CD001904.

251. Tudur Smith C, Williamson PR, Marson AG. Investigating heterogeneity in an individual patient data meta-analysis of time to event outcomes. Stat Med 2005; 24(9): 1307-1319.

252. Turner D, Wailoo A, Nicholson K, Cooper N, Sutton A, Abrams K. Systematic review and economic decision modelling for the prevention and treatment of influenza A and B. DAHTA 2003.

253. Turner RM, Omar RZ, Yang M, Goldstein H, Thompson SG. A multilevel model framework for meta-analysis of clinical trials with binary outcomes. Stat Med 2000; 19(24): 3417-3432.

254. Vale L, Grant A, McCormack K, Scott NW, EU Hernia Trialists Collaboration. Cost-effectiveness of alternative methods of surgical repair of inguinal hernia. Int J Technol Assess Health Care 2004; 20(2): 192-200.

255. Vale L, Wyness L, McCormack K, McKenzie L, Brazzelli M, Stearns SC. A systematic review of the effectiveness and cost-effectiveness of metal-on-metal hip resurfacing arthroplasty for treatment of hip disease. Database of Abstracts of Reviews of Effectiveness 2004; (4): DA20028437.

256. Van der Heijden JF, Prins MH, Buller HR. For the initial treatment of venous thromboembolism: Are all low-molecular-weight heparin compounds the same? Thromb Res 2000; 100(2): 121-130.

257. Van der Valk R, Webers CA, Schouten JS, Zeegers MP, Hendrikse F, Prins MH. Intraocular pressure-lowering effects of all commonly used glaucoma drugs: A meta-analysis of randomized clinical trials. Ophthalmology 2005; 112(7): 1177-1185.

258. Van Dongen CJ, Vink R, Hutten BA, Buller HR, Prins MH. The incidence of recurrent venous thromboembolism after treatment with vitamin K antagonists in relation to time since first event: A meta-analysis. Arch Intern Med 2003; 163(11): 1285-1293.

259. Van Houwelingen HC, Arends LR, Stijnen T. Advanced methods in meta-analysis: Multivariate approach and meta-regression. Stat Med 2002; 21(4): 589-624.

260. Van Pinxteren B, Numans ME, Bonis PA, Lau J. Short-term treatment with proton pump inhibitors, H2-receptor antagonists and prokinetics for gastro-oesophageal reflux disease-like symptoms and endoscopy negative reflux disease. Cochrane Database Syst Rev 2000; (2): CD002095.

261. Vandermeer BW, Buscemi N, Liang Y, Witmans M. Comparison of meta-analytic results of indirect, direct, and combined comparisons of drugs for chronic insomnia in adults: A case study. Med Care 2007; 45(10): 166-172.

262. Verma S, Trudeau M, Pritchard K, Oliver T, Breast Cancer Disease Site Group. Cancer Care Ontario Practice Guidelines Initiative 2003. The role of the taxanes in the management of metastatic breast cancer. www.cancercare.on.ca/pdf/pebc1-3f.pdf (Tag des Zugriffs: 20.02.2008) © 2003.

263. Vestergaard P, Jorgensen NR, Mosekilde L, Schwarz P. Effects of parathyroid hormone alone or in combination with antiresorptive therapy on bone mineral density and fracture risk - A meta-analysis. Osteoporos Int 2007; 18(1): 45-57.

264. Ward S, Simpson E, Davis S, Hind D, Rees A, Wilkinson A. Taxanes for the adjuvant treatment of early breast cancer: Systematic review and economic evaluation. Health Technol Assess 2007; 11(40): 1-144.

265. Wehren LE, Hosking D, Hochberg MC. Putting evidence-based medicine into clinical practice: Comparing anti-resorptive agents for the treatment of osteoporosis. Curr Med Res Opin 2004; 20(4): 525-531.

266. Wells GA, Sultan SA, Chen L, Khan M, Coyle D. Indirect Evidence: Indirect Treatment Comparisons in Meta-Analysis . Ottawa: Canadian Agency for Drugs and Technologies in Health 2009.

267. Wilby J, Kainth A, Hawkins N, Epstein D, McIntosh H, McDaid C, Mason A, Golder S, O'Meara S, Sculpher M, Drummond M, Forbes C. Clinical effectiveness, tolerability and cost-effectiveness of newer drugs for epilepsy in adults: A systematic review and economic evaluation. Health Technol Assess 2005; 9(15).

268. Wilhelmus KR. The treatment of herpes simplex virus epithelial keratitis. Trans Am Ophthalmol Soc 2000; 98: 505-532.

269. Wilhelmus KR. Therapeutic interventions for herpes simplex virus epithelial keratitis. Cochrane Database Syst Rev 2008; (1): CD002898.

270. Wilson EB. Probable Inference, the law of succession and statistical inference. J Am Stat Assoc 1927; 22: 209-212.

271. Wilson SH, Bell MR, Rihal CS, Bailey KR, Holmes DR, Berger PB. Infarct artery reocclusion after primary angioplasty, stent placement, and thrombolytic therapy for acute myocardial infarction. Am Heart J 2001; 141(5): 704-710.

272. Woolacott NF, Hawkins N, Mason A, Kainth A, Khadjesari Z, Vergel YB, Misso K, Light K, Chalmers R, Sculpher M, Riemsma R. Etanercept and efalizumab for the treatment of psoriasis: A systematic review. Health Technol Assess 2006; 10(46).

273. Wu P, Wilson K, Dimoulas P, Mills EJ. Effectiveness of smoking cessation therapies: A systematic review and meta-analysis. BMC Public Health 2006; 6: 300.

274. Yabroff KR, Kerner JF, Mandelblatt JS. Effectiveness of interventions to improve follow-up after abnormal cervical cancer screening. Prev Med 2000; 31(4): 429-439.

275. Yazdanpanah Y, Sissoko D, Egger M, Mouton Y, Zwahlen M, Chene G. Clinical efficacy of antiretroviral combination therapy based on protease inhibitors or non-nucleoside analogue reverse transcriptase inhibitors: Indirect comparison of controlled trials. BMJ 2004; 328: 249-256.

276. Zarembski DG, Nolan PE, Slack MK, Caruso AC. Treatment of resistant atrial fibrillation: A meta-analysis comparing amiodarone and flecainide. Arch Intern Med 1995; 155(17): 1885-1891.

277. Zhang WY, Po AL. Analgesic efficacy of paracetamol and its combination with codeine and caffeine in surgical pain - A meta-analysis. J Clin Pharm Ther 1996; 21(4): 261-282.

278. Zhang WY, Po AL. Do codeine and caffeine enhance the analgesic effect of aspirin: A systematic overview. J Clin Pharm Ther 1997; 22(2): 79-97.

279. Zhang WY, Po AL. Efficacy of minor analgesics in primary dysmenorrhoea: A systematic review. Br J Obstet Gynaecol 1998; 105(7): 780-789.

280. Zhou Z, Rahme E, Pilote L. Are statins created equal: Evidence from randomized trials of pravastatin, simvastatin and atorvastatin for cardiovascular disease prevention. Am Heart J 2006; 151(2): 273-281.

281. Zwahlen M, Renehan A, Egger M. Meta-analysis in medical research: Potentials and limitations. Urol Oncol 2008; 26(3): 320-329.

7 Anhang
7.1 Durchsuchte Datenbanken

Tabelle 14: Über das DIMDI recherchierte elektronische Datenbanken

Kürzel	Datenbankname	Datenbankhersteller
INAHTA	NHS-CRD-HTA (INAHTA); HTA-Database	NHS CRD 2008
DAHTA	DAHTA-Datenbank	Bundesministerium für Gesundheit
NHSEED	NHS Economic Evaluation Database	NHS EED 2003
CDAR94	NHS-CRD-DARE; Database of Abstracts of Reviews of Effectiveness	Cochrane Collaboration
CDSR93	Cochrane Library - CDSR; Cochrane Database of Systematic Reviews	Cochrane Collaboration
ME00	MEDLINE; MEDical Literature Analysis and Retrieval System OnLINE	NLM
EM00	EMBASE; Excerpta Medica DataBASE	2008 Elsevier B.V.
CB85	AMED; Allied and Complementary MEDicine Database	The British Library 2008
BA00	BIOSIS Previews	The Thomson Corporation
MK77	MEDIKAT	ZB MED
CCTR93	Cochrane Library - Central; Cochrane Central Register of Controlled Trials	Cochrane Collaboration
GA03	GMS;	German Medical Science
SM78	SOMED; SOzialMEDizin	LOEGD 2002
CV72	CAB Abstracts	CAB
II98	ISTPB + ISTP/ISSHP; Index to Scientific and Technical Proceedings and Books/ Index to Social Sciences and Humanities Proceedings	The Thomson Corporation
ED93	ETHMED; ETHik in der MEDizin	IDEM 2006
AZ72	GLOBAL Health	CAB
AR96	Deutsches Ärzteblatt	DAEB
EA08	EMBASE Alert	2008 Elsevier B.V.
IS00	SciSearch; Current Contents/SciSearch (Science Citation Index)	The Thomson Corporation
CC00	CCMed; Current Contents Medizin	ZBMED
IN00	Social SciSearch; Current Contents/Social SciSearch ("Social Science Citation Index")	The Thomson Corporation
KR03	Karger-Verlagsdatenbank	Karger-Verlag
KL97	Kluwer-Verlagsdatenbank	Kluwer Academic Publishers
SP97	Springer-Verlagsdatenbank	Springer-Verlag
SPPP	Springer-Verlagsdatenbank-PrePrint	Springer-Verlag
TV01	Thieme-Verlagsdatenbank	Thieme-Verlag

Tabelle 15: Im ISI Web of Knowledge® enthaltene Datenbanken

Kürzel	Name der Datenbank
SCI-EXPANDED	Science Citation Index Expanded
SSCI	Social Sciences Citation Index
A & HCI	Arts & Humanities Citation Index

Tabelle 16: HTA-Institutionen (Internetseiten für die Handsuche)

Kürzel, Land	Name	Internetadresse
AETMIS, Kanada	Agence d´Évaluation des Technologies et des Modes d´Intervention en Santé	www.aetmis.gouv.qc.ca
AETS, Spanien	Agencia de Evaluación de Tecnologias Sanitarias	www.isciii.es/htdocs/en/investigacion/Agencia_quees.jsp
AETSA, Spanien	Andalusian Agency for Health Technology Assessment	www.juntadeandalucia.es/salud/aetsa
AHRQ, USA	Agency for Healthcare Research and Quality	www.ahrq.gov
AHTA, Australien	Adelaide Health Technology Assessment	www.public-health.adelaide.edu.au/consult/health_techn_assess.html
AHTAPol, Polen	Agency for Health Technology Assessment in Poland	www.aotm.gov.pl
ASERNIP-S, Australien	Australian Safety and Efficacy Register of New Interventional Procedures -Surgical	www.surgeons.org/asernip-s
AVALIA-T, Spanien	Galician Agency for Health Technology Assessment	avalia-t.sergas.es
CADTH, Kanada	Canadian Agency for Drugs and Technologies in Health	www.cadth.ca
CAHTA, Spanien	Catalan Agency for Health Technology Assessment and Research	www.aatrm.net
CEDIT, Frankreich	Comité dÉvaluation et de Diffusion des Innovations Technologiques	http://cedit.aphp.fr
CENETEC, Mexiko	Centro Nacional de Excelencia Tecnológica en Salud Reforma	www.cenetec.gob.mx
CMT, Schweden	Center for Medical Technology Assessment	www.cmt.liu.se
CRD, GB	Centre for Reviews and Dissemination	www.york.ac.uk/inst/crd/
CVZ, Niederlande	College voor Zorgverzekeringen	www.cvz.nl
DACEHTA, Dänemark	Danish Centre for Evaluation and Health Technology Assessment	www.dacehta.dk
DAHTA @DIMDI, Deutschland	German Agency for HTA at the German Institute for Medical Documentation and Information	www.dimdi.de
DECIT-CGATS, Brasilien	Secretaria de Ciência, Tecnologia e Insumos Estratégicos, Departamento de Ciência e Tecnologia	http://portal.saude.gov.br/portal/saude/area.cfm?id_area=1026
DSI, Dänemark	Danish Institute for Health Services Research	www.dsi.dk
FinOHTA, Finnland	Finnish Office for Health Care Technology Assessment	www.stakes.fi/finohta

Kürzel, Land	Name	Internetadresse
GR, Niederlande	Gezondheidsraad	www.gr.nl
HAS, Frankreich	Haute Autorité de Santé	www.has-sante.fr
HSAC, Neu Seeland	Health Services Assessment Collaboration	www.hsci.canterbury.ac.nz/hsac/about.shtml
HunHTA, Ungarn	Health Economics and Technology Assessment Research Centre	Kein Link auf der INAHTA-Homepage angegeben
IAHS, GB (Großbritannien)	Institute of Applied Health Sciences	Kein Link auf der INAHTA-Homepage angegeben
ICTAHC, Israel	Israel Center for Technology Assessment in Health Care	www.health.gov.il/english/pages_e/default.asp?pageid=28&parented=15&catid=13&maincat=2
IECS, Argentinien	Institute for Clinical Effectiveness and Health Policy	www.iecs.org.ar
IHE, Kanada	Institute of Health Economics	www.ihe.ca
IMSS, Mexiko	Mexican Institute of Social Security	www.imss.gob.mx/imss/imss_sitios/dpm/informacion/tecnologia/principal.htm
INAHTA, International	International Network of Agencies for Health Technology Assessment	www.inahta.org
IQWiG, Deutschland	Institut für Qualität und Wirtschaftlichkeit im Gesundheitswesen	www.iqwig.de
KCE, Belgien	Belgian Federal Health Care Knowledge Centre	http://kce.fgov.be
LBI of HTA, Österreich	Ludwig Boltzmann Institut für Health Technology Assessment	http://hta.lbg.ac.at
MAS, Kanada	Medical Advisory Secretariat	www.health.gov.on.ca/english/providers/program/mas/mas_about.html
MSAC, Australien	Medicare Services Advisory Committee	www.msac.gov.au
MTU-SFOPH, Schweiz	Medical Technology Unit - Swiss Federal Office of Public Health	www.snhta.ch
NCCHTA, GB	National Coordinating Centre for Health Technology Assessment	www.hta.ac.uk
NHS QIS, GB	Quality Improvement Scotland	www.nhshealthquality.org
NHSC, GB	National Horizon Scanning Centre	www.pcpoh.bham.ac.uk/publichealth/horizon
NOKC, Norwegen	Norwegian Knowledge Centre for Health Services	www.nokc.no
NZHTA, Neu Seeland	New Zealand Health Technology Assessment	http://nzhta.chmeds.ac.nz
OSTEBA, Spanien	Basque Office for Health Technology Assessment	www.osanet.euskadi.net/osteba/es
SBU, Schweden	Swedish Council on Technology Assessment in Health Care	www.sbu.se
UETS, Spanien	Unidad de evaluacíon Technologias Santarias	www.madrid.org
VATAP, USA	VA Technology Assessment Program	www.va.gov/vatap
VSMTVA, Lettland	Health Statistics and Medical Technologies State Agency	www.vsmtva.gov.lv
ZonMw, Niederlande	The Medical and Health Research Council of The Netherlands	www.zonmw.nl

7.2 Suchstrategien

7.2.1 Suchstrategien in digitalen Datenbanken

Tabelle 17: Suchstrategie in DIMDI-Datenbanken (20.2.2008); Recherchezeitraum 1999-2008

Schritt	Treffer	Suchterminus
1	38010257	INAHTA; DAHTA; NHSEED; CDAR94; CDSR93; ME00; EM00; CB85; BA00; MK77; CCTR93; GA03; SM78; CV72; II98; ED93; AZ72; AR96; EA08; IS00; CC00; IN00; KR03; KL97; SP97; SPPP; TV01
2	1430	(DIRECT AND INDIRECT AND COMPARISON?)/SAME SENT
3	66	(DIRECT AND ADJUSTED AND INDIRECT AND COMPARISON?)/SAME SENT
4	2787	(DIRECT AND INDIRECT AND ESTIMATE?)/SAME SENT
5	335	(DIRECT? AND RANDOMIZED AND COMPARISON?)/SAME SENT
6	878	INDIRECT COMPARISON?
7	87	ADJUSTED INDIRECT COMPARISON?
8	224	(MIXED AND TREATMENT AND COMPARISON?)/SAME SENT
9	286	ACTIVE-CONTROL-TRIAL#
10	87	COMPETING INTERVENTION#
11	5	HEAD# %#HEAD
12	5293	2 OR 3 OR 4 OR 5 OR 6 OR 7 OR 8 OR 9 OR 10 OR 11
13	4590	12 AND PY>=1999
14	4428	13 AND LA=(ENGL OR GERM)
15	2315	check duplicates: unique in s=14
16	5232	2 OR 3 OR 4 OR 5 OR 6 OR 7 OR 8 OR 9
17	5232	S=16
18	3017	check duplicates: unique in s=17
19	561	18 AND RANDOMI %ED CONTROLLED TRIAL#
20	104	18 AND RANDOMI %ED CLINICAL TRIAL#
21	0	18 AND RANDOMISIERTE KONTROLLIERTE KLINISCHE STUDIE#
22	87	18 AND RANDOMISIERTE KONTROLLIERTE STUDIE#
23	1	18 AND RANDOMISIERTE KLINISCHE STUDIE#
24	81	18 AND RCT
25	147	18 AND RCT
26	15	18 AND RANDOM ALLOCATION?
27	106	18 AND RANDOM? ?, ALLOCAT?
28	2	18 AND RANDOMISIERT? ? VERSUCH?
29	94	18 AND RANDOMISIERT? ? STUDIE?
30	643	18 AND RANDOMI %ED? ? STUD?
31	821	18 AND RANDOMI %ED? ? TRIAL?
32	324	18 AND RANDOMI %ED? ? CLINICAL? ? TRIAL?
33	270	18 AND RANDOMI %ED? ? CLINICAL? ? STUD?
34	916	19 OR 20 OR 22 OR 23 OR 24 OR 25 OR 26 OR 27 OR 28 OR 29 OR 30 OR 31 OR 32 OR 33

Schritt	Treffer	Suchterminus
35	1386	COMPET? # # TECHNOLOG?
36	407	COMPET? # # INTERVENTION#
37	554	COMPET? # # THERAP?
38	11371	TREATMENT? # # ARM?
39	139126	TREATMENT? # # GROUP?
40	30258	RANDOMI? # # GROUP?
41	13256	RANDOMI? # # COMPARISON?
42	105	THERAPEUTIC # # ARM#
43	0	4#LIMB# STUD?
44	1	FOUR LIMB# STUD?
45	295	TRIAL # # ARM
46	7784	TRIAL # # DESIGN
47	464	TRIAL # # ARMS
48	4	PREVENTIVE # # ARM
49	0	PREVENTATIVE # # ARM
50	5	MULTIPLE ARM STUDY
51	0	MULTIPLE ARMS STUDY
52	2	MULTIPLE ARM STUDIES
53	0	MULTIPLE ARMS STUDIES
54	149	MULTIPLE ARM#
55	193	MULTI ARM#
56	331	MULTI # # ARM#
57	298	MULTIPLE # # ARM#
58	2152	THREE ARM# OR 3#ARM#
59	277	THREE LIMB# OR 3#LIMB#
60	1208	FOUR ARM# OR 4#ARM#
61	1201	FOUR LIMB# OR 4#LIMB#
62	16147552	TRIAL# OR STUD### OR RANDOM?
63	2428	58 OR 59
64	2035	63 AND 62
65	2409	60 OR 61
66	1555	65 AND 62
67	201852	34 OR 35 OR 36 OR 37 OR 38 OR 39 OR 40 OR 41 OR 42 OR 44 OR 45 OR 46 OR 47 OR 48 OR 50 OR 52 OR 54 OR 55 OR 56 OR 57 OR 64 OR 66
68	844	15 AND 67
69	844	check duplicates: unique in s=68
70	119454	META-ANALYS## OR METAANALYS##
71	236	69 AND 70
72	608	69 NOT 71

Tabelle 18: Suchstrategie, ISI Web of Knowledge®, 28.2.2008

Schritt	Treffer	Suchterminus		
		Cited Author	Cited Work	Year
1	21	Glenny A	HTA	2005
2	106	Song F	BMJ	2003
3	88	Bucher H	J Clin Epi	1997
4	163	#1 OR #2 OR #3		

Am 30.05.2008 wurde die in Tabelle 18 geschilderte Suchstrategie wiederholt und lieferte insgesamt 23 weitere Treffer.

7.3 Ergebnisse der Handsuchen

Erste Handsuche

Tabelle 19: Ergebnisse der Referenzensuche im Abschnitt „Statistical methods for indirect comparisons" des systematischen Reviews von Glenny et al.[115] (Seite 18- 25)

Erstautor, Jahr	Einschluss mit Publikationstyp	Ausschluss mit Ausschlussgrund	Nicht beschaffbar mit Begründung
Bucher 1997[61]	5	-	
Berkey 1996[45]	-	5	
Dominici 1999[94]	1	-	
Hasselblad 1998[122]	1	-	
Higgins 1996[126]	5	-	
Hirotsu 1999[130]	1	-	
Gleser 2001[116]	1	-	
Thompson 2001[241]	-	5	
Deeks 2001[88]	-	5	
Thompson 2002[242]	1	-	
Anderson 1996[29]	-	2	
Hauck 1999[125]	-	5	
Mainland 1938[166]	-	8	Buch
Armitage 1987[34]	-	8	Buch
Eddy 1992[100]	1	-	
Hasselblad 2001[123]	-	4	
Packer 2001[189]	5	-	
Fisher 2001[107]	-	4	
Baker 2002[37]	-	5	
Clarke 1994[76]	-	4	
Higgins 2001[127]	-	5	

Erstautor, Jahr	Einschluss mit Publikationstyp	Ausschluss mit Ausschlussgrund	Nicht beschaffbar mit Begründung
Smith 2005[251]	-	5	
Brown 1999[58]	-	8	Buch
Ades 2003[25]	1	-	
Sutton 2000[234]	-	8	Buch
Thompson 1999[243]	-	5	
Lim 2003[160]	4	-	
Lim 2004[159]	-	2	
Spiegelhalter 2004[227]	1	-	
Phillips 2003[192]	-	5	
Senn 2002[216]	-	8	Buch
Siegel 2000[217]	-	5	
ICH Harmonised Tripartite Guideline 1998[1]	-	5	
Engels 2000[104]	-	5	
Song 2000[224]	1	-	
Lumley 2002[165]	1	-	
Chan 2005[68]	-	2	
Lambert 2002[148]	-	5	
Berlin 2002[47]	-	5	
Turner 2000[253]	1	-	
Begg 1991[42]	-	5	
Li 1994[157]	-	5	
Raghunathan 1991[198]	-	5	
Büchner 2002[62]	-	2	
Büchner 2004[63]	-	5	
Hills 2003[128]	-	2	

Tabelle 20: Übersicht über die weiteren Methodenpapiere, die aus den Referenzen anderer Reviews oder bereits gefundener Methodenpapiere exzerpiert wurden.

Nummer	Autor, Jahr	Einschluss nach Publikationstyp
1	Eddy 1990[101]	1
2	Wilby 2005[267]	4
3	Glenny 2005[115]	1
4	Eddy 1989[99]	1
5	Van Houwelingen[259]	1

Zweite Handsuche

Tabelle 21: Systematische Übersichtsarbeiten, denen Glenny et al.[115] Meta-Analysen entnahmen, um mit ihnen sowohl direkte als auch indirekte Vergleiche durchzuführen.

Nummer	Erstgenannter Autor
1	Antiplatelet Trialists' Collaboration 1994[31]
2	Antiplatelet Trialists' Collaboration 1994[30]
3	Antiplatelet Trialists' Collaboration 1994[32]
4	Ausejo 2000[36]
5	Bucher 1997[61]
6	Cheng 2000[70]
7	Chiba 1997[71]
8	Collins 2000[80]
9	Delaney 2001[90]
10	Di Mario 1996[92]
11	Handoll 2002[120]
12	Higgins 1996[126]
13	Horn 2001[134]
14	Marshall 1997[168]
15	McIntosh 2000[174]
16	Moore 1997[180]
17	Packer 2001[189]
18	Po 1997[193]
19	Poynard 1996[195]
20	Rostom 2000[209]
21	Sauriol 2001[214]
22	Silagy 2001[219]
23	Silagy 2001[218]
24	Soo 2004[226]
25	Trindade 1997[245]
26	Van Pinxteren 2000[260]
27	Zhang 1996[277]
28	Zhang 1998[279]

Dritte Handsuche

Tabelle 22: Details über die im Volltextscreening ein- bzw. ausgeschlossenen Publikationen bei der Suche auf den Internetseiten der Cochrane Collaboration

Erstautor, Jahr des letzten Updates	Titel	Fundort	Ausschluss mit Grund	Nicht beschaffbar mit Grund
Song 2007[222]	Adjusted indirect comparison for estimating relative effects of competing healthcare interventions	Methodology Review Group	Ausschluss nach Grund 8	Protokoll; Review noch nicht publiziert
Clarke 2008[75]	Individual patient data meta-analyses compared with meta-analyses based on aggregate data	Methodology Review Group	Ausschluss nach Grund 8	Protokoll; Review noch nicht publiziert
Djulbegovic 2008[93]	New treatments compared to established treatments in randomized trials	Methodology Review Group	Ausschluss nach Grund 8	Protokoll; Review noch nicht publiziert
Higgins 2008[9]	Handbook for systematic Reviews of Interventions Version 5.0.0	Training Resources	Einschluss	
Khan 2001[143]	CRD Report 4 (2nd edition)	Training Resources	Ausschluss nach Grund 5	

Vierte Handsuche

Tabelle 23: Ergebnisse der Handsuchen auf den Internetseiten der HTA-Institutionen

Kürzel, Land	Potentiell relevante Methodenpapiere	Potentiell relevant nach erster Durchsicht	Relevant nach zweiter Durchsicht
AETMIS, Kanada	-	-	-
AETS, Spanien	1*	1*	0
AETSA, Spanien	-	-	-
AHRQ, USA	Multiple	0	0
AHTA, Australien	-	-	-
AHTAPol, Polen*	-	-	-
ASERNIP-S, Australien	1	0	0
AVALIA-T, Spanien*	-	-	-
CADTH, Kanada	8	1	0
CAHTA, Spanien	1*	1*	0
CEDIT, Frankreich	-	-	-
CENETEC, Mexiko*	-	-	-
CMT, Schweden	-	-	-
CRD, GB	4	1	0
CVZ, Niederlande	-	-	-
DACEHTA, Dänemark	2	2	0
DAHTA@DIMDI	1	0	0
DECIT-CGATS, Brasilien*	-	-	-

Kürzel, Land	Potentiell relevante Methodenpapiere	Potentiell relevant nach erster Durchsicht	Relevant nach zweiter Durchsicht
DSI, Dänemark	2	0	0
FinOHTA, Finnland	4	0	0
GR, Niederlande	1	0	0
HAS, Frankreich	7[a]	1[a]	0
HSAC, Neu Seeland**	-	-	-
HunHTA, Ungarn	1	0	0
IAHS, GB	-	-	-
ICTAHC, Israel*	-	-	-
IECS, Argentinien	-	-	-
IHE, Kanada	3	0	0
IMSS, Mexiko*	-	-	-
INAHTA, International	36[b]	1	0
IQWiG, Deutschland	2	2	0
KCE, Belgien	3	0	0
LBI of HTA, Österreich	2	1	0
MAS, Kanada	-	-	-
MSAC, Australien	2	-	-
MTU-SFOPH, Schweiz	1	1	0[c]
NCCHTA, GB	61	1	0
NHS QIS, GB	-	-	-
NHSC, GB	-	-	-
NICE, GB	Multiple	3	1[d]
NOKC, Norwegen	1[a]	1[a]	0[e]
NZHTA, Neu Seeland	-	-	-
OSTEBA, Spanien	6[a]	1[a]	0[c]
SBU, Schweden	1	1	0[c]
UETS, Spanien*	-	-	-
VATAP, USA	1	1	0
VSMTVA, Lettland	-	-	-
ZonMw, Niederlande	-	-	-
Welt- Gesunheitsorganisation (WHO)	1	1	0
Cochrane Collaboration	25	5	1

[a] Internetseite / Publikation nicht englisch- oder deutschsprachig
[b] Davon 35 auch von den genannten Mitgliedsorganisationen veröffentlicht
[c] Ausschluss, da in den letzten zehn Jahren nicht überarbeitet
[d] Veröffentlichung steht unmittelbar bevor
[e] Ausschluss, da Sprache nicht Deutsch, Englisch, Französisch oder Spanisch

7.4 Nach Durchsicht im Volltext ausgeschlossene Literatur mit Ausschlussgrund

Tabelle 24: Übersicht über die Anzahlen an ausgeschlossener Literatur nach Ausschlussgründen

Nr.	Bibliografie
1. Ausschlussgrund: Einzelstudien	
1	Cutrer EM, Goadsby PJ, Ferrari MD, Lipton RB, Dodick DW, McCrory D, Williams P. Priorities for triptan treatment attributes and the implications for selecting an oral triptan for acute migraine: A study of US primary care physicians (the TRIPSTAR project). Clin Ther 2004; 26(9): 1533-1545.
2	Halpern MT, Covert DW, Robin AL. Projected impact of travoprost versus both timolol and latanoprost on visual field deficit progression and costs among black glaucoma subjects. Trans Am Ophthal Soc 2002; 100: 109-117.
3	Noyes K, Dick AW, Holloway RG, The Parkinson Study Group. Pramipexole and levodopa in early Parkinson's disease: Dynamic changes in cost-effectiveness. Pharmacoeconomics 2005; 23(12): 1257-1270.
4	Noyes K, Dick AW, Holloway RG. Pramipexole vs. levodopa as initial treatment for Parkinson's disease: A randomized clinical-economic trial. Med Decis Making 2004; 24: 472-485.
2. Ausschlussgrund: Übersichtsarbeiten, Editorials und Kommentare, bei denen es sich nicht um systematische Übersichtsarbeiten handelt	
1	Ohne Autorenangabe. Insulin in type 2 diabetes: A useful alternative despite limited assessment based on surrogate endpoints. Prescrire international 2005; 14(79): 187-193.
2	Anderson S, Hauck WW. The transitivity of bioequivalence testing: Potential for drift. Int J Clin Pharmacol Ther 1996; 34(9): 369-374.
3	Anstey AV, Kragballe K. Retrospective assessment of PASI 50 and PASI 75 attainment with a calcipotriol/betamethasone dipropionate ointment. Int J Dermatol 2006; 45(8): 970-975.
4	Bonuccelli U. Comparing dopamine agonists in Parkinson's disease. Curr Opin Neurol 2003; 16(Suppl 1): 13-19.
5	Buchner T, Dohner H, Ehninger G, Ganser A, Hasford J. Up-front randomization and common standard arm: A proposal for comparing AML treatment strategies between different studies. Leuk Res 2002; 26(12): 1073-1075.
6	Buyse M, Burzykowski T, Parmar M, Torri V, Omura G, Colombo N, Williams C, Conte P, Vermorken J. Using the expected survival to explain differences between the results of randomized trials: A case in advanced ovarian cancer. J Clin Oncol 2003; 21(9): 1682-1687.
7	Buzdar AU. A summary of second-line randomized studies of aromatase inhibitors. J Steroid Biochem Mol Biol 2001; 79(1-5): 109-114.
8	Caldwell DM, Ades AE, Higgins JPT. Simultaneous comparison of multiple treatments: Combining direct and indirect evidence. BMJ 2005; 331(7521): 897-900.
9	Carey TS, Williams JW, Jr, Melvin C, Oldham J, Goodman F. Best practices: Comparing medication treatments in mental health: Drug class reviews and policy challenges. Psychiatr Serv 2007; 58(6): 746-748.
10	Chan AW, Altman DG. Epidemiology and reporting of randomised trials published in PubMed journals. Lancet 2005; 365(9465): 1159-1162.
11	Chou R, Fu RW. Validity of indirect comparisons in meta-analysis - Authors' reply. Lancet 2007; 369(9558): 271
12	Cipriani A, Furukawa TA, Churchill R, Barbui C. Validity of indirect comparisons in meta-analysis. Lancet 2007; 369(9558): 270-271.
13	Clavarezza M, Del ML, Venturini M. Taxane-containing chemotherapy in the treatment of early breast cancer patients. Ann Oncol 2006; 17(Suppl 7): 22-26.

14 Cosman F, Borges J, Diaz CM. Clinical evaluation of novel bisphosphonate dosing regimens in osteoporosis: The role of comparative studies and implications for future studies. Clin Ther 2007; 29(6): 1116-1127.

15 Cundiff DK. Anticoagulants for nonvalvular atrial fibrillation (NVAF) - Drug review. Med Gen Med 2003; 5(1).

16 Daya S. Adjusted indirect comparison of competing interventions. Evid Based Obstet Gynecol 2004; 6: 103-104.

17 De Mey C. Alpha1-blocker therapy for lower urinary tract symptoms suggestive of benign prostatic obstruction: What are the relevant differences in randomised controlled trials? Eur Urol 2000; 38(Suppl 1): 25-39.

18 Etminan M, Carleton B, Rochon PA. Quantifying adverse drug events - Are systematic reviews the answer? Drug Saf 2004; 27(11): 757-761.

19 Feldman SR, Garton R, Averett W, Balkrishnan R, Vallee J. Strategy to manage the treatment of severe psoriasis: Considerations of efficacy, safety and cost. Exp Opin Pharmacother 2003; 4(9): 1525-1533.

20 Hankey GJ, Eikelboom JW. Cyclooxygenase-2-inhibitors: Are they really atherothrombotic, and if not, why not? Stroke 2003; 34(11): 2736-2740.

21 Hills RK, Richards SM, Wheatley K. Corner cutting compromises clinical trials: The inherent problems with up-front randomisation and a common standard arm. Leuk Res 2003; 27(12): 1071-1073.

22 Ioannidis JPA. Indirect comparisons: The mesh and mess of clinical trials. Lancet 2006; 368(9546): 1470-1472.

23 Leroy V, Sakarovitch C, Cortina-Borja M, McIntyre J, Coovadia H, Dabis F, Newell ML, Saba J, Gray G, Ndugwa C, Kilewo C, Massawe A, Kituuka P, Okong P, Grulich A, von Briesen H, Goudsmit J, Biberfeld G, Haverkamp G, Weverling GJ, Lange JM. Is there a difference in the efficacy of peripartum antiretroviral regimens in reducing mother-to-child transmission of HIV in Africa? AIDS 2005; 19(16): 1865-1875.

24 Lim E. BMJ Homepage © 2008. First principles or evidence based critique? http://bmj.bmjjournals.com/cgi/eletters/327/7427/1309#46233 (13.04.2008).

25 Lufkin EG, Sarkar S, Kulkarni PM, Ciaccia AV, Siddhanti S, Stock J, Plouffe L. Antiresorptive treatment of postmenopausal osteoporosis: Review of randomized clinical studies and rationale for the evista alendronate comparison (EVA) trial. Curr Med Res Opin 2004; 20(3): 351-357.

26 Lundgren JD, Danoff-Burg S, Anderson DA. Cognitive-behavioral therapy for bulimia nervosa: An empirical analysis of clinical significance. DARE 2007; 4: DA20055049.

27 Lundgren JD, Phillips AN. Indirect comparisons: A novel approach to assessing the effect of anti-HIV drugs. BMJ 2004; 328(7434): 253.

28 Malone DC. Using indirect comparisons in pharmacoeconomic studies - time for implementation. Clin Ther 2007; 29(11): 2454-2455.

29 Matas AJ. Resolved: In minimizing kidney transplant immunosuppression, steroids should go before calcineurin inhibitors. J Am Soc Nephrol 2007; 18(12): 3026-3028.

30 Michel P, Merle V, Chiron A, Ducrotte P, Paillot B, Hecketsweiler P, Czernichow P, Colin R. Postoperative management of stage II/III colon cancer: A decision analysis. Gastroenterology 1999; 117(4): 784-793.

31 Moore RA, McQuay HJ. Single-patient data meta-analysis of 3453 postoperative patients: Oral tramadol versus placebo, codeine and combination analgesics. Pain 1997; 69(3): 287-294.

32 Schellinger PD, Juttler E, Myeding-Lamade UK, Schwark C. The value of platelet inhibitors in the secondary prophylaxis of stroke - A review. Fortschr Neurol Psychiatr Grenzgeb 2004; 72(N5): 270-281.

33 Skjodt NM, Rowe BH. Evidence-based emergency medicine/systematic review abstract. The role of leukotriene receptor antagonists in asthma care. Ann Emerg Med 2008; 51(5): 663-665.

34 Waters JS, O' Brien ME. The case for the introduction of new chemotherapy agents in the treatment of advanced non small cell lung cancer in the wake of the findings of the National Institute of Clinical Excellence (NICE). Br J Cancer 2002; 87(5): 481-490.

35 Wehren LE, Hosking D, Hochberg MC. Comment on putting evidence-based medicine into clinical practice: Comparing anti-resorptive agents for the treatment of osteoporosis - Authors' reply. Curr Med Res Opin 2004; 20(11): 1822-1824.

3. Ausschlussgrund: Systematische Übersichtsarbeiten zu diagnostischen Testverfahren und komplexen Interventionen	
1	Burnett MG, Stein SC, Sonnad SS, Zager EL. Cost-effectiveness of intraoperative imaging in carotid endarterectomy. Neurosurgery 2005; 57(3): 478-484.
2	Clark AM, Hartling L, Vandermeer B, Lissel SL, McAlister FA. Secondary prevention programmes for coronary heart disease: A Metaregression showing the merits of shorter, generalist, primary care-based interventions. Eur J Cardiovasc Prev Rehabil 2007; 14(4): 538-546.
3	Guise JM, Palda V, Westhoff C, Chan BK, Helfand M, Lieu TA. The effectiveness of primary care-based interventions to promote breastfeeding: Evidence review and meta-analysis for the U.S. Preventive Services Task Force. Ann Fam Med 2003; 1(2): 70-78.
4	Issakidis C, Sanderson K, Corry J, Andrews G, Lapsley H. Modelling the population cost-effectiveness of current and evidence-based optimal treatment for anxiety disorders. Psychol Med 2004; 34(1): 19-35.
4. Ausschlussgrund: Übersichtsarbeiten, in denen nicht über die Ergebnisse eines indirekten Vergleichs der Wirksamkeit therapeutischer Intervention berichtet wird	
1	Ohne Autorenangabe. Angioplasty and stenting of the cervical carotid artery with distal embolic protection of the cerebral circulation. Chicago IL: Blue Cross Blue Shield Association (BCBS) 2005
2	Ohne Autorenangabe. Imiquimod: Basal cell carcinoma: Inferior to other treatments. Prescrire Int 2006; 130-131.
3	Ohne Autorenangabe. Pegaptanib: New drug. In macular degeneration: Too many risks for too little benefit. Prescrire Int 2006; 15(84): 127-129.
4	Ohne Autorenangabe. Zonisamide: New drug. No advantage in refractory partial epilepsy. Prescrire Int 2007; 16(89): 95-97.
5	Akl FA, Karmath G, Yosuico V, Kim SY, Barba M, Sperati F, Cook D, Schunemann HJ. Anticoagulation for thrombosis prophylaxis in cancer patients with central venous catheters. Cochrane Database Syst Rev 2007; (3).
6	Attia J, Ray JG, Cook DJ, Douketis J, Ginsberg JS, Geerts WH. Deep vein thrombosis and its prevention in critically ill adults. DARE 2002; 4: DA20018181.
7	Babcock JC, Green CE, Robie C. Does batterers' treatment work: A metaanalytic review of domestic violence treatment. Clin Psychol Rev 2004; 23(8): 1023-1053.
8	Bergh J, Jönsson PE, Glimelius B, Nygren P. A systematic overview of chemotherapy effects in breast cancer. Acta Oncol 2001; 40(2-3): 253-281.
9	Bucher HC, Griffith L, Guyatt GH, Opravil M. Meta-analysis of prophylactic treatments against pneumocystis carinii pneumonia and toxoplasma encephalitis in HIV-infected patients. J Acquir Immun Defic Syndr Hum Retrovirol 1997; 15(2): 104-114.
10	Clarke JA, Tulder MW, Blomberg SE, Vet HC, Heijden GJ, Bronfort G, Bouter LM. Traction for low-back pain with or without sciatica. Cochrane Database of Systematic Reviews 2007; 4: CD003010.
11	Clegg A, Scott DA, Sidhu M, Hewitson P, Waugh N. A rapid and systematic review of the clinical effectiveness and cost-effectiveness of paclitaxel, docetaxel, gemcitabine and vinorelbine in non-small-cell lung cancer. Health Technol Assess 2001; 5(32): 1-195
12	Cranney A, Guyatt G, Griffith L, Wells G, Tugwell P, Rosen C. Summary of metaanalyses of therapies for postmenopausal osteoporosis. Endocr Rev 2002; 23(4): 570-578.
13	Cuncins-Hearn A, Saunders C, Walsh D, Borg M, Buckingham J, Frizelle F, Maddern G. A systematic review of intraoperative radiotherapy in early stage breast cancer. ASERNIP-S Report Nr. 27, Adelaide, South Australia: ASERNIP-S, 2002.
14	Dean BB, Gano AD, Knight K, Ofman JJ, Fass R. Effectiveness of proton pump inhibitors in nonerosive reflux disease. Clin Gastroenterol Hepatol 2004; 2(8): 656-664.
15	Dolder CR, Lacro JP, Leckband S, Jeste DV. Interventions to improve antipsychotic medication adherence: Review of recent literature. J Clin Psychopharmacol 2003; 23(4): 389-399.
16	Dolovich LR, Ginsberg JS, Douketis JD, Holbrook AM, Cheah G. A meta-analysis comparing low-molecular-weight heparins with unfractionated heparin in the treatment of venous thromboembolism: Examining some unanswered questions regarding location of treatment, product type and dosing frequency. Arch Int Medi 2000; 160(2): 181-188.

17 Dranitsaris G, Leung P, Mather J, Oza A. Cost-utility analysis of second-line hormonal therapy in advanced breast cancer: A comparison of two aromatase inhibitors to megestrol acetate. Anticancer Drugs 2000; 11(7): 591-601.

18 Etminan M, Gill S, Samii A. Comparison of the risk of adverse events with pramipexole and ropinirole in patients with Parkinson's disease: A meta-analysis. Drug Saf 2003; 26(6): 439-444.

19 Fisher LD, Gent M, Buller HR. Active-control trials: How would a new agent compare with placebo? A method illustrated clopidogrel, aspirin, and placebo. Am Heart J 2001; 141(1): 26-32.

20 Furukawa TA, Watanabe N, Churchill R. Psychotherapy plus antidepressant for panic disorder with or without agoraphobia - Systematic review. Br J Psychiatry 2006; 188: 305-312.

21 Gisbert JP, Gonzalez L, Calvet X, Roque M, Gabriel R, Pajares JM. Helicobacter pylori eradication: Proton pump inhibitor versus ranitidine bismuth citrate plus two antibiotics for 1 week. A meta-analysis of efficacy. Aliment Pharmacol Ther 2000; 14(9): 1141-1150.

22 Hasselblad V, Kong DF, Hasselblad V, Kong DF. Statistical methods for comparison to placebo in active-control trials 209. Drug Inform J 2001; 435-449.

23 Hillier SL, Hollohan V. Vestibular rehabilitation for unilateral peripheral vestibular dysfunction. Cochrane Database of Syst Rev 2007; (2007 Issue 4): CD005397.

24 Institut fuer Qualitaet und Wirtschaftlichkeit im Gesundheitswesen. Stem cell transplantation in adults with acute lymphoblastic leukaemia (ALL) or acute myeloid leukaemia (AML). Köln: Institut für Qualität und Wirtschaftlichkeit im Gesundheitswesen (IQWiG) 2007.

25 King S, Griffin S, Hodges Z, Weatherly H, Asseburg C, Richardson G, Golder S, Taylor E, Drummond M, Riemsma R. A systematic review and economic model of the effectiveness and cost-effectiveness of methylphenidate, dexamfetamine and atomoxetine for the treatment of attention deficit hyperactivity disorder in children and adolescents. Health Technol Assess 2006; 10(23): 1-162.

26 Kotalik J, Yu E, Markman BR, Gagliardi A, Evans WK. Cancer Care Ontario Practice Guidelines Initiative Homepage © 2004. Prophylactic cranial irradiation in small cell lung cancer. www.cancercare.on.ca/pdf/pebc7-13-2f.pdf (20.02.2008).

27 Lotan Y, Gettman MT, Roehrborn CG, Cadeddu JA, Pearle MS. Management of ureteral calculi: A cost comparison and decision making analysis. J Urol 2002; 167(4): 1621-1629.

28 Lubomski LH, Magaziner J, Sprintz M, Kempen J, Reeves SW, Robinson KA, Bass EB. Anesthesia management during cataract surgery. Rockville, MD, USA: Agency for Healthcare Research and Quality 2001

29 MacFadyen CA, Acuin JM, Gamble C. Topical antibiotics without steroids for chronically discharging ears with underlying eardrum perforations. Cochrane Database of Syst Rev 2005; (4): CD004618.

30 Martin CW, WCB Evidence Practice Group. Artificial cervical and lumbar disc implants: A review of the literature. Work Safe BC 2005

31 McQuay HJ, Moore RA. Dose-response in direct comparisons of different doses of aspirin, ibuprofen and paracetamol (acetaminophen) in analgesic studies. Br J Clin Pharmacol 2007; 63(3): 271-278.

32 Molloy D, Kaloo PD, Cooper M, Nguyen T, V. Laparoscopic entry: A literature review and analysis of techniques and complications of primary port entry. Aust N Z J Obstet Gynaecol 2002; 42(3 Suppl 2): 246-254.

33 Mukherjee D, Nissen SE, Topol EJ. Risk of cardiovascular events associated with selective COX-2 inhibitors. JAMA 2001; 286(8): 954-959.

34 Pandor A, Eggington S, Paisley S, Tappenden P, Sutcliffe P. The clinical and cost-effectiveness of oxaliplatin and capecitabine for the adjuvant treatment of colon cancer: Systematic review and economic evaluation. Heath Technol Assess 2006; 10(41): 1-204.

35 Playford EG, Webster AC, Sorell TC, Craig JC. Antifungal agents for preventing fungal infections in solid organ transplant recipients. Cochrane Database of Syst Rev 2004(3): CD004291.

36 Radke PW, Kaiser A, Frost C, Sigwart U. Outcome after treatment of coronary in-stent restenosis: Results from a systematic review using meta-analysis techniques. Eur Heart J 2003; 24(3): 266-273.

37 Richy F, Bruyere O, Ethgen O, Cucherat M, Honrotin Y, Reginster J. Structural and symptomatic efficacy of glucsamine and chondroitin in knee osteoarthritis: A comprehensive meta-analysis. Arch Intern Med 2003; 163(13): 1514-1522.

38	Rodgers A, Walker N, Schug S, McKee A, Kehlet H, van ZA, Sage D, Futter M, Saville G, Clark T, MacMahon S. Reduction of postoperative mortality and morbidity with epidural or spinal anaesthesia: Results from overview of randomised trials. BMJ 2000; 321: 1493-1497.
39	Rostom A, Goldkind L, Laine L. Nonsteroidal anti-inflammatory drugs and hepatic toxicity: A systematic review of randomized controlled trials in arthritis patients. Clin Gastroenterol Hepatol 2005; 3(5): 489-498.
40	Sampaio C, Costa J, Ferreira JJ. Clinical comparability of marketed formulations of botulinum toxin. Mov Disord 2004; 19(Suppl 8): 129-136.
41	Song F, Altman DG, Glenny AM, Deeks JJ. Validity of indirect comparison for estimating efficacy of competing interventions: Empirical evidence from published Metaanalyses. BMJ 2003; 326(7387)
42	Soomro GM, Altman D, Rajagopal S, Oakley-Browne M. Selective serotonin re-uptake inhibitors (SSRIs) versus placebo for obsessive compulsive disorder (OCD). Cochrane Database Syst Rev 2008; (1): CD001765
43	Sprague DA, Loewen PS, Raymond CB. Selection of atypical antipsychotics for the management of schizophrenia. Ann Pharmacother 2004; 38(2): 313-319.
44	Tomiak E, Verma S, Levine M, Pritchard K, Sawka C, Breast Cancer Disease Site Group. Use of capecitabine in state IV breast cancer: An evidence summary. Curr Oncol 2000; 7(2): 84-90.
45	Torrens M, Fonseca F, Mateu G, Farre M. Efficacy of antidepressants in substance use disorders with and without comorbid depression: A systematic review and meta-analysis. Drug Alcohol Depend 2005; 78(1): 1-22.
46	Ward S, Kaltenthaler E, Cowen J, Brewer N. Clinical and cost-effectiveness of capecitabine and tegafur with uracil for the treatment of metastatic colorectal cancer: Systematic review and economic evaluation. 2003.
47	Woods SW, Gueorguieva RV. Control group bias in randomized atypical antipsychotic medication trials for schizophrenia. Arch Gen Psychiatry 2005; 96: 1-970.
48	Zhang WY, Po AL, Dua HS, Zuara-Blanco A. Meta-analysis of randomised controlled trials comparing latanoprost with timolol in the treatment of patients with open angle glaucoma or ocular hypertension. Br J Ophthalm 2001; 85(8): 983-990.

5. Ausschlussgrund: Publikationen, ausschließlich methodischen Inhalts, die keine Anleitung geben, wie indirekte Vergleiche therapeutischer Interventionen durchzuführen sind oder eine Methode zur Durchführung indirekter Vergleiche validieren oder bewerten.

1	Alioum A, Dabis F, Quae-Merchadou L, Haverkamp G, Hudgens M, Hughes J, Karon J, Leroy V, Newell ML, Richardson B, Weverling GJ. Estimating the efficacy of interventions to prevent mother-to-child transmission of HIV in breast-feeding populations: Development of a consensus methodology. Stat Med 2001; 20(23): 3539-3556.
2	Antman EM, Ferguson JJ. Should evidence-based proof of efficacy as defined for a specific therapeutic agent be extrapolated to encompass a therapeutic class of agents? Circulation 2003; 108(21): 2604-2607.
3	Atkins D, Best D, Briss PA, Eccles M, Falck-Ytter Y, Flottorp S, Guyatt GH, Harbour RT, Haugh MC, Henry D, Hill S, Jaeschke R, Leng G, Liberati A, Magrini N, Mason J, Middleton P, Mrukowicz J, O'Connell D, Oxman AD, Phillips B, Williams HJW, Zaza S. Grading quality of evidence and strength of recommendations. BMJ 2004; 328(7454): 1490-1494.
4	Baker SG, Kramer BS. The transitive fallacy for randomized trials: If A bests B and B bests C in separate trials, is A better than C? BMC Med Res Methodol 2002; 2:13.
5	Bansback N, Maetzel A, Drummond M, Anis A, Marra C, Conway P, Boers M, Tugwell P, Boonen A. Considerations and preliminary proposals for defining a reference case for economic evaluations in ankylosing spondylitis. J Rheumatol 2007; 34(5): 1178-1183.
6	Begg CB, Pilote L. A model for incorporating historical controls into a meta-analysis. Biometrics 1991; 47(3): 899-906.
7	Berkey CS, Anderson JJ, Hoaglin DC. Multiple-outcome meta-analysis of clinical trials. Stat Med 1996; 15(5): 537-557.
8	Berlin JA, Santanna J, Schmid CH, Szczech LA, Feldman HI. Individual patient- versus group-level data Metaregressions for the investigation of treatment effect modifiers: Ecological bias rears its ugly head. Stat Med 2002; 21(3): 371-387.

9	Beydoun A, Kutluay E. Conversion to monotherapy - Clinical trials in patients with refractory partial seizures. Neurology 2003; 60(11): 13-25.
10	Bien CG, Elger CE. Monotherapy trials in antiepileptic drugs: Are modified presurgical studies a way out of the dilemma? Epilepsy Res 2001; 44(N1): 1-5.
11	Bouvenot G. Quantification of pharmacological progress by the French national health authorities. Bull Acad Natl Med 2006; 190(4-5): 893-903.
12	Brody BA, Dickey N, Ellenberg SS, Heaney RP, Levine RJ, O'Brien RL, Purtilo RB, Weijer C. Is the use of placebo controls ethically permissible in clinical trials of agents intended to reduce fractures in osteoporosis? J Bone Miner Res 2003; 18(6): 1105-1109.
13	Buchner T, Dohner H, Ehninger G, Ganser A, Niederwieser D, Hasford J. Cross-trial networking in AML: A step forward rather than corner cutting. Leuk Res 2004; 28(6): 649-650.
14	Califf RM. Benefit assessment of therapeutic products: The centers for education and research on therapeutics. Pharmacoepidemiol Drug Saf 2007; 16(N1): 5-16.
15	Chow SC, Shao J. On non-inferiority margin and statistical tests in active control trials. Stat Med 2006; 25(7): 1101-1113.
16	Clarke MJ, Stewart AL. Obtaining data from randomised controlled trials: How much do we need for reliable and informative Metaanalyses? BMJ 1994; 309(6960): 1007-1010.
17	Mason JM, Mason AR. The generalisability of pharmacoeconomic studies. Issues and challenges ahead. Pharmacoeconomics 2006; 24(10): 937-945.
18	Drummond M, Sculpher M. Common methodological flaws in economic evaluations. Med Care 2005; 43(7): 5-14.
19	Engels EA, Schmid CH, Terrin N, Olkin I, Lau J. Heterogeneity and statistical significance in meta-analysis: An empirical study of 125 Metaanalyses. Stat Med 2000; 19(13): 1707-1728.
20	Gardiner JC, Huebner M, Jetton J, Bradley CJ. On parametric confidence intervals for the cost-effectiveness ratio. Biometrical Journal 2001; 43(3): 283-296.
21	Hauck WW, Anderson S. Some issues in the design and analysis of equivalence trials. Drug Inform J 1999; 33: 109-118.
22	Higgins JP, Whitehead A, Turner RM, Omar RZ, Thompson SG. Meta-analysis of continuous outcome data from individual patients. Stat Med 2001; 20(15): 2219-2241.
23	Hung HMJ, Wang SJ, O'Neill R. A regulatory perspective on choice of margin and statistical inference issue in non-inferiority trials. Biometrical Journal 2005; 47(1): 28-36.
24	Hung HMJ, Wang SJ, O'Neill R. Issues with statistical risks for testing methods in noninferiority trial without a placebo arm. J Biopharm Stat 2007; 17(2): 201-213.
25	N. N. International Conference on Harmonisation Homepage © 1998. ICH Harmonised Tripartite Guideline. Choice of control group and related issues in clinical trials. www.ich.org/LOB/media/MEDIA385.pdf (15.07.2008).
26	Kaul S., Diamond GA. Good enough: A primer on the analysis and interpretation of noninferiority trials. Ann Inter Med 2006; 145(1): 62-69.
27	Kaul S, Diamond GA. Making sense of noninferiority: A clinical and statistical perspective on its application to cardiovascular clinical trials. Prog Cardiovasc Dis 2007; 49(4): 284-299.
28	Khan KS, ter Ried G, Glanville J, Sowden AJ, Kleijnen J. University of York Homepage © 2001. CRD Report 4. www.york.ac.uk/inst/crd/report4.htm (20.04.2008).
29	Lambert PC, Sutton AJ, Abrams KR, Jones DR. A comparison of summary patient-level Covariates in Metaregression with individual patient data meta-analysis. J Clin Epidemiol 2002; 55(1): 86-94.
30	Li Z, Begg CB. Random effects models for combining results from controlled and uncontrolled studies in a meta-analysis. J Am Stat Assoc 1994; 89: 1523-1527.
31	Manca A, Willan AR. 'Lost in translation' - Accounting for between-country differences in the analysis of multinational cost-effectiveness data. Pharmacoeconomics 2006; 24(11): 1101-1119.
33	McAlister FA, Laupacis A, Wells GA, Sackett DL. Users' guides to the medical literature - XIX. Applying clinical trial results - B. Guidelines for determining whether a drug is exerting (more than) a class effect. JAMA 1999; 282(14): 1371-1377.

34 Phillips A. Trial and error: Cross-trial comparisons of antiretroviral regimens. AIDS 2003; 17(4): 619-623.

35 Raghunathan TE. Pooling controls from different studies. Stat Med 1991; 10(9): 1417-1426.

36 Sanchez OD, Latorre FP, Blanco MP, Bosch PV. Therapeutic equivalence: Concept and evidence levels. Med Clin (Barc) 2007; 129(19): 736-745.

37 Santaguida PL, Helfand M, Raina P. Challenges in systematic reviews that evaluate drug efficacy or effectiveness. Ann Intern Med 2005; 142(12): 1066-1072.

38 Schneeweiss S. Developments in post-marketing comparative effectiveness research. Clin Pharmacol Ther 2007; 82(2): 143-156.

39 Siegel JP. Equivalence and non-inferiority trials. Am Heart J 2000; 139: 166-170.

40 Smith CT, Williamson PR, Marson AG. Investigating heterogeneity in an individual patient data meta-analysis of time to event outcomes. Stat Med 2005; 24(9): 1307-1319.

41 Spiegelhalter DJ. Incorporating Bayesian ideas into health-care evaluation. Stat Sci 2004; 19(1): 156-174.

42 Sutton AJ, Higgins JP. Recent developments in meta-analysis. Stat Med 2008; 27(5): 625-650.

43 Thompson SG. Why and how sources of heterogeneity should be investigated. In: Egger M, Davey Smith G, and Altman DG (Eds). Systematic reviews in health care: Meta-analysis in context. 2 ed. London, 2001, pp 157-175.

44 Tosteson AN, Jönsson B, Grima DT, O'Brien BJ, Black DM, Adachi JD. Challenges for model-based economic evaluations of postmenopausal osteoporosis interventions. Osteoporos Int 2001; 12(10): 849-857.

45 Willan AR. Analysis, sample size and power for estimating incremental net health benefit from clinical trial data. Control Clin Trials 2001; 22(3): 228-237.

46-65 Hinzu kommen unter diesem Ausschussgrund die 20 ausgeschlossenen Methodenpapiere, die bei der Handsuche auf den Internetseiten der HTA-Institutionen gefunden wurden (siehe Tabelle 23, S. 163)

6. Ausschlussgrund: Mehrfachpublikationen mit identischem Inhalt

1 Ades AE, Sculpher M, Sutton A, Abrams K, Cooper N, Welton N, Lu GB. Bayesian methods for evidence synthesis in cost-effectiveness analysis. Pharmacoeconomics 2006; 24(1): 1-19.

2 Ferrari MD. Current perspectives on effective migraine treatments: Are small clinical differences important for patients? Drugs Today 2003; 39: 37-41.

3 Guyatt GH, Cranney A, Griffith L, Walter S, Krolicki N, Favus M, Rosen C. Summary of Metaanalyses of therapies for postmenopausal osteoporosis and the relationship between bone density and fractures. Endocrinol Metab Clin North Am 2002; 31(3): 659-679

4 Nixon R, Bansback N, Brennan A. The efficacy of inhibiting tumour necrosis factor alpha and interleukin 1 in patients with rheumatoid arthritis: A meta-analysis and adjusted indirect comparisons. Rheumatology (Oxford) 2007; 46(7): 1140-1147

5 Playford EG, Webster AC, Sorrell TC, Craig JC. Systematic review and meta-analysis of antifungal agents for preventing fungal infections in liver transplant recipients. Eur J Clin Microbiol Infect Dis 2006; 25(9): 549-561

6 Wehren LE, Hosking D, Hochberg MC, Melton M, Ross PD. Adjusted indirect comparisons to assess the relative efficacy of osteoporosis treatments. Osteoporosis Int 2003; 14: 75-76

7. Ausschlussgrund: Kosten-Nutzen-Betrachtungen, für die keine systematische Literaturrecherche durchgeführt wurde

1 Bachmann MO. Effectiveness and cost effectiveness of early and late prevention of HIV/AIDS progression with antiretrovirals or antibiotics in Southern African adults. AIDS Care 2006; 18(2): 109-120.

2 Bansback NJ, Brennan A, Ghatnekar O. Cost effectiveness of adalimumab in the treatment of patients with moderate to severe rheumatoid arthritis in Sweden. Ann Rheum Dis 2005; 64(7): 995-1002.

3 Bjorvatn A, Kristiansen F. Fondaparinux sodium compared with enoxaparin sodium: A cost-effectiveness analysis. Am J Cardiovasc Drugs 2005; 5(2): 121-130.

4 Borghi J, Guest JF. Economic impact of using mirtazapine compared to amitriptyline and fluoxetine in the treatment of moderate and severe depression in the UK. Eur Psychiatry 2000; 15(6): 378-387.

5 Botteman M, Barghout V, Stephens J, Hay J, Brandman J, Aapro M. Cost effectiveness of bisphosphonates in the management of breast cancer patients with bone metastases. Ann Oncol 2006; 17(7): 1072-1082.

6   Brown MCJ, Van Loon JMT, Guest JF, Brown MCJ, Van Loon JMT, Guest JF. Cost-effectiveness of mirtazapine relative to amitriptyline in the treatment of moderate and severe depression in France. Eur Psychiatry 1999; 197-208.

7   Calvert NW, Burch SP, Fu AZ, Reeves P, Thompson TR. The cost-effectiveness of lamotrigine in the maintenance treatment of adults with bipolar I disorder. J Manag Care Pharm 2006; 12(4): 8322-330.

8   Chan PS, Vijan S, Morady F, Oral H. Cost-effectiveness of radiofrequency catheter ablation for atrial fibrillation. J Am Coll Cardiol 2006; 47(12): 2513-2520.

9   Choi HK, Seeger JD, Kuntz KM. A cost effectiveness analysis of treatment options for methotrexate-naive rheumatoid arthritis. J Rheumatol 2002; 29(6): 1156-1165.

10 Cowper PA, DeLong ER, Whellan DJ, LaPointe NM, Califf RM. Economic effects of beta-blocker therapy in patients with heart failure. Am J Med 2004; 116(2): 104-111.

11 Dewilde S, Turk F, Tambour M, Sandstrom T. The economic value of anti-IgE in severe persistent, IgE-mediated (allergic) asthma patients: Adaptation of INNOVATE to Sweden. Curr Med Res Opin 2006; 22(9): 1765-1776.

12 Dominguez-Gil A, Martin I, Garcia VM, Del CA, Diaz S, Sanchez C. Economic evaluation of voriconazole versus caspofungin for the treatment of invasive aspergillosis in Spain. Clin Drug Investig 2007; 27(3): 197-205.

13 Eggington S, Tappenden P, Pandor A, Paisley S, Saunders M, Seymour M, Sutcliffe P, Chilcott J. Cost-effectiveness of oxaliplatin and capecitabine in the adjuvant treatment of stage III colon cancer. Br J Cancer 2006; 95(9): 1195-1201.

14 Ess SM, Schaad UB, Gervaix A, Pinosch S, Szucs TD. Cost-effectiveness of a pneumococcal conjugate immunisation program for infants in Switzerland. Vaccine 2003; 21(23): 3273-3281.

15 Freedberg KA, Losina E, Weinstein MC, Paltiel AD, Cohen CJ, Seage GR, Craven DE, Zhang H, Kimmel AD, Goldie SJ. The cost effectiveness of combination antiretroviral therapy for HIV disease. N Engl J Med 2001; 344(11): 824-831.

16 Frighetto L, Loewen PS, Dolman J, Marra CA. Cost-effectiveness of prophylactic dolasetron or droperidol vs. rescue therapy in the prevention of PONV in ambulatory gynecologic surgery. Can J Anaesth 1999; 46(6): 536-543.

17 Goeree R, Blackhouse G, Adachi J. Cost-effectiveness of alternative treatments for women with osteoporosis in Canada. Curr Med Res Opin 2006; 22(7): 1425-1436.

18 Heaney DC, Shorvon SD, Sander JW, Boon P, Komarek V, Marusic P, Dravet C, Peerucca E, Majkowski J, Lopes LJ, Arroyo S, Tomson T, Ried S, van Donselaar C, Eskazan E, Peeters P, Carita P, Hung I, Myon E, Taieb C. Cost minimization analysis of antiepileptic drugs in newly diagnosed epilepsy in 12 European countries. Epilepsia 2000; 41(Suppl 5): 37-44.

19 Hur C, Nishioka NS, Gazelle GS. Cost-effectiveness of aspirin chemoprevention for Barrett's esophagus. J Natl Cancer Inst 2004; 96(4): 316-325.

20 Jansen JP, Meis JF, Blijlevens NM, van't Wout JW. Economic evaluation of voriconazole in the treatment of invasive aspergillosis in the Netherlands. Curr Med Res Opin 2005; 21(10): 1535-1546.

21 Kongsakon R, Leelahanaj T, Price N, Birinyi-Strachan L, Davey P. Cost analysis of the treatment of schizophrenia in Thailand: A simulation model comparing olanzapine, risperidone, quetiapine, ziprasidone and haloperidol. J Med Assoc Thai 2005; 88(9): 1267-1277.

22 Malone DC, Tran TT, Poordad FF. Cost-efficacy analysis of peginterferon alfa-2b plus ribavirin compared with peginterferon alfa-2a plus ribavirin for the treatment of chronic hepatitis C. J Manag Care Pharm 2005; 11(8): 687-694.

23 Marchetti M, Cavallo MC, Annoni E, Gerzeli S. Cost-utility of inhaled corticosteroids in patients with moderate-to-severe asthma. Expert Rev Pharmacoeconomics Outcomes Res 2004; 43(5): 549-564.

24 Messori A, Bosi A, Bacci S, Laszlo D, Trippoli S, Locatelli F, Van Lint MT, Di Bartolomeo P, Amici A. Retrospective survival analysis and cost-effectiveness evaluation of second allogeneic bone marrow transplantation in patients with acute leukemia. Bone Marrow Transplant 1999; 23(5): 489-495.

25 Mohr PE, Neumann PJ, Franco SJ, Marainen J, Lockridge R, Ting G. The case for daily dialysis: Its impact on costs and quality of life. Am J Kidney Dis 2001; 37(4): 777-789.

26 Russo MW, Zacks SL, Sandler RS, Brown RS. Cost-effectiveness analysis of transjugular intrahepatic portasystemic shunt (TIPS) versus endoscopic therapy for the prevention of recurrent esophageal variceal bleeding. Hepatology 2000; 31(2): 358-363.

27	Scanlon E, Karlsmark T, Leaper DJ, Carter K, Poulsen PB, Hart-Hansen K, Hahn TW. Cost-effective faster wound healing with a sustained silver-releasing foam dressing in delayed healing leg ulcers: A health-economic analysis. Int Wound J 2005; 2(2): 150-160.
28	Schnitzler MA, Woodward RS, Lowell JA, Singer GG, Brennan DC. Ten-year cost effectiveness of alternative immunosuppression regimens in cadaveric renal transplantation. Transplant Proc 1999; 31(3B Suppl S): 19-21.
29	Shanahan MD, Doran CM, Digiusto E, Bell J, Lintzeris N, White J, Ali R, Saunders JB, Mattick RP, Gilmour S. A cost-effectiveness analysis of heroin detoxification methods in the Australian National Evaluation of Pharmacotherapies for Opioid Dependence (NEPOD). Addict Behav 2006; 31(3): 371-387.
30	Simon J, Gray A, Du L. Cost-effectiveness of prophylactic magnesium sulphate for 9996 women with preeclampsia from 33 countries: Economic evaluation of the Magpie Trial. Int J Obst Gynaecol 2006; 113(2): 144-151.
31	Song F, Raftery J, Aveyard P, Hyde C, Barton P, Woolacott N. Cost-effectiveness of pharmacological interventions for smoking cessation: A literature review and a decision analytic analysis. Med Decis Making 2002; 22 (Suppl): 26-37.
32	Starling N, Tilden D, White J, Cunningham D. Cost-effectiveness analysis of cetuximab/irinotecan vs active/best supportive care for the treatment of metastatic colorectal cancer patients who have failed previous chemotherapy treatment. Br J Cancer 2007; 96(2): 206-212.
33	Tarride JE, Gordon A, Vera-Llonch M, Dukes E, Rousseau C. Cost-effectiveness of pregabalin for the management of neuropathic pain associated with diabetic peripheral neuropathy and postherpetic neuralgia: A Canadian perspective. Clin Ther 2006; 28(11): 1922-1934.
34	Taylor RJ, Taylor RS. Spinal cord stimulation for failed back surgery syndrome: A decision-analytic model and cost-effectiveness analysis. Int J Technol Assess Health Care 2005; 21(3): 351-358.
35	UK700 Group. Cost-effectiveness of intensive vs. standard case management for severe psychotic illness. Br J Psychiatry 2000; 176: 537-543.
36	VA-HIT Study Group. Cost-effectiveness of gemfibrozil for coronary heart disease patients with low levels of high-density lipoprotein cholesterol. Arch Intern Med 2002; 162: 177-182.
37	Vale L, Grant A, McCormack K, Scott NW, EU Hernia Trialists Collaboration. Cost-effectiveness of alternative methods of surgical repair of inguinal hernia. Int J Technol Assess Health Care 2004; 20(2): 192-200.
38	Van Baardewijk M, Vis PM, Einarson TR. Cost effectiveness of duloxetine compared with venlafaxine-XR in the treatment of major depressive disorder. Curr Med Res Opin 2005; 21(8): 1271-1279.
39	Verma S, Rocchi A. Economic evaluation of antiaromatase agents in the second-line treatment of metastatic breast cancer. Support Care Cancer 2003; 11(11): 728-734.
40	Wang PS, Ganz DA, Benner JS, Glynn RJ, Avorn J. Should clozapine continue to be restricted to third-line status for schizophrenia: A decision-analytic model. J Ment Health Policy Econ 2004; 7: 77-85.

8. Ausschlussgrund: Der Volltext konnte nicht beschafft werden, da der Artikel nicht über Subito bestellbar war, nur in einem Buch erschienen ist oder bisher nur der Abstract oder das Protokoll publiziert wurde

1	Armitage P, Berry G. The sampling error of a difference. Stat Methods Med Res. 2 ed. Oxford, 1987, pp 88-90.
2	Belsey J. Reconciling effectiveness and tolerability in oral triptan therapy: A quantitative approach to decision making in migraine management. J Clin Res 2001; 4: 105-125.
3	Belsey JD. The clinical and financial impact of oral triptans: An updated meta-analysis. J Med Econ 2002; 5: 79-89.
4	Clarke M. Individual patient data meta-analyses compared with meta-analyses based on aggregate data. Cochrane Database Syst Rev 2008
5	Djulbegovic B. New treatments compared to established treatments in randomized trials. Cochrane Database Syst Rev 2008.

6	Eisenberg MJ, Yavin D, Filion KB, Belisle P, Joseph L, Gervais A, O'Loughlin J, Paradis G, Rinfret S, Pilote L. A hierarchical Bayesian meta-analysis of randomized controlled trials of smoking cessation pharmacotherapies. Circulation 2006; 114(18, Suppl S): 855.
7	Hansen RA, Gaynes BN, Gartlehner G, Moore CG, Tiwari R, Lohr KN. Efficacy and tolerability of second-generation antidepressants in social anxiety disorder. Int Clin Psychopharmacol 2008; 23(3): 170-179.
8	Jansen JP, Crawford B. A Bayesian approach to predict effectiveness of newly introduced drugs in daily practice based on the relation between efficacy and effectiveness of competing interventions. Value Health 2006; 9(3): 62.
9	Mainland D: The treatment of clinical and laboratory data. Edinburgh, 1938.
10	Norris SL, Carson S, Roberts C. Comparative effectiveness of pioglitazone and rosiglitazone in type 2 diabetes, prediabetes, and the metabolic syndrome: A meta-analysis. Curr Diabetes Rev 2007; 3(2): 127-140.
11	Senn S. Active control equivalence trials. Statistical issues in drug development. Chichester, 2002, pp 207-217.
12	Song F, Altman DG, Glenny A, Eastwood AJ, Deeks JJ. Adjusted indirect comparison for estimating relative effects of competing healthcare interventions. Cochrane Database Syst Rev 2007; (4): MR000020.
13	Sutton AJ, Abrams KR, Jones DR, Sheldon TA: Methods fo meta-analysis in medical research. Chichester, 2000.
14	Swart AM, Burdett S, Ledermann J, Mook P, Parmar MK. Why i. p. therapy cannot yet be considered as a standard of care for the first-line treatment of ovarian cancer: A systematic review. Ann Oncol 2007.

9. Ausschlussgrund: Systematische Übersichtsarbeiten, die den indirekten Vergleich überwiegend auf Basis von nicht-randomisierten oder nicht-kontrollierten Studien durchführten

1	Anderson R, Dyer M, Garside R, Mealing S, Pitt M, Price A, Rogers G, Somerville M, Stein K. The effectiveness and cost-effectiveness of carmustine implants and temozolomide for the treatment of newly diagnosed high-grade glioma: A systematic review and economic evaluation. Health Technol Assess 2007; 11(45)
2	Blue Cross Blue Shield Association. Metal-on-metal total hip resurfacing. Chicago IL: Blue Cross Blue Shield Association (BCBS) 2007
3	Caro JJ, Huybrechts KF, Green TC. Estimates of the effect on hepatic iron of oral deferiprone compared with subcutaneous desferrioxamine for treatment of iron overload in thalassemia major: A systematic review. BMC Blood Disord 2002; 2:4.
4	De Gans K, Nieuwkamp DJ, Rinkel GJ, Algra A. Timing of aneurysm surgery in subarachnoid hemorrhage: A systematic review of the literature. Neurosurgery 2002; 50(2): 336-340.
5	Hazel SJ. Systematic review of intraoperative ablation for the treatment of atrial fibrillation. North Adelaide, S.Australia, Australian Safety and Efficacy Register of New Interventional Procedures-Surgical 2004
6	Jones SC. Relative thromboembolic risks associated with COX-2 inhibitors. Ann Pharmacother 2005; 39(7-8): 1249-1259.
7	Le Saux et al.. Shorter courses of parenteral antibiotic therapy do not appear to influence response rates for children with acute hematogenous osteomyelitis: A systematic review. BMC Infect Dis 2002; 2:16.
8	Kanjeekal S, Chambers A, Fung MF, Verma S. Systemic therapy for advanced uterine sarcoma: A systematic review of the literature. Gynecol Oncol 2005; 97(2): 624-637.
9	Kwon BK, Hilibrand AS, Malloy K, Savas PE. A critical analysis of the literature regarding surgical approach and outcome for adult low-grade isthmic spondylolisthesis. DARE 2007; (4): DA20053922.
10	Pasquina P, Tramer MR, Walder B. Prophylactic respiratory physiotherapy after cardiac surgery: Systematic review. BMJ 2003; 327(7428): 1379.
11	Taylor RS, Taylor RJ, Fritzell P. Balloon kyphoplasty and vertebroplasty for vertebral compression fractures: A comparative systematic review of efficacy and safety. Spine 2006; 31(23): 2747-2755.

7.5 Nach Durchsicht im Volltext eingeschlossene Literatur

Tabelle 25: Eingeschlossene Literatur, sortiert von Typ-1- bis Typ-5-Publikationen mit Zuordnung zu der in der jeweiligen Publikation behandelten oder eingesetzten Methode des indirekten Vergleichs

Autor, Jahr	Methodengruppe des indirekten Vergleichs
Typ-1-Publikationen	
Cochrane Handbuch[9] 2008	Adjustierter indirekter Vergleich
Ades et al.[25] 2003	Netzwerk-Meta-Analyse
Ades et al.[27] 2006	Netzwerk-Meta-Analyse
Ades et al.[28] 2007	Netzwerk-Meta-Analyse
Brown et al.[58] 1999	Meta-Regression (Gemischtes Modell)
Eddy[99] 1989	Netzwerk-Meta-Analyse
Eddy et al.[101] 1990	Netzwerk-Meta-Analyse
Eddy et al.[100] 1992	Netzwerk-Meta-Analyse
Gartlehner et al.[110] 2008	Nicht-adjustierter indirekter Vergleich, adjustierter indirekter Vergleich, Meta-Regression
Glenny et al.[115] 2005	Nicht-adjustierter indirekter Vergleich, adjustierter indirekter Vergleich, Meta-Regression, Meta-Regression (Gemischtes Modell)
Gleser et al.[116] 2001	Netzwerk-Meta-Analyse
Goadsby et al.[117] 1999	Adjustierter indirekter Vergleich
Hasselblad et al.[124] 1995	Netzwerk-Meta-Analyse
Hasselblad et al.[122] 1998	Meta-Regression (Gemischtes Modell)
Hirotsu et al.[130] 1999	Netzwerk-Meta-Analyse
Lu und Ades[162] 2004	Netzwerk-Meta-Analyse
Lu et al.[163] 2007	Netzwerk-Meta-Analyse
Lu und Ades[164] 2006	Netzwerk-Meta-Analyse
Lumley[165] 2002	Netzwerk-Meta-Analyse
Salanti et al.[211] 2007	Netzwerk-Meta-Analyse
Salanti et al.[212] 2008	Netzwerk-Meta-Analyse
Smith et al.[221] 1995	Meta-Regression mit Bayes' Theorem
Song et al.[224] 2000	Nicht-adjustierter indirekter Vergleich, adjustierter indirekter Vergleich
Spiegelhalter et al.[227] 2004	Netzwerk-Meta-Analyse
Sutton et al.[232] 2007	Netzwerk-Meta-Analyse
Thompson und Sharp[243] 1999	Meta-Regression
Thompson und Higgins[242] 2002	Meta-Regression
Turner et al.[253] 2000	Meta-Regression (Gemischtes Modell)
Van Houwelingen et al.[259] 2002	Meta-Regression

Zusätzlich zur Methodenbeschreibung, und somit als Typ-1-Publikation, werden einige systematische Reviews verwendet, die auch Anwendungsbeispiele enthalten und deshalb bei den Typ-4- oder Typ-5-Publikationen aufgelistet sind. Es handelt sich um:

Bucher et al. 1997[61] (Adjustierter indirekter Vergleich) -> Bei den Typ-4-Publikationen
Dominici et al.[94] (Netzwerk-Meta-Analyse) -> Bei den Typ-4-Publikationen
Higgins et al. 1996[126] (Netzwerk-Meta-Analyse) -> Bei den Typ-5-Publikationen

Autor, Jahr	Methodengruppe des indirekten Vergleichs
Typ-2-Publikationen	
Abou-Setta[22] 2006	Adjustierter indirekter Vergleich zweier Einzelstudien
Berry[50] 2005	Narrativer indirekter Vergleich ohne Meta-Analyse(n)
Boland et al.[53] 2003	Nicht-adjustierter indirekter Vergleich zweier Einzelstudien
Clegg et al.[77] 2002	Narrativer indirekter Vergleich ohne Meta-Analyse(n)
Hofmann et al.[132] 2003	Adjustierter indirekter Vergleich zweier Einzelstudien
Ijsselmuiden et al.[135] 2003	Narrativer indirekter Vergleich ohne Meta-Analyse(n)
Jones et al.[140] 2004	Adjustierter indirekter Vergleich zweier Einzelstudien
Kristensen et al.[145] 2007	Adjustierter und nicht-adjustierter indirekter Vergleich zweier Einzelstudien
Quan et al.[197] 2006	Narrativer indirekter Vergleich ohne Meta-Analyse(n)
Richardson et al.[201] 2007	Narrativer indirekter Vergleich ohne Meta-Analyse(n)
Roozen et al.[208] 2007	Narrativer indirekter Vergleich ohne Meta-Analyse(n)
Swift et al.[236] 2005	Adjustierter indirekter Vergleich zweier Einzelstudien
Vale et al.[255] 2004	Narrativer indirekter Vergleich ohne Meta-Analyse(n)
Verma et al.[262] 2003	Narrativer indirekter Vergleich ohne Meta-Analyse(n)
Ward et al.[264] 2007	Narrativer indirekter Vergleich ohne Meta-Analyse(n)
Yabroff et al.[274] 2000	Narrativer indirekter Vergleich ohne Meta-Analyse(n)
Typ-3-Publikationen	
Keine	
Typ-4-Publikationen	
Abou-Setta[23] 2007	Adjustierter indirekter Vergleich über einen Gesamteffektschätzer (Methode nach Bucher)
Adelman und Belsey[24] 2003	Nicht-adjustierter indirekter Vergleich mithilfe eines statistischen Tests
Bakker et al.[38] 1998	Nicht-adjustierter indirekter Vergleich mithilfe eines statistischen Tests
Balk et al.[39] 2003	Adjustierter indirekter Vergleich durch Betrachtung der Überlappung von Konfidenzintervallen
Barden et al.[41] 2004	Adjustierter indirekter Vergleich durch Betrachtung der Überlappung von Konfidenzintervallen
Berner et al.[48] 2006	Adjustierter indirekter Vergleich über einen Gesamteffektschätzer (Methode nach Bucher)
Berry et al.[49] 2005	Nicht-adjustierter indirekter Vergleich über einen Gesamteffektschätzer
Bhandari et al.[51] 2001	Adjustierter indirekter Vergleich über einen Gesamteffektschätzer (Methode nach Bucher)
Biondi-Zoccai et al.[52] 2005	Adjustierter indirekter Vergleich über einen Gesamteffektschätzer (Publikation von Song 2003 zitiert, was der Methode nach Bucher entspricht)
Bottomley et al.[56] 2007	Nicht-adjustierter indirekter Vergleich über einen Gesamteffektschätzer
Buscemi et al.[64] 2007	Adjustierter indirekter Vergleich über einen Gesamteffektschätzer (Methode nach Bucher)
Büttner et al.[65] 2004	Adjustierter indirekter Vergleich durch Betrachtung der Überlappung von Konfidenzintervallen
Capstick et al.[67] 2005	Nicht-adjustierter indirekter Vergleich über einen Gesamteffektschätzer
Chen et al.[69] 2005	Nicht-adjustierter indirekter Vergleich mithilfe eines statistischen Tests

Autor, Jahr	Methodengruppe des indirekten Vergleichs
Clark et al.[74] 2004	Adjustierter indirekter Vergleich über einen Gesamteffektschätzer (Methodenberatung durch F. Song, was der Methode nach Bucher entspricht)
Collins et al.[79] 2007	Adjustierter indirekter Vergleich über einen Gesamteffektschätzer (Methode nach Bucher)
Coomarasamy et al.[81] 2003	Adjustierter indirekter Vergleich über einen Gesamteffektschätzer (Methode nach Bucher)
Cooper et al.[82] 2006	Netzwerk-Meta-Analyse
Coyle et al.[83] 2006	Nicht-adjustierter indirekter Vergleich narrativ
Davies et al.[86] 2006	Adjustierter indirekter Vergleich durch Betrachtung der Überlappung von Konfidenzintervallen
Dominici et al.[94] 1999	Netzwerk-Meta-Analyse
Eckert et al.[98] 2006	Meta-Regression (Gemischtes Modell)
Einarson et al.[102] 2000	Nicht-adjustierter indirekter Vergleich mithilfe eines statistischen Tests
Farré et al.[105]	Meta-Regression
Geddes et al.[113] 2000	Meta-Regression (mit Bayes'schem Verfahren)
Habib et al.[119] 2004	Adjustierter indirekter Vergleich durch Betrachtung der Überlappung von Konfidenzintervallen
Hind et al.[129] 2003	"Sonstige" Methode nach Moore et al. und Hind et al.
Hochberg et al.[131] 2003	Adjustierter indirekter Vergleich über einen Gesamteffektschätzer (Methode nach Bucher)
Indolfi et al.[136] 2005	Meta-Regression
Jansen et al.[137] 2006	Netzwerk-Meta-Analyse
Jones et al.[139] 2003	Adjustierter indirekter Vergleich durch Betrachtung der Überlappung von Konfidenzintervallen
Kahn et al.[143] 2001	Meta-Regression
Kearney et al.[142] 2006	Meta-Regression
Lancester und Stead[149] 2008	Adjustierter indirekter Vergleich durch Betrachtung der Überlappung von Konfidenzintervallen
Law et al.[152] 2003	Adjustierter indirekter Vergleich narrativ
Law et al.[151] 2003	Adjustierter indirekter Vergleich über einen Gesamteffektschätzer (Methode nach Bucher)
Lee et al.[153] 2005	Adjustierter indirekter Vergleich mithilfe eines statistischen Tests
Lee et al.[154] 2007	Adjustierter indirekter Vergleich über einen Gesamteffektschätzer (Methode nach Bucher)
Lee et al.[155] 2008	Adjustierter indirekter Vergleich über einen Gesamteffektschätzer (Methode nach Bucher)
Leucht et al.[156] 2002	Meta-Regression
Lim et al.[160] 2003	Adjustierter indirekter Vergleich über einen Gesamteffektschätzer (Aus der Publikation wird ersichtlich, dass die verwendete Methode der nach Bucher entspricht)
Massel et al.[171] 2005	Adjustierter indirekter Vergleich über einen Gesamteffektschätzer (Aus der Publikation wird ersichtlich, dass die verwendete Methode der nach Bucher entspricht)
McAlister et al.[173] 2004	Adjustierter indirekter Vergleich über einen Gesamteffektschätzer (Publikation von Song 2003 zitiert, was der Methode nach Bucher entspricht)

Autor, Jahr	Methodengruppe des indirekten Vergleichs
McLeod et al.[175] 2007	Adjustierter indirekter Vergleich über einen Gesamteffektschätzer (Publikation von Song 2003 zitiert, was der Methode nach Bucher entspricht)
Medicare Services Advisory Committee[2] 2000	Nicht-adjustierter indirekter Vergleich über einen Gesamteffektschätzer
Messerli et al.[176] 1998	Adjustierter indirekter Vergleich narrativ
Mitte et al.[177] 2005	Meta-Regression
Moore et al.[181] 2005	"Sonstige" Methode nach Moore et al. und Hind et al.
Nixon et al.[186] 2007	Netzwerk-Meta-Analyse
Otoul et al.[187] 2005	Adjustierter indirekter Vergleich über einen Gesamteffektschätzer (Methode nach Bucher)
Otto et al.[188] 2001	Adjustierter indirekter Vergleich mithilfe eines statistischen Tests
Peterson et al.[191] 2007	Meta-Regression
Rice et al.[200] 2000	Adjustierter indirekter Vergleich mithilfe eines statistischen Tests
Richy et al.[202] 2008	Adjustierter indirekter Vergleich mithilfe eines statistischen Tests
Robinson et al.[206] 2005	Meta-Regression (mit Bayes'schem Verfahren)
Roddy et al.[207] 2005	Adjustierter indirekter Vergleich durch Betrachtung der Überlappung von Konfidenzintervallen
Stettler et al.[230] 2006	Meta-Regression
Testa et al.[238] 2007	Adjustierter indirekter Vergleich über einen Gesamteffektschätzer (Aus der Publikation wird ersichtlich, dass die verwendete Methode der nach Bucher entspricht)
Testa et al.[237] 2008	Adjustierter indirekter Vergleich über einen Gesamteffektschätzer (Publikation von Song 2003 zitiert, was der Methode nach Bucher entspricht)
Turner et al.[252] 2003	Adjustierter indirekter Vergleich durch Betrachtung der Überlappung von Konfidenzintervallen
Van der Heijden et al.[256] 2000	Meta-Regression
Van der Valk et al.[257] 2005	Nicht-adjustierter indirekter Vergleich narrativ
Van Dongen et al.[258] 2003	Nicht-adjustierter indirekter Vergleich durch Betrachtung der Überlappung von Konfidenzintervallen
Vestergaard et al.[263] 2007	Adjustierter indirekter Vergleich über einen Gesamteffektschätzer (Methode nach Bucher)
Wehren et al.[265] 2004	Adjustierter indirekter Vergleich über einen Gesamteffektschätzer (Methode nach Bucher)
Wilby et al.[267] 2005	Adjustierter indirekter Vergleich durch Betrachtung der Überlappung von Konfidenzintervallen
Wilhelmus et al.[269] 2008	Adjustierter indirekter Vergleich über einen Gesamteffektschätzer (Methode nach Bucher)
Wilson et al.[271] 2001	Meta-Regression
Woolacott et al.[272] 2006	Netzwerk-Meta-Analyse
Yazdanpanah et al.[275] 2004	Meta-Regression
Zarembski et al.[276] 1995	Nicht-adjustierter indirekter Vergleich mithilfe eines statistischen Tests
Zhou et al.[280] 2006	Adjustierter indirekter Vergleich über einen Gesamteffektschätzer (Methode nach Bucher)

Autor, Jahr	Methodengruppe des indirekten Vergleichs
Typ-5-Publikationen	
Antiplatelet Trialists' Collaboration[31] 1994	Adjustierter und nicht-adjustierter indirekter Vergleich (Berechnet durch Glenny et al.)
Antiplatelet Trialists' Collaboration[30] 1994	Adjustierter und nicht-adjustierter indirekter Vergleich (Berechnet durch Glenny et al.)
Antiplatelet Trialists' Collaboration[32] 1994	Adjustierter und nicht-adjustierter indirekter Vergleich (Berechnet durch Glenny et al.)
Antithrombotic Trialists' Collaboration[33] 2002	Adjustierter indirekter Vergleich mithilfe eines statistischen Tests
Ausejo et al.[36] 2000	Adjustierter und nicht-adjustierter indirekter Vergleich (Berechnet durch Glenny et al.)
Ballesteros[40] 2005	Meta-Regression (Gemischtes Modell)
Bekkering et al.[43] 2008	Adjustierter indirekter Vergleich über einen Gesamteffektschätzer (Methode nach Bucher)
Boonen et al.[54] 2007	Adjustierter indirekter Vergleich über einen Gesamteffektschätzer (Methode nach Bucher)
Brophy und Lawrence[57] 2005	„Sonstige" Methode nach Brophy und Lawrence
Brown et al.[59] 2006	Adjustierter indirekter Vergleich über einen Gesamteffektschätzer (Methode nach Bucher)
Bucher et al.[61] 1997	Adjustierter und nicht-adjustierter indirekter Vergleich (Berechnet durch Glenny et al.)
Cheng et al.[70] 2000	Adjustierter und nicht-adjustierter indirekter Vergleich (Berechnet durch Glenny et al.)
Chiba et al.[71] 1997	Nicht-adjustierter indirekter Vergleich durch Betrachtung der Überlappung von Konfidenzintervallen und adjustierter indirekter Vergleich berechnet durch Glenny et al.
Chou et al.[72] 2006	Adjustierter indirekter Vergleich über einen Gesamteffektschätzer (Methode nach Bucher)
Collins et al.[80] 2000	Adjustierter indirekter Vergleich über einen Gesamteffektschätzer (Methode nach Bucher) und nicht-adjustierter indirekter Vergleich berechnet durch Glenny et al.
Delaney et al.[90] 2001	Adjustierter und nicht-adjustierter indirekter Vergleich (Berechnet durch Glenny et al.)
Di Mario et al.[92] 1996	Adjustierter und nicht-adjustierter indirekter Vergleich (Berechnet durch Glenny et al.)
Eckert und Falissard[97] 2006	Meta-Regression (Gemischtes Modell)
Elliott und Meyer[103] 2007	Netzwerk-Meta-Analyse
Ferrari et al.[106] 2002	Adjustierter indirekter Vergleich durch Betrachtung der Überlappung von Konfidenzintervallen
Gartlehner et al.[109] 2006	Adjustierter indirekter Vergleich über einen Gesamteffektschätzer (Methode nach Bucher)
Golfinopoulos et al.[118] 2007	Netzwerk-Meta-Analyse
Handoll et al.[120] 2002	Adjustierter und nicht-adjustierter indirekter Vergleich (Berechnet durch Glenny et al.)
Higgins und Whitehead[126] 1996	Adjustierter und nicht-adjustierter indirekter Vergleich (Berechnet durch Glenny et al.)
Horn und Limburg[133] 2000	Adjustierter indirekter Vergleich durch Betrachtung der Überlappung von Konfidenzintervallen

Autor, Jahr	Methodengruppe des indirekten Vergleichs
Horn und Limburg[134] 2001	Adjustierter und nicht-adjustierter indirekter Vergleich (Berechnet durch Glenny et al.)
Kyrgiou et al.[146] 2006	Netzwerk-Meta-Analyse
Lam und Owen[147] 2007	Netzwerk-Meta-Analyse
Lange et al.[150] 2003	Adjustierter indirekter Vergleich über einen Gesamteffektschätzer (Methode nach Bucher)
Marshall und Irvine[168] 1997	Adjustierter und nicht-adjustierter indirekter Vergleich (Berechnet durch Glenny et al.)
Mason et al.[170] 2004	Adjustierter indirekter Vergleich mithilfe eines statistischen Tests
McIntosh et al.[174] 2000	Adjustierter und nicht-adjustierter indirekter Vergleich (Berechnet durch Glenny et al.)
Moore et al.[180] 1997	Adjustierter und nicht-adjustierter indirekter Vergleich (Berechnet durch Glenny et al.)
Mudge et al.[184] 2005	Meta-Regression
Packer et al.[189] 2001	Adjustierter indirekter Vergleich über einen Gesamteffektschätzer (Methode nach Bucher) und nicht-adjustierter indirekter Vergleich berechnet durch Glenny et al.
Po und Zhang[194] 1998	Adjustierter indirekter Vergleich durch Betrachtung der Überlappung von Konfidenzintervallen
Po und Zhang[193] 1997	Adjustierter und nicht-adjustierter indirekter Vergleich (Berechnet durch Glenny et al.)
Poynard et al.[195] 1996	Adjustierter und nicht-adjustierter indirekter Vergleich (Berechnet durch Glenny et al.)
Psaty et al.[196] 2003	Netzwerk-Meta-Analyse
Richy et al.[203] 2005	Adjustierter indirekter Vergleich mithilfe eines statistischen Tests
Robenshtok et al.[204] 2007	Adjustierter indirekter Vergleich über einen Gesamteffektschätzer (Methode nach Bucher)
Rostom et al.[209] 2000	Adjustierter und nicht-adjustierter indirekter Vergleich (Berechnet durch Glenny et al.)
Sanchez-Ramos et al.[213] 2002	Nicht-adjustierter indirekter Vergleich über einen Gesamteffektschätzer
Sauriol et al.[214] 2001	Adjustierter indirekter Vergleich über einen Gesamteffektschätzer (Methode nach Bucher) und nicht-adjustierter indirekter Vergleich berechnet durch Glenny et al.
Silagy et al.[218] 2001	Adjustierter und nicht-adjustierter indirekter Vergleich (Berechnet durch Glenny et al.)
Silagy und Stead[219] 2001	Adjustierter und nicht-adjustierter indirekter Vergleich (Berechnet durch Glenny et al.)
Small et al.[220] 2006	Adjustierter indirekter Vergleich mithilfe eines statistischen Tests
Smith et al.[247] 2007	„Sonstige" Methode nach Tudur Smith et al.
Soo et al.[226] 2004	Adjustierter und nicht-adjustierter indirekter Vergleich (Berechnet durch Glenny et al.)
Stettler et al.[231] 2007	Netzwerk-Meta-Analyse
Thijs et al.[240] 2008	„Sonstige" Methode nach Thijs et al.
Trindade und Menon[245] 1997	Adjustierter und nicht-adjustierter indirekter Vergleich (Berechnet durch Glenny et al.)
Van Pinxteren et al.[260] 2000	Adjustierter und nicht-adjustierter indirekter Vergleich (Berechnet durch Glenny et al.)

Autor, Jahr	Methodengruppe des indirekten Vergleichs
Vandermeer et al.[261] 2007	Adjustierter indirekter Vergleich über einen Gesamteffektschätzer (Einmal nach der Methode nach Bucher und einmal nach der Methode nach Song et al. 2000[224]) und Netzwerk-Meta-Analyse
Wilhelmus et al.[268] 2000	Adjustierter indirekter Vergleich über einen Gesamteffektschätzer (Methode nach Bucher)
Wu et al.[273] 2006	Adjustierter indirekter Vergleich über einen Gesamteffektschätzer (Methode nach Bucher)
Zhang und Po[277] 1996	Adjustierter und nicht-adjustierter indirekter Vergleich (Berechnet durch Glenny et al.)
Zhang und Po[278] 1997	Adjustierter indirekter Vergleich durch Betrachtung der Überlappung von Konfidenzintervallen
Zhang und Po[279] 1998	Adjustierter und nicht-adjustierter indirekter Vergleich (Berechnet durch Glenny et al.)

7.6 Checklisten

Checkliste zur Beschreibung und Charakterisierung von Methoden zur Durch-führung von indirekten Vergleichen

Name der Methode	
Erstautor der Methode und Jahr der Veröffentlichung	
Anwendungsgebiete	
Anwendungsvoraussetzungen	
Annahmen	
Effektmaß, mit der der Vergleich durchgeführt wird	
Statistische Standardmethoden, die eingesetzt werden	
Stärken	
Schwächen	
Biasquellen	
Was hat diese Methode an Neuem ergänzt?	
Definition der Variablen	
Rechenweg	

1. Auswertungsbogen: Für systematische Reviews mit Meta-Analyse(n), die nur einen indirekten Vergleich durchführten.

Allgemeines				
Ref-ID				
Erstautor, Jahr				
Effektmaß(e)				
Art des Effektmaßes, mit dem der indirekter Vergleich durchgeführt wird	Dichotom		Kontinuierlich	Time-to-event

Methodik				
Methodengruppe				
Modell mit festen oder zufälligen Effekten?	Zufällige Effekte		Feste Effekte	Beides durchgeführt
Neue Aspekte der Methode? (Wenn ja, bitte unten weiter ausführen)			Ja	Nein
Adjustierung bezüglich der Kontrollgruppe?			Ja	Nein
Adjustierung bezüglich möglichen Confoundern?			Ja	Nein
Gewichtung der Einzelstudien?	Inverse Varianz	Andere:	Ja	Nein
Multivariate Analyse?			Ja	Nein
Wurde auf Homogenität der Daten getestet? Wenn ja, mit welcher Methode?			Ja	Nein

Neue Aspekte der Methode

Bemerkungen

2. Auswertungsbogen: Für systematische Reviews mit Meta-Analyse, die einen direkten und indirekten Vergleich durchführten.

Allgemeines				
Ref-ID				
Erstautor, Jahr				
Effektmaß(e)				
Art des Effektmaßes für den indirekten Vergleich		Dichotom	Kontinuierlich	Time-to-event

Indirekter Vergleich					
Kurzbeschreibung der Probanden:					
Intervention A vs. X	A:		Intervention B vs. X	B:	
	X:			X:	
Gesamtanzahl Studien			Gesamtanzahl Studien		
Gesamtanzahl Probanden			Gesamtanzahl Probanden		
Anzahl Studien nicht-RCTs			Anzahl Studien nicht-RCTs		
Einschluss der direkt vergleichenden Studien in den indirekten Vergleich?				Ja	Nein
Gepoolter Effektschätzer mit Konfidenzintervall A vs. X; Modell mit festen Effekten			Gepoolter Effektschätzer mit Konfidenzintervall B vs. X; Modell mit festen Effekten		
Gepoolter Effektschätzer mit Konfidenzintervall A vs. X; Modell mit zufälligen Effekten			Gepoolter Effektschätzer mit Konfidenzintervall B vs. X; Modell mit zufälligen Effekten		
Effektschätzer des indirekten Vergleichs mit KI; Modell mit festen Effekten					
Effektschätzer des indirekten Vergleich mit KI; Modell mit zufälligen Effekten					

Direkter Vergleich		
Kurzbeschreibung der Probanden:		
Intervention A vs. B	A:	
	vs. B:	
Gesamtanzahl Studien		
Gesamtanzahl Probanden		
Anzahl Studien Nicht-RCTs		
Effektschätzer direkter Vergleich mit Konfidenzintervall; Modell mit festen Effekten		
Effektschätzer direkter Vergleich mit Konfidenzintervall; Modell mit zufälligen Effekten		

Überschneiden sich die Konfidenzintervalle der Ergebnisse des direkten und des indirekten Vergleichs?	Ja	Nein
Kommt der indirekte Vergleich statistisch signifikant zu der gleichen Schlussfolgerung wie der direkte Vergleich?		

A, B = Verglichene Therapieoptionen
X = Gemeinsamer Komparator für den indirekten Vergleich
KI = Konfidenzintervall

Methodik				
Methodengruppe				
Neue Aspekte der Methode? (Wenn ja, bitte auf Rückseite weiter ausführen)			Ja	Nein
Gewichtung der Einzelstudien?	Inverse Varianz	Andere:		Nein
Adjustierung bezüglich möglichen Confoundern?		Ja:		Nein
Multivariate Analyse?		Ja:		Nein
Wie wurde die Homogenität der Daten getestet?				
Neue Aspekte der Methode				

Kommentare oder Anmerkungen

7.7 Ergebnistabellen

7.7.1 Methodische Daten der systematischen Reviews mit indirekten Vergleichen

Tabelle 26: Methodische Daten systematischer Reviews mit indirekten Vergleichen; geordnet nach der verwendeten Methode

Nr.	Erstgenannter Autor	Jahr	Effektmaß	Art der Daten	Zufällige oder feste Effekte?	Adj. bzgl. Kontrolle?
	Nicht-adjustierter indirekter Vergleich					
1	Berry, C.[49]	2005	OR	Binär	Feste	Nein
2	Bottomley; J.	2007	WMD	Kontinuierlich	Nicht berichtet	Nein
3	Capstick, T.	2005	RR, NNT	Binär	Zufällige	Nein
4	Medicare Services Advisory Committee	2000	OR, ARR	Binär	Zufällige	Nein
5	Sanchez-Ramos, L.	2002	OR, WMD	Binär, Kontinuierlich	Zwei-Schritt-A.	Nein
6	Adelman, J. U.	2003	NNT	Binär	Nicht berichtet	Nein
7	Bakker, A.	1998	SMD (Cohen's d)	Kontinuierlich	Nicht berichtet	Nein
8	Chen, J. T.	2005	WMD	Kontinuierlich	Nicht berichtet	Nein
9	Einarson, T. R.	2000	SMD (Glass's Δ)	Kontinuierlich	Zufällige	Nein
10	Zarembski	1995	ARR	Binär	Feste	Nein
11	Chiba, N.	1997	Heilungsrate	Binär	Nicht berichtet	Nein
12	Van Dongen, C. J.	2003	Inzidenzrate	Binär	Nicht berichtet	Nein
13	Coyle, D.	2006	RR	Binär	Feste	Nein
14	Van der Valk, R.	2005	MD	Kontinuierlich	Zufällige	Nein
	Adjustierter indirekter Vergleich					
1	Vandermeer, B. W.	2007	SMD	Binär	Zufällige	Ja
2	Boonen, S.	2007	RR, NNT	Binär	Beides berechnet	Ja
3	Lee	2007	RR	Binär	Nicht berichtet	Ja
4	Gartlehner, G.	2006	RR	Binär	Zufällige	Ja
5	Vestergaard, P.	2007	RR	Binär	Zwei-Schritt-A.	Ja
6	Zhou, Z.	2006	RR	Binär	Zufällige	Ja
7	Wehren, L. F.[265]	2004	RR	Binär	Zufällige	Ja
8	Buscemi, N.	2007	RR, WMD	Binär, Kontinuierlich	Zufällige	Ja
9	Hochberg, M. C.	2003	RR	Binär	Feste	Ja
10	Law, M. R.[151]	2003	WMD	Kontinuierlich	Zufällige	Ja
11	Chou, R.	2006	OR	Binär	Zufällige	Ja
12	Brown, T. J.	2006	RR	Binär	Zufällige	Ja
13	Packer, M.	2001	WMD	Kontinuierlich	Beides berechnet	Ja
14	Bhandari, M.	2001	RR	Binär	Zufällige	Ja
15	Berner, M. M.	2006	WMD	Kontinuierlich	Feste	Ja

Nr.	Erstgenannter Autor	Jahr	Effektmaß	Art der Daten	Zufällige oder feste Effekte?	Adj. bzgl. Kontrolle?
16	Otoul, C.	2005	OR	Binär	Beides berechnet	Ja
17	Coomarasamy, A.	2003	OR	Binär	Zufällige	Ja
18	Abou-Setta, A. M.	2007	OR	Binär	Feste	Ja
19	Wilhelmus, K. R.	2000	OR	Binär	Zwei-Schritt-A.	Ja
20	Collins, R.	2007	HR	Time-to-event	Beides berechnet	Ja
21	Lange, B.	2003	RR, SMD	Binär, Kontinuierlich	Zwei-Schritt-A.	Ja
22	Sauriol, L.	2001	SMD	Kontinuierlich	Zwei-Schritt-A.	Ja
23	Wu, P.	2006	OR	Binär	Zufällige	Ja
24	Lee, Y. H.	2008	RR	Binär	Zufällige	Ja
25	Robenshtok, E.	2007	RR	Binär	Zwei-Schritt-A.	Ja
26	Wilhelmus, K. R.	2008	OR	Binär	Feste	Ja
27	Bekkering, G. E.	2008	OR, WMD	Binär, Kontinuierlich	Zufällige	Ja
28	Clark, W.	2004	RR	Binär	Feste	Ja
29	McAlister, F. A.	2004	RR	Binär	Nicht berichtet	Ja
30	Biondi-Zoccai, G. G.	2005	OR	Binär	Zufällige	Ja
31	McLeod, C.	2007	RR, WMD	Binär, Kontinuierlich	Zwei-Schritt-A.	Ja
32	Testa, L.	2008	OR	Binär	Beides berechnet	Ja
33	Testa, L.	2007	OR, NNT	Binär	Zwei-Schritt-Analyse	Ja
34	Massel, D.	2005	OR	Binär	Feste	Ja
35	Lim, E.	2003	RR	Binär	Nicht berichtet	Ja
36	Vandermeer, B. W.	2007	SMD	Binär	Zufällige	Ja
37	Rice, V. H.	2000	RR	Binär	Feste	Ja
38	Small, L. N.	2006	RR	Binär	Zufällige	Ja
39	Lee, C.	2005	SMD (Cohen's d)	Kontinuierlich	Zufällige	Ja
40	Otto, M. W.	2001	SMD (Glass's Δ), MD	Kontinuierlich	Feste	Ja
41	Richy, F.	2005	RR, SMD (Cohen's d)	Binär, Kontinuierlich	Zwei-Schritt-Analyse	Ja
42	Mason, L.	2004	RR, NNT	Binär	Feste	Ja
43	Antithrombotic Trialists' Collaboration	2002	OR	Binär	Nicht berichtet	Ja
44	Richy, F.	2008	RR	Binär	Feste	Ja
45	Turner, D.	2003	NNT	Time-to-event	Zufällige	Ja
46	Zhang, W. Y.	1997	RR, NNT, SMD	Binär, Kontinuierlich	Zufällige	Ja
47	Habib, A. S.	2004	RR, NNT	Binär	Zufällige	Ja
48	Büttner, M.	2004	OR, RR, NNT	Binär	Feste	Ja
49	Barden, J.	2004	RR, NNT	Binär	Feste	Ja
50	Davies, L.	2006	RR, WMD	Binär, Kontinuierlich	Zufällige	Ja
51	Lancester, T.	2008	OR	Binär	Feste	Ja

Nr.	Erstgenannter Autor	Jahr	Effektmaß	Art der Daten	Zufällige oder feste Effekte?	Adj. bzgl. Kontrolle?
52	Balk, E. M.	2003	MD	Kontinuierlich	Zufällige	Ja
53	Ferrari, M. D.	2002	ARR, WMD	Kontinuierlich	Zufällige	Ja
54	Roddy, E.	2005	WMD	Kontinuierlich	Beides berechnet	Ja
55	Horn, J.	2000	OR	Binär	Feste	Ja
56	Jones, G.	2003	OR, SMD	Binär, Kontinuierlich	Feste	Ja
57	Wilby, J.	2005	RR, HR	Binär, Time-to-event	Feste	Ja
58	Po, A. L.	1998	WMD	Kontinuierlich	Zwei-Schritt-A.	Ja
59	Law, M. R.[152]	2003	WMD	Kontinuierlich	Nicht berichtet	Ja
60	Messerli, F. H.	1998	OR	Binär	Feste	Ja
Meta-Regression						
1	Mitte, K.	2005	SMD (Hedges' g)	Binär	Feste	Unklar
2	van der Heijden, J.	2000	OR	Binär	Feste	Ja
3	Kearney, P. M.	2006	RR	Binär	Feste	Ja
4	Leucht, S.	2002	Korrelationskoeffizient	Kontinuierlich	Zufällige	Unklar
5	Mudge, M. A.	2005	OR, WMD	Binär, Kontinuierlich	Zufällige	Ja
6	Peterson, K.	2007	RR	Binär	Zufällige	Ja
7	Khan, J. G.	2000	ARR	Kontinuierlich	Zufällige	Unklar
8	Yazdanpanah, Y.	2004	OR	Binär	Zufällige	Unklar
9	Stettler, C.	2006	Inzidenzratenratio	Binär	Zufällige	Ja
10	Indolfi, C.	2005	RR	Binär	Zufällige	Ja
11	Wilson, S. H.	2001	OR	Binär	Nicht berichtet	Ja
12	Farré, M.	2002	OR	Binär	Zufällige	Ja
13	Geddes, J.	2000	SMD (Hedge's g)	Kontinuierlich	Feste	Ja
14	Robinson, J. G.	2005	RR	Binär	Zufällige	Ja
15	Eckert, L.[98]	2006	OR, SMD (Hedge's g)	Binär, Kontinuierlich	Zufällige	Ja
16	Eckert, L.[97]	2006	SMD (Hedge's g)	Kontinuierlich	Zufällige	Ja
17	Ballesteros, J.	2005	OR, RR, ARR	Binär	Nicht berichtet	Ja
NMA						
1	Vandermeer, B. W.	2007	ARR, SMD	Kontinuierlich	Zufällige	Ja
2	Golfinopoulos, V.	2007	HR	Time-to-event	Nicht berichtet	Ja
3	Lam, S. K. V.	2007	OR	Binär	Zufällige	Ja
4	Jansen, J. P.[137]	2006	WMD	Kontinuierlich	Zufällige	Ja
5	Psaty, B. N.	2003	RR	Binär	Zufällige	Ja
6	Kyrgiou, M.	2006	HR	Time-to-event	Zufällige	Ja
7	Cooper, N. J.	2006	RR	Binär	Zufällige	Ja
8	Elliott, W. J.	2007	OR	Binär	Zufällige	Ja
9	Nixon, R. M.[186]	2007	OR	Binär	Zufällige	Ja
10	Stettler, C.	2007	RR, HR	Binär	Zufällige	Ja

Nr.	Erstgenannter Autor	Jahr	Effektmaß	Art der Daten	Zufällige oder feste Effekte?	Adj. bzgl. Kontrolle?
11	Woolacott, N.	2006	RR, WMD	Binär, Kontinuierlich	Feste	Ja
12	Dominici, F.	1999	SMD	Kontinuierlich	Zufällige	Ja
Sonstige Methoden						
1	Hind, D.	2003	RR	Binär	Nicht berichtet	unklar
2	Moore, R. A.	2005	RR, NNT, WMD	Binär, Kontinuierlich	Feste	unklar
3	Brophy, J. M.	2005	OR	Binär	Nicht berichtet	unklar
4	Tudur Smith, C.	2007	HR	Time-to-event	Feste	unklar
5	Thijs, V.	2008	OR	Binär	Zwei-Schritt-A.	unklar

Adj. = Adjustiert; ARR = Absolute Risikoreduktion; Bzgl. = Bezüglich; HR = Hazard Ratio; MD = Mittelwertsdifferenz; NNT = Number-needed- to-treat; OR = Odds Ratio; RR = Relatives Risiko; SMD = Standardisierte Mittelwertsdifferenz, WMD = Gewichtete Mittelwertsdifferenz; Zwei-Schritt-A. = Zwei-Schritt-Analyse

7.7.2 Heterogenitätsbetrachtung in systematischen Reviews mit indirekten Vergleichen

Tabelle 27: Verwendete Verfahren zur Ermittlung von Heterogenität in systematischen Reviews mit indirekten Vergleichen

Erstautor	Jahr	Homogenität der Daten untersucht?	Statistische Heterogenitätstests eingesetzt?	Wird der Einsatz weiterer Verfahren berichtet?
Abou-Setta, A. M.	2007	Ja	I^2-Test	Nein
Adelman, J. U.	2003	Nein	Nicht berichtet	Nein
Antithrombotic Trialists' Collaboration	2002	Ja	Chi^2-Test	Nein
Bakker, A.	1998	Ja	Kruskal-Wallis-Test	Nein
Balk, E. M.	2003	Ja	Ja, Test nicht benannt	Nein
Ballesteros, J.	2005	Ja	Chi^2-Test	Nein
Barden, J.	2004	Nein	Nicht berichtet	Nein
Bekkering, G. E.	2008	Ja	Chi^2-Test, I^2-Test	Forest-Plot
Berner, M. M.	2006	Ja	Chi^2-Test, I^2-Test	Sensitivitätsanalyse
Berry, C.[49]	2005	Nein	Nicht berichtet	Nein
Bhandari, M.	2001	Ja	Breslow-Day-Test	Nein
Biondi-Zoccai, G. G.	2005	Ja	I^2-Test	Nein
Boonen, S.	2007	Ja	Q-Test, I^2-Test	Sensitivitätsanalyse, Funnel-Plot
Bottomley J. M.	2007	Ja	Nicht berichtet	Beurteilung der klinischen und methodischen Homogenität der Studien
Brophy, J. M.	2005	Nein	Nicht berichtet	Nein
Brown, T. J.	2006	Ja	Chi^2-Test, I^2-Test	Sensitivitätsanalyse, visueller Vergleich der Konfidenzintervalle

Erstautor	Jahr	Homogenität der Daten untersucht?	Statistische Heterogenitätstests eingesetzt?	Wird der Einsatz weiterer Verfahren berichtet?
Buscemi, N.	2007	Ja	Chi²-Test, I²-Test	Sensitivitätsanalyse
Büttner, M.	2004	Ja	Ja, Test nicht benannt	Nein
Capstick, T.	2005	Ja	Chi²-Test	Sensitivitätsanalyse
Chen, J. T.	2005	Ja	Chi²-Test, Breslow-Day-Test	Nein
Chiba, N.	1997	Nein	Nicht berichtet	Nein
Chou, R.	2006	Ja	Q-Test, I²-Test	Nein
Clark, W.	2004	Ja	Chi²-Test	Sensitivitätsanalyse
Collins, R.	2007	Ja	Chi²-Test	Beurteilung der klinischen und methodischen Homogenität der Studien
Coomarasamy, A.	2003	Ja	Chi²-Test	Nein
Cooper, N. J.	2006	Nein	Nicht berichtet	Sensitivitätsanalyse
Coyle, D.	2006	Nein	Nicht berichtet	Nein
Davies, L.	2006	Ja	Q-Test	Nein
Dominici, F.	1999	Nein	Nicht berichtet	Nein
Eckert, L.[98]	2006	Ja	Chi²-Test, I²-Test	Sensitivitätsanalyse
Eckert, L.[97]	2006	Ja	Chi²-Test	Nein
Einarson, T. R.	2000	Ja	Chi²-Test, Box's Variante des Barlett-Tests	Nein
Elliott, W. J.	2007	Ja	Riley-Day-Test, Inkonsistenztest nach Lumley	Sensitivitätsanalyse
Farré, M.	2002	Ja	I²-Test	Nein
Ferrari, M. D.	2002	Ja	Chi²-Test	Nein
Gartlehner, G.	2006	Ja	I²-Test	Nein
Geddes, J.	2000	Ja	Nicht berichtet	Sensitivitätsanalyse
Golfinopoulos, V.	2007	Ja	I²-Test	Nein
Habib, A. S.	2004	Ja	Ja, Test nicht benannt	Nein
Hind, D.	2003	Nein	Nicht berichtet	Nein
Hochberg, M. C.	2003	Ja	Chi²-Test	Nein
Horn, J.	2000	Ja	Chi²-Test, I²-Test	Sensitivitätsanalyse
Indolfi, C.	2005	Ja	Nicht berichtet	Sensitivitätsanalyse
Jansen, J. P.[137]	2006	Ja	Nicht berichtet	Beurteilung der klinischen und methodischen Homogenität der Studien
Jones, G.	2003	Ja	Q-Test	Nein
Kearney, P. M.	2006	Ja	Chi²-Test	Nein
Khan, J. G.	2000	Ja	Q-Test	Nein
Kyrgiou, M.	2006	Ja	I²-Test	Sensitivitätsanalyse
Lam, S. K. V.	2007	Ja	Chi²-Test, I²-Test	Sensitivitätsanalyse, L'Abbè-Plot

Erstautor	Jahr	Homogenität der Daten untersucht?	Statistische Heterogenitätstests eingesetzt?	Wird der Einsatz weiterer Verfahren berichtet?
Lancester, T.	2008	Ja	I^2-Test	Nein
Lange, B.	2003	Ja	Chi^2-Test	Nein
Law, M. R.[151]	2003	Nein	Nicht berichtet	Nein
Law, M. R.[152]	2003	Nein	Nicht berichtet	Nein
Lee	2007	Nein	Nicht berichtet	Nein
Lee, C.	2005	Ja	Ja, Test nicht benannt	Sensitivitätsanalyse
Lee, Y. H.	2008	Ja	Q-Test	Nein
Leucht, S.	2002	Ja	Chi^2-Test, I^2-Test	L'Abbè-Plot, Sensitivitätsanalyse
Lim, E.	2003	Nein	Nicht berichtet	Nein
Mason, L.	2004	Ja	Chi^2-Test, I^2-Test	L'Abbè-Plot, Sensitivitätsanalyse
Massel, D.	2005	Ja	Chi^2-Test, I^2-Test	Nein
McAlister, F. A.	2004	Ja	Q-Test	Sensitivitätsanalyse
McLeod, C.	2007	Ja	Chi^2-Test, I^2-Test	Nein
Medical Services Advisory Committee	2000	Ja	Ja, Test nicht benannt	Nein
Messerli, F. H.	1998	Ja	Comfierd-Gard-Test	Nein
Mitte, K.	2005	Nein	Nicht berichtet	Nein
Moore, R. A.	2005	Ja	Nicht berichtet	Grafische Methode
Mudge, M. A.	2005	Nein	Nicht berichtet	Nein
Nixon, R. M.[186]	2007	Ja	Ja, Test nicht benannt	Nein
Otoul, C.	2005	Ja	Breslow-Day-Test	Nein
Otto, M. W.	2001	Ja	Nicht berichtet	Sensitivitätsanalyse
Packer, M.	2001	Ja	Chi^2-Test	Sensitivitätsanalyse
Peterson, K.	2007	Ja	Chi^2-Test	Nein
Po, A. L.	1998	Ja	Chi^2-Test	Nein
Psaty, B. N.	2003	Ja	Inkonsistenztest nach Lumley	Nein
Rice, V. H.	2000	Ja	I^2-Test	Nein
Richy, F.	2005	Ja	Ja, Test nicht benannt	Nein
Richy, F.	2008	Ja	Varianzanalyse (ANOVA-1)	Sensitivitätsanalyse
Robenshtok, E.	2007	Ja	Chi^2-Test, I^2-Test	Sensitivitätsanalyse, Meta-Regression
Robinson, J. G.	2005	Ja	Ja, Test nicht benannt	Nein
Roddy, E.	2005	Ja	Q-Test	Nein
Sanchez-Ramos, L.	2002	Ja	Breslow-Day-Test	L'Abbè-Plot, Sensitivitätsanalyse
Sauriol, L.	2001	Ja	Q-Test	Nein
Small, L. N.	2006	Nein	Nicht berichtet	Nein

Erstautor	Jahr	Homogenität der Daten untersucht?	Statistische Heterogenitätstests eingesetzt?	Wird der Einsatz weiterer Verfahren berichtet?
Smith, C. T.	2007	Ja	Chi²-Test, I²-Test	Visueller Vergleich der Konfidenzintervalle
Stettler, C.	2006	Ja	I²-Test, Between-study-Varianztest (nicht näher bezeichnet), Inkonsistenztest nach Lu und Ades	Sensitivitätsanalyse, Test auf Geeignetheit des Modells mit der Residuale-Varianz-Methode
Stettler, C.	2007	Nein	Nicht berichtet	Nein
Testa, L.	2007	Ja	Chi²-Test, I²-Test	Nein
Testa, L.	2008	Ja	Q-Test, I²-Test	Nein
Thijs, V.	2008	Ja	I²-Test und H-Test	Nein
Turner, D.	2003	Nein	Nicht berichtet	Nein
van der Heijden, J.	2000	Ja	Comfierd-Gard-Test	Nein
van der Valk, R.	2005	Nein	Nicht berichtet	Nein
van Dongen, C. J.	2003	Ja	Chi²-Test	Nein
Vandermeer, B. W.	2007	Ja	Q-Test	Nein
Vestergaard, P.	2007	Ja	Chi²-Test	Funnel-Plots
Wehren, L. E.[265] und Cranney, A.[84]	2004	Ja	Chi²-Test	Nein
Wilby, J.	2005	Ja	Q-Test	Nein
Wilhelmus, K. R.	2000	Ja	Chi²-Test	Nein
Wilhelmus, K. R.	2008	Ja	Chi²-Test, I²-Test	Nein
Wilson, S. H.	2001	Ja	Ja, Test nicht benannt	Sensitivitätsanalyse
Woolacott, N.	2006	Ja	Chi²-Test	Nein
Wu, P.	2006	Ja	I²-Test	Meta-Regression
Yazdanpanah, Y.	2004	Ja	Chi²-Test	Nein
Zarembski	1995	Nein	Nicht berichtet	Nein
Zhang, W. Y.	1997	Ja	Chi²-Test	Nein
Zhou, Z.	2006	Ja	Chi²-Test	L'Abbè-Plot

Tabelle 28: Umgang mit vorliegender Heterogenität in den Typ-5-Publikationen

Erstautor	Jahr	Lag stat. sign. Heterogenität vor?	Zufällige oder feste Effekte?	Heterogenität diskutiert?	Wie wurde mit Heterogenität umgegangen?
Antithrombotic Trialists' Collaboration	2002	Ja	Nicht berichtet	Ja	Das Vorliegen von Heterogenität war erwünscht, da durch signifikante Heterogenität signifikante Therapieeffektunterschiede zwischen Populationen oder Interventionen aufgedeckt werden sollten.
Ballesteros, J.	2005	Nein	Nicht berichtet	Nein	Keine besonderen Maßnahmen berichtet
Bekkering, G. E.	2008	Ja	Zufällige	Ja	Es wurden Meta-Regressionen durchgeführt, um die Heterogenität zu erklären.
Boonen, S.	2007	Nein	Beides berechnet	Nein	Es lag keine Heterogenität vor
Brophy, J. M.	2005	Heterogenität nicht untersucht	Nicht berichtet	Nein	Heterogenität nicht untersucht
Brown, T. J.	2006	Ja	Zufällige	Ja	Es wurden Meta-Regressionen durchgeführt, um die Heterogenität zu erklären.
Chiba, N.	1997	Heterogenität nicht untersucht	Nicht berichtet	Nein	Heterogenität nicht untersucht
Chou, R.	2006	Ja	Zufällige	Ja	Es wurden Sensitivitätsanalysen und Meta-Regressionen durchgeführt, um die Heterogenität zu erklären.
Eckert, L.[98]	2006	Ja	Zufällige	Nein	Keine besonderen Maßnahmen berichtet
Elliott, W. J.	2007	Ergebnis des Heterogenitätstests nicht berichtet	Zufällige	Ja	Die Heterogenität wurde über Sensitivitätsanalysen aufgeklärt.
Ferrari, M. D.	2002	Ja	Zufällige	Nein	Es wurden Sensitivitätsanalysen für Ausreißerstudien durchgeführt, aber keine Maßnahmen zur Reduktion der Heterogenität ergriffen, sondern darauf verwiesen, dass ein Modell mit zufälligen Effekten verwendet worden sei.
Gartlehner, G.	2006	Ergebnis des Heterogenitätstests nicht berichtet	Zufällige	Nein	Keine besonderen Maßnahmen berichtet
Golfinopoulos, V.	2007	Ja	Nicht berichtet	Ja	Keine besonderen Maßnahmen berichtet
Horn, J.	2000	Ja	Feste	Ja	Es wurden Sensitivitätsanalysen für Ausreißerstudien durchgeführt, aber keine Maßnahmen zur Reduktion der Heterogenität ergriffen.
Kyrgiou, M.	2006	Ja	Zufällige	Ja	Subgruppenanalyse für Therapien erster und zweiter Wahl durchgeführt.

Erstautor	Jahr	Lag stat. sign. Heterogenität vor?	Zufällige oder feste Effekte?	Heterogenität diskutiert?	Wie wurde mit Heterogenität umgegangen?
Lam, S. K. V.	2007	Ergebnis des Heterogenitätstests nicht berichtet	Zufällige	Nein	Es wurde eine Subgruppenanalyse für Patienten mit schwerer Herzinsuffizienz durchgeführt und die Analyse stratifiziert nach den Interventionen in den Kontrollgruppen (Pharmakotherapie oder implantierbarer Herzschrittmacher).
Lange, B.	2003	Ja	Zwei-Schritt-Analyse	Ja	In den Therapievergleichen, in denen signifikante Heterogenität vorlag, wurde auf den indirekten Vergleich verzichtet (Cromone vs. Glukocorticoide und Cromone vs. Antihistaminika)
Mason, L.	2004	Ergebnis des Heterogenitätstests nicht berichtet	Feste	Nein	Keine besonderen Maßnahmen berichtet
Mudge, M. A.	2005	nicht untersucht	Zufällige	Nein	Heterogenität nicht untersucht
Packer, M.	2001	Nein	Beides berechnet	Nein	Es lag keine Heterogenität vor
Po, A. L.	1998	Ja	Zwei-Schritt-Analyse	Nein	Keine besonderen Maßnahmen berichtet
Psaty, B. N.	2003	Ja	Zufällige	Ja	Keine besonderen Maßnahmen berichtet
Richy, F.	2005	Ja	Zwei-Schritt-Analyse	Nein	Es wurde a priori festgelegt, dass wenn die Heterogenität nur durch eine Studie verursacht werden würde, diese auszuschließen und ein Modell mit festen Effekten zu verwenden. Sollte die Heterogenität durch zwei oder mehr Studien verursacht werden, soll ein Modell mit zufälligen Effekten eingesetzt werden. Das erstere war der Fall.
Robenshtok, E.	2007	Ja	Zwei-Schritt-Analyse	Nein	Die Heterogenität wurde über Sensitivitätsanalysen für Studienqualitäts- und Populationscharakteristika aufgeklärt. Modell mit zufälligen Effekten aufgrund vorliegender Heterogenität gewählt.
Sanchez-Ramos, L.	2002	Ja	Zwei-Schritt-Analyse	Ja	Modell mit zufälligen Effekten aufgrund vorliegender Heterogenität im direkten Vergleich eingesetzt.
Sauriol, L.	2001	Ja	Zwei-Schritt-Analyse	Ja	Aufgrund der vorliegenden Heterogenität wurde deutlich empfohlen, die Ergebnisse mit Vorsicht zu interpretieren.
Small, L. N.	2006	Heterogenität nicht untersucht	Zufällige	Nein	Heterogenität nicht untersucht
Smith, C. T.	2007	Ja	Feste	Ja	Es wurden Sensitivitätsanalysen für Ausreißerstudien durchgeführt, aber keine Maßnahmen zur Reduktion der Heterogenität ergriffen. Es wurden die Ergebnisse des indirekten Vergleichs mit den Ergebnissen von direkt vergleichenden Studien verglichen.

Erstautor	Jahr	Lag stat. sign. Heterogenität vor?	Zufällige oder feste Effekte?	Heterogenität diskutiert?	Wie wurde mit Heterogenität umgegangen?
Stettler, C.	2007	Nein	Zufällige	Ja	Es lag keine Heterogenität vor nachdem bezüglich der unterschiedlichen Nachbeobachtungszeiten adjustiert und nach Dauer bis zur Stent-Thrombose und der Co-Diagnose Diabetes mellitus stratifiziert untersucht wurde.
Thijs, V.	2008	Ja	Zwei-Schritt-Analyse	Ja	Es wurde die Richtung des Effekts in den einzelnen Studien betrachtet, die Robustheit des Modells getestet und eine Sensitivitätsanalyse durchgeführt.
Vandermeer, B. W.	2007	Ergebnis des Heterogenitätstests nicht berichtet	Zufällige	Nein	Keine besonderen Maßnahmen berichtet
Wilhelmus, K. R.	2000	Ja	Zwei-Schritt-Analyse	Ja	Bei hoher Heterogenität sollte der indirekte Vergleich nicht durchgeführt werden.
Wu, P.	2006	Ja	Zufällige	Nein	Die Heterogenität wurde über Sensitivitätsanalysen aufgeklärt. Es wurden keine Maßnahmen zur Reduktion der Heterogenität berichtet.
Zhang, W. Y.	1997	Ja	Zufällige	Nein	Keine besonderen Maßnahmen berichtet

Stat. = statistisch; sign. = signifikant.

Tabelle 29: Ausmaß der statistischen Heterogenität in Reviews mit signifikanter Diskrepanz zwischen den Ergebnissen des direkten und indirekten Vergleichs

Meta-Analyse-Nummer (Reviewautor)	Indirekter Vergleich			Direkter Vergleich	
	Heterogenität in Studien mit A vs. X	Heterogenität in Studien mit B vs. X	Gesamtbeurteilung der Heterogenität (indir. Vgl.)	Heterogenität in Studien mit A vs. B	Gesamtbeurteilung der Heterogenität (dir. Vgl.)
	Diskrepante Datensätze mit nicht-adjustiertem indirekten Vergleich				
1 (Sanchez-Ramos[213])	Nur eine Studie	Nur eine Studie	Es liegt keine signifikante Heterogenität im indirekten Vergleich vor	Im Modell mit festen Effekten nach Mantel-Haenszel liegt signifikante Hetero-genität vor (Ergebnis des Chi²-Tests nicht berichtet).	Es liegt signifikante Heterogenität im direkten Vergleich vor
7 (Antiplatelet Trialists' Collaboration 1994[31]; Glenny)	Nicht exakt für den Vergleich Hochdosis-Aspirin (A) versus mittelhochdosiertes Aspirin (B) berichtet. Zwischen zwei Aspirinkategorien ist Heterogenität nicht signifikant (Chi²=0,4)	Nur eine Studie	Ausmaß der Heterogenität im indirekten Vergleich unklar	Nur eine Studie	Es liegt keine signifikante Heterogenität im direkten Vergleich vor
9 (Antiplatelet Trialists' Collaboration 1994[31]; Glenny)	Nicht exakt für den Vergleich Aspirin+Dipyridamol (A) vs. Aspirin (B) berichtet. Zwischen einem Aspirin und allen fünf anderen Medikamenten ist Heterogenität nicht signifikant (Chi²=1,6)		Ausmaß der Heterogenität im indirekten Vergleich unklar	Nicht berichtet. Einzige Angabe: Es gibt geringe signifikante Heterogenität (Chi² bei 2 df=7,6; p=0,02) zwischen den Effekten einer Thrombozytenaggregationstherapie in den drei verschiedenen Patientenkategorien.	Ausmaß der Heterogenität im direkten Vergleich unklar
11 (Antiplatelet Trialists' Collaboration 1994[30]; Glenny)	„Die formalen statistischen Vergleiche stellen fest, dass keine signifikante Heterogenität zwischen den protektiven Effekten der sieben verschiedenen Arzneistoffkombinationen vorliegt". Zwischen den drei Aspirin-Kategorien ist die Heterogenität nicht signifikant (Chi²=2,7)		Es liegt keine signifikante Heterogenität im indirekten Vergleich vor	Nicht berichtet	Ausmaß der Heterogenität im indirekten Vergleich unklar
18 (Chiba[71], Glenny)	Heterogenität statistisch nicht erfasst.	Heterogenität statistisch nicht erfasst	Ausmaß der Heterogenität im indirekten Vergleich unklar	Heterogenität statistisch nicht erfasst.	Ausmaß der Heterogenität im direkten Vergleich unklar
24 (Marshall[168]; Glenny)	Ergebnis des Heterogenitätstests (Breslow-Day-Test) nicht berichtet und auch nicht diskutiert		Ausmaß der Heterogenität im indirekten Vergleich unklar	Ergebnis des Heterogenitätstests (Breslow-Day-Test) nicht berichtet und auch nicht diskutiert	Ausmaß der Heterogenität im direkten Vergleich unklar
25 (McIntosh[174]; Glenny)	Nur eine Studie (n=49)	Nur eine Studie (n=86)	Es liegt keine signifikante Heterogenität im indir. Vgl. vor	Nur eine Studie (n=39)	Es liegt keine Heterogenität im dir. Vgl. vor.

Meta-Analyse-Nummer (Reviewautor)	Indirekter Vergleich			Direkter Vergleich	
	Heterogenität in Studien mit A vs. X	Heterogenität in Studien mit B vs. X	Gesamtbeurteilung der Heterogenität (indir. Vgl.)	Heterogenität in Studien mit A vs. B	Gesamtbeurteilung der Heterogenität (dir. Vgl.)
30 (Rostom[209]; Glenny)	Chi²=0,61; df=2; p=0,74; I²=0 %	Chi²=0,39; df=2; p=0,83; I²=0 %	Es liegt keine signifikante Heterogenität im indirekten Vergleich vor	Nur eine Studie (n=425)	Es liegt keine Heterogenität im direkten Vergleich vor
34 (Silagy 2001[219]; Glenny)	Chi²=7,13; df=5; p=0,21; I²=29,9 %	Chi²=25,96; df=17; p=0,08*; I²=34,5 %	Es liegt signifikante Heterogenität im indirekten Vergleich vor	Chi²=1,72; df=4; p=0,79; I²=0,0 %	Es liegt keine signifikante Heterogenität im direkten Vergleich vor
39 Trindade[245]; Glenny)	Heterogenität nicht statistisch erfasst.	Heterogenität nicht statistisch erfasst.	Ausmaß der Heterogenität im indirekten Vergleich unklar	Nur eine Studie (n=97)	Es liegt keine signifikante Heterogenität im direkten Vergleich vor.
43 (Zhang 1998[279]; Glenny)	Keine signifikante Heterogenität. Zwar wird das Ergebnis des Q-Tests nicht berichtet, aber es wird ein Modell mit festen Effekten verwendet.	Keine signifikante Heterogenität. Zwar wird das Ergebnis des Q-Tests nicht berichtet, aber es wird ein Modell mit festen Effekten verwendet.	Es liegt keine signifikante Heterogenität im indirekten Vergleich vor	Nur eine Studie (n=44)	Es liegt keine signifikante Heterogenität im direkten Vergleich vor
47 (Zhang 1996[277]; Glenny)	Chi²=29,94; df=12; p≤0,01*	Chi²=49,54; df=36; p>0,05	Es liegt signifikante Heterogenität im indirekten Vergleich vor.	Chi²=30,0; df=12; p≤0,01*	Es liegt signifikante Heterogenität im direkten Vergleich vor.
Diskrepante Datensätze mit adjustiertem indirekten Vergleich					
66 (Brown[59])	Nicht berechnet	Nicht berechnet	Ausmaß der Heterogenität im indirekten Vergleich unklar	Nur eine Studie (n=287)	Es liegt keine Heterogenität im direkten Vergleich vor
74 (Brown[59])	Nicht berechnet	Nicht berechnet	Ausmaß der Heterogenität im indirekten Vergleich unklar	Nur eine Studie (n=287)	Es liegt keine Heterogenität im direkten Vergleich vor
81 (Chiba[71]; Glenny)	Heterogenität statistisch nicht erfasst.	Heterogenität statistisch nicht erfasst.	Ausmaß der Heterogenität im indirekten Vergleich unklar	Heterogenität statistisch nicht erfasst	Ausmaß der Heterogenität im direkten Vergleich unklar

Meta-Analyse-Nummer (Reviewautor)	Indirekter Vergleich			Direkter Vergleich	
	Heterogenität in Studien mit A vs. X	Heterogenität in Studien mit B vs. X	Gesamtbeurteilung der Heterogenität (indir. Vgl.)	Heterogenität in Studien mit A vs. B	Gesamtbeurteilung der Heterogenität (dir. Vgl.)
83 (Chou[72])	p=0,02*; I²=63,5 %	p<0,0005*; I²=85,8 %	Es liegt signifikante Heterogenität im indirekten Vergleich vor	Chi²=18,0; df=11; p=0,08*; I²=38,9 %	Es liegt signifikante Heterogenität im direkten Vergleich vor
100 (Rostom[209]; Glenny)	Chi²=0,61; df=2; p=0,74; I²=0 %	Chi²=0,39; df=2; p=0,83; I²=0 %	Es liegt keine signifikante Heterogenität im indirekten Vergleich vor	Nur eine Studie (n=425)	Es liegt keine Heterogenität im direkten Vergleich vor
115 (Wilhelmus[268])	p=0,06*	p=0,03*	Es liegt signifikante Heterogenität im indirekten Vergleich vor	p=0,16	Es liegt keine Heterogenität im direkten Vergleich vor
116 (Wilhelmus[268])	p=0,06*	p=0,16	Es liegt signifikante Heterogenität im indirekten Vergleich vor	p=0,03*	Es liegt signifikante Heterogenität im direkten Vergleich vor
118 (Wilhelmus[268])	p=0,46	p=0,15	Es liegt keine signifikante Heterogenität im indirekten Vergleich vor	p=0,16	Es liegt keine Heterogenität im direkten Vergleich vor
119 (Wu[273])	p=0,01*; I²=53,6 %	p=0,001*; I²=57,6 %	Es liegt signifikante Heterogenität im indirekten Vergleich vor	Nur eine Studie (n=60)	Es liegt keine Heterogenität im direkten Vergleich vor
125 (Zhang 1996[277]; Glenny)	Chi²=29,94; df=12; p≤0,01*	Chi²=49,54; df=36; p>0,05	Es liegt signifikante Heterogenität im indirekten Vergleich vor.	Chi²=30,0; df=12; p≤0,01*	Es liegt signifikante Heterogenität im direkten Vergleich vor
126 (Vandermeer[261])	Nicht berichtet	Nicht berichtet	Ausmaß der Heterogenität im indirekten Vergleich unklar	Nicht berichtet	Ausmaß der Heterogenität im direkten Vergleich unklar
148 (Ferrari[106])	p>0,10	p>0,10	Es liegt keine signifikante Heterogenität im indirekten Vergleich vor	Nur eine Studie (n=551)	Es liegt keine Heterogenität im direkten Vergleich vor
150 (Ferrari[106])	p>0,10	p<0,10*	Signifikante Heterogenität im indirekten Vergleich	Nicht berichtet	Ausmaß der Heterogenität im dir. Vgl. unklar

Meta-Analyse-Nummer (Reviewautor)	Indirekter Vergleich		Direkter Vergleich	
	Heterogenität in Studien mit A vs. X oder B vs. X	Gesamtbeurteilung der Heterogenität (indir. Vgl.)	Heterogenität in Studien mit A vs. B	Gesamtbeurteilung der Heterogenität (dir. Vgl.)
164 (Zhang 1997[278])	Nur eine Studie (n=141) Chi²=35,28; p≤0,05*	Es liegt signifikante Heterogenität im indirekten Vergleich vor	Nur eine Studie (n=134)	Es liegt keine Heterogenität im direkten Vergleich vor
Diskrepante Datensätze mit indirektem Vergleich mittels Meta-Regression				
170 (Ballesteros, J.[40])	Für den gesamten Studiensatz des systematischen Reviews: Chi²=10,62; df=9; p=0,93	Es liegt keine signifikante Heterogenität im indirekten Vergleich vor	Chi²=0,39; df=1; p=0,53	Es liegt keine Heterogenität im direkten Vergleich vor
Diskrepante Datensätze mit indirektem Vergleich durch NMA				
198 (Psaty et al.[196])	Im gesamten Evidenznetzwerk liegt für den untersuchten Therapieeffekts signifikante Heterogenität vor (p<0,001). Ergebnis eines Heterogenitätstests für einzelne Therapieeffektvergleiche der Arzneistoffgruppen werden nicht berichtet.	Ausmaß der Heterogenität im indirekten Vergleich unklar	Nur eine Studie (n=6083)	Es liegt keine Heterogenität im direkten Vergleich vor
Diskrepante Datensätze mit indirektem Vergleich mittels „sonstige Methoden"				
231 (Tudur Smith 2007[247] und Smith 2003[250])	Heterogenität bzw. Inkonsistenz statistisch nicht erfasst.	Ausmaß der Heterogenität im indirekten Vergleich unklar	Chi²=7,76; df=3; p≤0,05*; I²=61,3 %	Es liegt signifikante Heterogenität im direkten Vergleich vor
239 (Tudur Smith 2007[247] und Marson 2000[169])	Heterogenität bzw. Inkonsistenz statistisch nicht erfasst.	Ausmaß der Heterogenität im indirekten Vergleich unklar	Chi²=15,79; df=4; p=0,003*; I²=74,7 %	Es liegt signifikante Heterogenität im direkten Vergleich vor
240 (Tudur Smith 2007[247] und Marson 2000[169])	Heterogenität bzw. Inkonsistenz statistisch nicht erfasst.	Ausmaß der Heterogenität im indirekten Vergleich unklar	Chi²=7,80; df=3; p≤0,05*; I²=61,3 %	Es liegt signifikante Heterogenität im direkten Vergleich vor
242 (Tudur Smith 2007[247] und Marson 2000[169])	Heterogenität bzw. Inkonsistenz statistisch nicht erfasst.	Ausmaß der Heterogenität im indirekten Vergleich unklar	Chi²=2,58; df=3; p=0,46; I²=0,0 %	Es liegt keine signifikante Heterogenität im direkten Vergleich vor

* Signifikante Heterogenität bei p < 0,10
Df = Anzahl Freiheitsgrade; Dir. = Direkt; Indir. = Indirekt; Vgl. = Vergleich

7.7.3 Publikationen mit einer Netzwerk-Meta-Analyse

Tabelle 30: Zusätzlich abgefragte Charakteristika in Publikationen mit einer NMA

Erstautor	Zitiertes Methoden-papier	Modell mit festen oder zufälligen Effekten?	Mehr als zweiarmige Studien eingeschlossen?	Wahl der a priori Verteilungen	Sensitivitäts-analyse für a priori Verteilungen?	Benutzte Software	WinBugs®-Code publiziert?	Wahrscheinlichkeit, wirksamste der Therapien zu sein, für jede Therapie erhoben?
Cooper, N. J.[82]	Lu 2004[162]	Zufällige	Ja	Nicht-informativ	Nein	WinBugs	Ja	Ja
Golfinopoulos, V.[118]	Salanti 2007[211a]	Zufällige	Ja	n. b.	n. b.	WinBugs	Nein	Ja
Jansen, J. P.[137]	Lu 2004[162]	Zufällige	Ja	Nicht-informativ	Nein	WinBugs	Nein	Ja
Kyrgiou, M.[146]	Lu 2004[162]	Zufällige	Ja	n. b.	n. b.	WinBugs	Nein	Ja
Lam, S. K. H.[147]	Lu 2004[162], Higgins 1996[126]	Zufällige	Ja	Nicht-informativ	Ja	WinBugs	Nein	Ja
Nixon, R. M.[186]	Lu 2004[162]	Zufällige	Ja	Nicht-informativ	Nein	WinBugs	Ja	Nein
Stettler, C.[231]	Lu 2004[162]	Zufällige	Ja	Nicht-informativ	Nein	WinBugs	Ja	Nein
Vandermeer, B. W.[261]	Lu 2004[162]	Zufällige	Ja	Nicht-informativ	Ja	WinBugs	Nein	Ja
Woolacott, N.[272]	Higgins 1996[126]	Beides durchgeführt[b]	Ja	Nicht-informativ	Nein	WinBugs	Ja	Nein
Elliott, W. J.[103]	Lumley 2002[165]	Zufällige	Ja, aber nicht berichtet wie.	n. b.	n. b.	R	Nein	Nein
Psaty, B. N.[196]	Lumley 2002[165]	Zufällige	Nein[c]	n. b.	n. b.	n. b.	Nein	Nein
Dominici, F.[94]	n. b.	Zufällige	Nein	Nicht-informativ für Mittelwerte und informativ für Varianzen	Ja	n. b.	Nein	Ja

[a] Hauptsächlich ein Review über die Publikation von Lu 2004[162]
[b] Das Modell mit zufälligen Effekten setzte sich in der Prüfung auf Abweichungen der Residuen als das passendere Modell für den Datensatz durch.
[c] Alle mehr als zweiarmigen Studien ausgeschlossen, da diese nicht in Lumleys Modell berücksichtigt werden können

Tabelle 31: Erhebung und Umgang mit Heterogenität und Inkonsistenz in Publikationen mit einer NMA

Erstautor	Erhebung der Heterogenität?	Liegt hohe/statistisch sign. Heterogenität vor?	Erhebung der Inkonsistenz?	Lag hohe/sign. Inkonsistenz vor?	Berücksichtigung der Inkonsistenz in der Modellierung?	Maßnahmen zur Identifikation oder Reduzierung von Heterogenität und/oder Inkonsistenz
Cooper, N. J.[82]	n. b.	n. b.	Ja, Geeignetheit des Modells für die Daten mit Abweichungen der Residuen überprüft.	Nein, aber es gibt kleine Anzeichen ("little Evidenz") für Inkonsistenz.	Nein	Sensitivitätsanalyse für zwei Studien, die nicht Placebo, sondern „keine Therapie" als Kontrollintervention aufweisen.
Golfinopoulos, V.[118]	Ja, mit I^2-Test.	Ja, hohe Heterogenität (I^2>50 %) lag in fünf paarweisen Vergleichen vor.	Nein	n. b.	Nein	Keine
Jansen, J. P.[137]	Ja, allerdings nicht mit einem statistischen Test, sondern durch klinische Beurteilung	Ja, klinische Heterogenität liegt vor.	Nein	n. b.	Ja, durch Adjustierung bezüglich des potentiellen Confounders Hb_{A1C} Durchschnittswert	1. Nach definierten Patientencharakteristika und Interventionen wird der Einschluss der Studien in die Analyse festgelegt. 2. Stratifizierte Analyse für Patienten, die Insulin spritzen und für Patienten, die kein Insulin spritzen 3. Adjustierung bezüglich eines Qualitätsscores der eingeschlossenen Studien und bezüglich des HbA1c-Grundwertes der Probanden.
Kyrgiou, M.[146]	Ja, mit I^2-Test.	Ja, hohe Heterogenität (I^2>50 %) lag in einem paarweisen Vergleichen vor.	Ja, nach Lumley[165].	Ja, aber nur in einem Kreis des Netzwerkes besteht Inkonsistenz.	Ja, durch Einschluss eines Inkonsistenzfaktors	Subgruppenanalyse für Therapien 1. oder 2. Wahl
Lam, S. K. H.[147]	Ja, mit Chi[2]- und I^2-Test. Zusätzlich werden ein L'Abbé-Plot und a priori sechs Sensitivitätsanalysen für pot. Confounder durchgeführt.	Nein, die Ergebnisse zeigen sich in den Sensitivitätsanalysen robust und es liegt keine statistisch signifikante oder hohe (I^2>50 %) Heterogenität vor.	Nein	n. b.	Nein	1. Subgruppenanalyse für Patienten mit schwerer Herzinsuffizienz. 2. Stratifizierte Analyse für Studien mit der Kontrollgruppe "Pharmakotherapie" und der Kontrollgruppe "implantierbarer Herzschrittmacher"

Erstautor	Erhebung der Heterogenität?	Liegt hohe/statistisch sign. Heterogenität vor?	Erhebung der Inkonsistenz?	Lag hohe/ sign. Inkonsistenz vor?	Berücksichtigung der Inkonsistenz in der Modellierung?	Maßnahmen zur Identifikation oder Reduzierung von Heterogenität und/oder Inkonsistenz
Nixon, R. M.[186]	Ja, sie wird in der a posteriori Verteilung als Zwischen-Studien-Varianz ausgedrückt.	Ja, Heterogenität liegt vor. Sie kann aber durch Adjustierung bezüglich der zwei Confounder um 61 % reduziert werden.	Nein	n. b.	Nein	Adjustierung bezüglich Krankheitsdauer und Grad der Behinderung mit Meta-Regressionsmethoden
Stettler, C.[231]	Ja, sie wird in der a posteriori Verteilung als Zwischen-Studien-Varianz ausgedrückt. Zusätzlich I^2-Test durchgeführt.	Nein, die Heterogenität ist nur bei einer Zielgröße und einem paarweisen Vergleich moderat erhöht und sonst immer niedrig (Tau^2 < 0,04).	Ja, nach Lu[164]. Zusätzlich Geeignetheit des Modells mit den Abweichungen der Residuen geprüft.	Nein, keine signifikante Inkonsistenz festgestellt. Das Model eignet sich gut, mit Ausnahme für eine Zielgröße.	Ja, durch Einschluss eines Inkonsistenzfaktors	1. Adjustierungen bezüglich der unterschiedlichen Nachbeobachtungszeiten. 2. Stratifizierungen nach Dauer bis zur Stent-Thrombose und ob Patienten Diabetes hatten. 3. Sensitivitätsanalysen für Verstrebungsdicke und Typ der Stentplattform sowie Kriterien zur methodischen Qualität der Studien.
Vandermeer, B.[261]	Ja, mit Q-Test.	n. b.	n. b.	n. b.	Nein	Keine
Woolacott, N.[272]	Ja, mit Chi^2-Test.	Nein, Heterogenität nicht statistisch signifikant	Nein	n. b.	Nein	Keine
Elliott, W. J.[103]	Ja, mit Riley-Day-Test.	n. b.	Ja, nach Lumley[165]	Nein, als gering bezeichnet	n. b.	Keine
Psaty, B. N.[196]	Ja, aber nicht berichtet, welcher Test genutzt wurde.	Unklar, da nur für das gesamte Evidenznetzwerk und nicht für die einzelnen Therapieeffektvergleiche der Arzneistoffgruppen berichtet.	Ja, nach Lumley[165]	Nein, als gering bezeichnet	Ja, durch Einschluss eines Inkonsistenzfaktors	Keine
Dominici, F.[94]	n. b.	n. b.	n. b.	n. b.	n. b.	Keine

Sign. = signifikant;
n. b. = nicht berichtet;
pot. = potentiell

7.7.4 Gegenüberstellung der Meta-Analyse-Ergebnisse des direkten und indirekten Vergleichs aus den Typ-5-Publikationen

Tabelle 32: Allgemeine Informationen zu den Meta-Analysen aus den Typ-5-Publikationen

Erstautor	Jahr	Patientenkollektiv	Nr. Meta-Analyse	Therapieoption A	Therapieoption B	Gem. Komparator X für den indir. Vgl.	Zielgröße
Sanchez-Ramos[213]	2002	Schwangere, die eine medikamentöse Geburtseinleitung benötigen	1	25µg vaginal Misoprostol	50µg Misoprostol	Intracervikales Dinoprostongel	Niederkunft nach einer Einzeldosis
			2				Vaginale Entbindung innerhalb von 24 Stunden
			3				Geburtseinleitung ohne Oxytocindosiserhöhung
			4				Zeitintervall bis zur vaginalen Entbindung (min)
Antiplatelet Trialists' Collaboration[31]; Glenny	1994	Patienten mit einem erhöhten Risiko für eine vaskuläre Okklusion (z. B. Koronar- oder Beinarterien Bypasstransplantation oder -angioplastie)	5	Ticlopidin	Aspirin	Kontrolle	Kardiovaskuläre Ereignisse
			6	Aspirin + Dipyridamol	Sulfinpyrazon		
			7	Hochdosis-Aspirin	Mittelhochdosiertes Aspirin		
			8	Sulfinpyrazon	Aspirin		
			9	Aspirin + Dipyridamol	Aspirin		
Antiplatelet Trialists' Collaboration[30]; Glenny	1994	Patienten mit einem erhöhten Risiko für okklusive vaskuläre Erkrankungen (z. B. Koronare Herzkrankheit, Schlaganfall, PVK)	10	Sulfinpyrazon	Aspirin	Kontrolle	Kardiovaskuläre Ereignisse
			11	Hochdosis-Aspirin	Mittelhochdosiertes Aspirin		
			12	Ticlopidin	Aspirin		
			13	Aspirin + Dipyridamol	Aspirin		
Antiplatelet Trialists' Collaboration[32]; Glenny.	1994	Hochrisikopatienten und Patienten auf einer chirurgischen Station	14	Aspirin + Dipyridamol	Aspirin	Kontrolle	Tiefe Beinvenenthrombose

Erstautor	Jahr	Patientenkollektiv	Nr. Meta-Analyse	Therapieoption A	Therapieoption B	Gem. Komparator X für den indir. Vgl.	Zielgröße
Ausejo[36]; Glenny	2000	Kinder mit Krupp	15	Budesonid	Dexamethason	Placebo	Verbesserung im Krupp-Schweregrad-Score
Bucher[60]; Glenny	1997	HIV-infizierte Patienten	16	Trimethoprim-Sulfamethoxazol	Dapson + Pyrimethamin oder Dapson allein	Aerosoliertes Pentamidin	Pneumocystitis carnii-Pneumonie
Cheng[70]; Glenny	2000	Frauen mit Wunsch nach Notfallkontrazeption	17	Levonogestrel	Mifepistone	Yuzpe	Anzahl Schwangerschaften
Chiba[71]; Glenny	1997	Patienten mit gastroösophagealer Refluxkrankheit	18	H₂RA	PPI	Placebo	Heilungsrate
Collins[80]; Glenny	2000	Patienten mit postoperativem Schmerz	19	Ibuprofen 400mg	Ibuprofen 200mg	Kontrolle	50-prozentige Schmerzstillung
Delaney[90]; Glenny	2001	Patienten mit Dyspepsie	20	PPI	H₂RA	Alginate/Antazida	Allgemeine Verbesserung
Handoll[120]; Glenny	2002	Patienten, die eine Hüftfraktur operiert bekommen	21	Niedermolekulares Heparin	Unfraktioniertes Heparin	Placebo	Tiefe Beinvenenthrombose
Higgins[126]; Glenny	1996	Patienten mit Leberzirrhose und gastroösophagealen Varizen	22	β-Blocker	Sklerotherapie	Kontrolle	Erste Blutung
Horn[134]; Glenny	2001	Patienten mit akutem ischämischem Schlaganfall	23	Mimodipin 240mg	Mimodipin 120mg	Kontrolle	Tod oder Pflegefall
Marshall[168]; Glenny	1997	Patienten mit Colitis Ulzerosa	24	5-Aminosalicylsäure	Rektale Glukocorticoide	Budesonid	Endoskopisch bestätigte Remission
McIntosh[174]; Glenny	2000	Patienten mit unkomplizierter Malaria	25	Artemisinin	Artesunat	Chinin	Parasitenfreiheit am 28. Tag
Moore[180]; Glenny	1997	Patienten mit starken postoperativen Schmerzen	26	Paracetamol + Codein	Paracetamol	Placebo	Mindestens 50 %-ige Schmerzlinderung
Packer[189]; Glenny	2001	Patienten mit Herzinsuffizienz	27	Carvediol	Metoprolol	Placebo	Änderung in der linksventrikulären mittleren Auswurffraktion
Po[193]; Glenny	1997	Patienten mit postoperativem Schmerz	28	Paracetamol + Dexamethason	Paracetamol	Placebo	Differenz in der Schmerzintensität

Erstautor	Jahr	Patientenkollektiv	Nr. Meta-Analyse	Therapieoption A	Therapieoption B	Gem. Komparator X für den indir. Vgl.	Zielgröße
Poynard[195]; Glenny	1996	Patienten mit viraler Hepatitis C	29	Zwölfmonatige Interferontherapie	Sechsmonatige Interferontherapie	Kontrolle	Nachhaltige Alanin-Transaminase-Anspruchrate
Rostom[209]; Glenny	2000	Patienten, die länger als drei Wochen NSAR eingenommen haben	30	PPI	H_2RA	Placebo	Endoskopisch nachgewiesene Geschwüre
Sauriol[214]; Glenny	2001	Patienten mit Schizophrenie	31	Olanzapin	Risperdon	Placebo	Verbesserung auf einer psychiatrischen Skala
Silagy[218]; Glenny	2001	Patienten mit Nikotinersatztherapie	32	Nikotinpflaster für 24 Stunden	Nikotinpflaster für 16 Stunden	Kontrolle	Abstinenz
			33	Nikotinpflaster-tragende Patienten	Kein Nikotinpflaster tragende Patienten		
Silagy[219]; Glenny	2001	Raucher	34	Mehr als eine Konsultation	Eine Konsultation	Kontrolle	Abstinenz
Soo[226]; Glenny	2004	Patienten mit Dyspepsie aber ohne Ulzerationen	35	H_2RA	Sucralfat	Placebo	Verbesserung der allgemeinen Symptomatik
			36	Prokinetika	H_2RA	Placebo	
Trindade[245]; Glenny	1997	Patienten mit schwerer Depression	37	Fluoxetin	Fluvoxamin	Kontrolle	Therapieabbruch aufgrund von Unwirksamkeit
			38	Paroxetin	Fluvoxamin		
			39	Sertralin	Fluvoxamin		
			40	Fluoxetin	Paroxetin		
			41	Fluoxetin	Sertralin		
Van Pinxteren[260]; Glenny	2000	Patienten mit Sodbrennen	42	PPI	H_2RA	Placebo	Abklingen des Sodbrennens
Zhang[279]; Glenny	1998	Patienten mit Dysmenorrhoe	43	Naproxen	Mefenaminsäure	Placebo	Zumindest moderate Schmerzlinderung
			44	Naproxen	Aspirin		
			45	Ibuprofen	Aspirin		
			46	Naproxen	Ibuprofen		

Erstautor	Jahr	Patientenkollektiv	Nr. Meta-Analyse	Therapieoption A	Therapieoption B	Gem. Komparator X für den indir. Vgl.	Zielgröße
Zhang[277]; Glenny	1996	Patienten mit postoperativem Schmerz	47	Paracetamol + Codein	Paracetamol	Placebo	Differenz in der Schmerzintensität
Antiplatelet Trialists' Collaboration[31]; Glenny	1994	Patienten mit einem erhöhten Risiko für eine vaskuläre Okklusion (z. B. Koronar- oder Beinarterien-Bypasstransplantation oder -angioplatie)	48	Ticlopidin	Aspirin	Kontrolle	Kardiovaskuläre Ereignisse
			49	Aspirin + Dipyridamol	Sulfinpyrazon		
			50	Hochdosis-Aspirin	Mittelhoch-dosiertes Aspirin		
			51	Sulfinpyrazon	Aspirin		
			52	Aspirin + Dipyridamol	Aspirin		
Antiplatelet Trialists' Collaboration[30]; Glenny	1994	Patienten mit einem erhöhten Risiko für okklusive vaskuläre Erkrankungen (z. B. Koronare Herzkrankheit, Schlaganfall, periphere arterielle Verschlusskrankheit)	53	Sulfinpyrazon	Aspirin	Kontrolle	Kardiovaskuläre Ereignisse
			54	Hochdosis-Aspirin	Mittelhoch-dosiertes Aspirin		
			55	Ticlopidin	Aspirin		
			56	Aspirin + Dipyridamol	Aspirin		
Antiplatelet Trialists' Collaboration[32]; Glenny	1994	Hochrisikopatienten und Patienten auf einer chirurgischen Station	57	Aspirin + Dipyridamol	Aspirin	Kontrolle	Tiefe Beinvenenthrombose
Ausejo[36]; Glenny	2000	Kinder mit Krupp	58	Budesonid	Dexamethason	Placebo	Verbesserung im Krupp-Schweregrad-Score
Bekkering[43]	2008	Patienten mit erektiler Dysfunktion	59	Sildenafil	Vardenafil	Placebo	Index für erektile Funktion
Boonen[54], The Record Trial Group[239]	2007	Postmenopausale Frauen und/oder Männer über 50 Jahre	60	Vitamin D3 + Calcium	Vitamin D3	Placebo/ Keine Therapie	Hüftbruch

211

Erstautor	Jahr	Patientenkollektiv	Nr. Meta-Analyse	Therapieoption A	Therapieoption B	Gem. Komparator X für den indir. Vgl.	Zielgröße
Brown[59]	2006	Patienten mit Langzeit-NSAR-Therapie	61	Misoprostol	COX-2-preferierende NSAR	Placebo	Symptomatisches Geschwür
			62	Misoprostol	COX-2-preferierende NSAR		Gastrointestinale Symptome
			63	H₂RA	Misoprostol		Symptomatisches Geschwür
			64	COX-2-selektiver Inhibitor	COX-2-preferierende NSAR		Gravierende gastrointestinale Komplikation
			65	PPI	COX-2-selektiver Inhibitor		Gravierende gastrointestinale Komplikation
			66	PPI	COX-2-selektiver Inhibitor		Symptomatisches Geschwür
			67	PPI	COX-2-selektiver Inhibitor		Gastrointestinale Symptome
			68	Misoprostol	COX-2-preferierende NSAR		Gravierende gastrointestinale Komplikation
			69	Misoprostol	COX-2-selektiver Inhibitor		Gastrointestinale Symptome
			70	H₂RA	Misoprostol		Endoskopisch diagnostiziertes Geschwür
			71	PPI	Misoprostol		Gravierende gastrointestinale Komplikation
			72	Misoprostol	COX-2-preferierende NSAR		Anämie

Erstautor	Jahr	Patientenkollektiv	Nr. Meta-Analyse	Therapieoption A	Therapieoption B	Gem. Komparator X für den indir. Vgl.	Zielgröße
Brown[59] (Fortsetzung)	2006	Patienten mit Langzeit-NSAR-Therapie	73	PPI	Misoprostol	Placebo	Endoskopisch diagnostiziertes Geschwür
			74	H_2RA	PPI		Endoskopisch diagnostiziertes Geschwür
			75	H_2RA	PPI		Gravierende gastrointestinale Komplikation
			76	H_2RA	Misoprostol		Gastrointestinale Symptome
			77	Misoprostol	COX-2-preferierende NSAR		Endoskopisch diagnostiziertes Geschwür
			78	H_2RA	PPI		Symptomatisches Geschwür
Bucher[60]; Glenny	1997	HIV-infizierte Patienten	79	Trimethoprim-Sulfamethoxazol	Dapson + Pyrimethamin oder Dapson allein	Aerosoliertes Pentamidin	Pneumocystis carnii-Pneumonie
Cheng[70]; Glenny	2000	Frauen mit Wunsch nach Notfallkontrazeption	80	Levonogestrel	Mifepistone	Yuzpe	Anzahl Schwangerschaften
Chiba[71]; Glenny	1997	Patienten mit gastroösophagealer Refluxkrankheit	81	H_2RA	PPI	Placebo	Heilungsrate
Chou[72]; Glenny	2006	HIV-infizierte Patienten	82	NNRTI-basierte HAART	Proteaseinhibitor-basierte HAART	Kombinationstherapie mit zwei NRTI	Tod oder Krankheitsfortschritt
			83				Unterdrückung der Virenvermehrung
Collins[80]; Glenny	2000	Patienten mit postoperativem Schmerz	84	Ibuprofen 400mg	Ibuprofen 200mg	Kontrolle	50 %-ige Schmerzstillung
Delaney[90]; Glenny	2001	Patienten mit Dyspepsie	85	PPI	H_2RA	Alginate/ Antazida	Allgemeine Verbesserung
Di Mario[92]; Glenny	1996	Patienten mit bisher unbehandeltem Magengeschwür	86	Cimetidin	Ranitidin	Placebo	Endoskopisch bestätigte Abheilung

Erstautor	Jahr	Patientenkollektiv	Nr. Meta-Analyse	Therapieoption A	Therapieoption B	Gem. Komparator X für den indir. Vgl.	Zielgröße
Gartlehner[109], Geborek[112]	2006	Symptomatische Patienten mit rheumatoider Arthritis, die bereits Methotrexat bekommen	87	Etanercept	Infliximab	Placebo	ACR50-Ansprechrate
			88				ACR20-Ansprechrate
Handoll[120], Glenny	2002	Patienten, die eine Hüftfraktur operiert bekommen	89	Niedermolekulares Heparin	Unfraktioniertes Heparin	Placebo	Tiefe Beinvenenthrombose
Higgins[126], Glenny	1996	Patienten mit Leberzirrhose und gastroösophagealen Varizen	90	ß-Blocker	Sklerotherapie	Kontrolle	Erste Blutung
Horn[134], Glenny	2001	Patienten mit akutem ischämischem Schlaganfall	91	Mimodipin 240mg	Mimodipin 120mg	Kontrolle	Tod oder Pflegefall
Lange[150]	2003	Patienten mit allergischer Rhinitis	92	Topische Glukocorticoide	Topische Antihistaminika	Placebo	Therapieversagen
Marshall[168], Glenny	1997	Patienten mit Colitis Ulzerosa	93	5-Aminosalicylsäure	Rektale Glukocorticoide	Budesonid	Endoskopisch bestätigte Remission
McIntosh[174]h; Glenny	2000	Patienten mit unkompliziertem Malaria	94	Artemisinin	Artesunat	Chinin	Parasitenfreiheit am 18. Tag
Moore[180]; Glenny	1997	Patienten mit starken postoperativen Schmerzen	95	Paracetamol + Codein	Paracetamol	Placebo	Mindestens 50 %-ige Schmerzlinderung
Packer[189], Glenny	2001	Patienten mit Herzinsuffizienz	96	Carvedilol	Metoprolol	Placebo	Änderung in der linksventrikulären mittleren Auswurffraktion
Po[193], Glenny	1997	Patienten mit postoperativem Schmerz	97	Paracetamol + Dexamethason	Paracetamol	Placebo	Differenz in der Schmerzintensität
Poynard[195], Glenny	1996	Patienten mit viraler Hepatitis C	98	Zwölfmonatige Interferontherapie	Sechsmonatige Interferontherapie	Kontrolle	Nachhaltige Alanin-Transaminase-Anspruchrate
Robenshtok[204]	2007	Krebspatienten nach Chemotherapie oder Stammzelltransplantation	99	Fluconazol	Itraconazol orale Suspension	Placebo/ Keine Therapie/ Nicht-systemische Antimykotika	Invasive Pilzinfektionen
Rostom[209], Glenny	2000	Patienten, die länger als drei Wochen NSAR eingenommen haben	100	PPI	H_2RA	Placebo	Endoskopisch nachgewiesene Geschwüre

Erstautor	Jahr	Patientenkollektiv	Nr. Meta-Analyse	Therapieoption A	Therapieoption B	Gem. Komparator X für den indir. Vgl.	Zielgröße
Sauriol[214]; Glenny	2001	Patienten mit Schizophrenie	101	Olanzapin	Risperdon	Placebo	Verbesserung auf einer psychiatrischen Skala
Silagy[218]; Glenny	2001	Patienten mit Nikotinersatztherapie	102	Nikotinpflaster für 24 Stunden	Nikotinpflaster für 16 Stunden	Kontrolle	Abstinenz
			103	Nikotinpflaster tragende Patienten	Kein Nikotinpflaster tragende Patienten		
Silagy[219]; Glenny	2001	Raucher	104	Mehr als eine Konsultation	Eine Konsultation	Kontrolle	Abstinenz
Soo[226]; Glenny	2004	Patienten mit Dyspepsie aber ohne Ulzerationen	105	H_2RA	Sucralfat	Placebo	Verbesserung der allgemeinen Symptomatik
			106	Prokinetika	H_2RA		
Trindade[245]; Glenny	1997	Patienten mit schwerer Depression	107	Fluoxetin	Fluvoxamin	Kontrolle	Therapieabbruch aufgrund von Unwirksamkeit
			108	Paroxetin	Fluvoxamin		
			109	Sertralin	Fluvoxamin		
			110	Fluoxetin	Paroxetin		
			111	Fluoxetin	Sertralin		
van Pinxteren[260]	2000	Patienten mit Sodbrennen	112	PPI	H_2RA	Placebo	Abklingen des Sodbrennens
Wilhelmus[268]	2000	Patienten mit Keratitis (verursacht durch Herpes-simplex-Virus)	113	Trifluridin	Idoxuridin	Aciclovir	Heilung
			114	Aciclovir	Idoxuridin	Trifluridin	
			115	Vidarabin	Idoxuridin	Aciclovir	
			116	Aciclovir	Idoxuridin	Vidarabin	
			117	Trifluridin	Idoxuridin	Vidarabin	
			118	Vidarabin	Idoxuridin	Trifluridin	
Wu[273]	2006	Raucher	119	Bupropion	Nikotinersatztherapie	Placebo	Nichtraucher noch nach drei Monaten nach dem Aufhören
			120	Nikotinersatztherapie	Bupropion	Placebo	Nichtraucher noch nach einem Jahr nach dem Aufhören

Erstautor	Jahr	Patientenkollektiv	Nr. Meta-Analyse	Therapieoption A	Therapieoption B	Gem. Komparator X für den indir. Vgl.	Zielgröße
Zhang[279]; Glenny	1998	Patienten mit Dysmenorrhoe	121	Naproxen	Mefenaminsäure	Placebo	Zumindest moderate Schmerzlinderung
			122	Naproxen	Aspirin		
			123	Ibuprofen	Aspirin		
			124	Naproxen	Ibuprofen		
Zhang[277]; Glenny	1996	Patienten mit postoperativem Schmerz	125	Paracetamol + Codein	Paracetamol	Placebo	Differenz in der Schmerzintensität
Vandermeer[261]	2007	Patienten mit chronischer Schlaflosigkeit	126	Benzodiazepine	Non-Benzodiazepine	Placebo	Schlafeffizienz
			127				Totale Schlafzeit
			128				Wachzustand nach dem Einschlafen
			129				Einschlaflatenzzeit
			130				Schlafqualität
			131				Wachzustand nach dem Einschlafen
			132				Einschlaflatenzzeit
			133				Schlafeffizienz
			134				Totale Schlafzeit
			135				Schlafqualität
			136				Schlafeffizienz
			137				Totale Schlafzeit
			138				Wachzustand nach dem Einschlafen
			139				Einschlaflatenzzeit
			140				Schlafqualität

Erstautor	Jahr	Patientenkollektiv	Nr. Meta-Analyse	Therapieoption A	Therapieoption B	Gem. Komparator X für den indir. Vgl.	Zielgröße
Antithrombotic Trialists' Collaboration[33]	2002	Hochrisikopatienten für kardiovaskuläre Ereignisse	141	Anderer Thrombozytenaggregationshemmer in Monotherapie	Aspirin	Kontrollintervention; nicht näher spezifiziert	Kardiovaskuläres Ereignis
Mason[170]	2004	Patienten mit akuten Schmerzen durch Zerrungen, Verrenkungen oder Sportunfälle	142	Piroxicam topisch	Indometacin topisch	Placebo	Schmerz
Richy[203]	2005	Patienten mit Risiko für eine glukocorticoidinduzierter Osteoporose	143	Vitamin D-Analoga	Natürliches Vitamin D	Placebo	Prävention von Glukocortoid-induzierten Knochenbrüchen in der Wirbelsäule
Small[220], Jung[141]	2006	Patienten nach Organtransplantation	144	Ganciclovir-Bevorzugung	Ganciclovir-Prophylaxe	Universelle Prophylaxe	Symptomatische Cytomegalievirus-Krankheit
Ferrari[106]	2002	Migränepatienten	145	Naratriptan 2,5mg	Zolmitriptan 2,5mg	Placebo	Langfristige Schmerzfreiheit
			146	Rizatriptan 10mg	Naratriptan 2,5mg		
			147	Rizatriptan 10mg	Zolmitriptan 2,5mg		
			148	Sumatriptan 100mg	Rizatriptan 5mg		
			149	Sumatriptan 100mg	Eletriptan 20mg		
			150	Sumatriptan 100mg	Eletriptan 40mg		
			151	Sumatriptan 100mg	Naratriptan 2,5mg		
			152	Sumatriptan 100mg	Eletriptan 80mg		
			153	Sumatriptan 100mg	Rizatriptan 10mg		
			154	Sumatriptan 100mg	Zolmitriptan 5mg		
Horn[133]	2000	Patienten mit überlebtem ischämischem Schlaganfall	155	Orale Verabreichung des Calciumantagonisten	Intravenöse Verabreichung des Calciumantagonisten	Kontrolle	Negatives Ereignis
			156	Nimodipin 60mg oral	Nimodipin 120mg oral		

Erstautor	Jahr	Patientenkollektiv	Nr. Meta-Analyse	Therapieoption A	Therapieoption B	Gem. Komparator X für den indir. Vgl.	Zielgröße
Horn[133] (Fortsetzung)	2000	Patienten mit überlebtem ischämischem Schlaganfall	157	Nimodipin 60mg	Nimodipin 240mg oral	Kontrolle	Negatives Ereignis
Po[194]	1998	Schmerzpatienten	158	Ibuprofen+Codein	Ibuprofen	Placebo	Schmerzlinderung
Zhang[278]	1997	Patienten mit postoperativem Schmerz	159	Acetylsalicylsäure + Koffein	Acetylsalicylsäure		SPID %
			160	Acetylsalicylsäure + Koffein	Acetylsalicylsäure		TOTPAR %
			161	Acetylsalicylsäure + Codein	Acetylsalicylsäure		ResRR
			162	Acetylsalicylsäure + Codein	Acetylsalicylsäure		SPID %
			163	Acetylsalicylsäure + Codein	Acetylsalicylsäure		TOTPAR %
			164	Acetylsalicylsäure + Koffein	Acetylsalicylsäure		ResRR
Mudge[184]	2005	Patienten mit Schizophrenie	165	Olanzapin	Risperdon	Haloperidol	PANSS-GPS-Veränderung
			166				PANSS-Gesamtveränderung
			167				PANSS positive Veränderung
			168				PANSS negative Veränderung
Ballesteros[40]	2005	Patienten mit depressiver Verstimmung	169	Trizyklische Antidepressiva	Selektive Serotonin-wiederaufnahme-hemmer	Placebo	50-prozentige Reduktion der depressiven Symptome im Vergleich zur Symptomatik bei Studienbeginn
			170	Trizyklische Antidepressiva	Monoaminoxidase hemmer		

Erstautor	Jahr	Patientenkollektiv	Nr. Meta-Analyse	Therapieoption A	Therapieoption B	Gem. Komparator X für den indir. Vgl.	Zielgröße
Elliott[103]	2007	Patienten mit Bluthochdruck aber ohne Diabetes mellitus zu Studienbeginn	171	AT(II)-Rezeptor-blocker	Diuretikum	Multiple	Entwicklung eines Diabetes Mellitus
			172	Beta-Blocker	Diuretikum		
			173	Calciumkanal-blocker	Diuretikum		
			174	ACE- Inhibitor	Diuretikum		
Golfinopoulos[118]	2007	Patienten mit wiederkehrendem oder metastasierendem Kolonkarzinom	175	FU	FU + Bevacizumab	Multiple	Krankheitsprogression
			176	FU	FU + Oxaliplatin		Krankheitsprogression
			177	FU	FU + Irinotecan		Krankheitsprogression
			178	FU	Oxaliplatin		Mortalität
			179	FU	FU + Bevacizumab		Mortalität
			180	FU	Irinotecan		Mortalität
			181	FU	Oxaliplatin		Krankheitsprogression
			182	FU	Irinotecan		Krankheitsprogression
			183	FU	FU + Irinotecan		Mortalität
			184	FU	FU + Oxaliplatin		Mortalität
Kyrgiou[146]	2006	Patienten mit Ovarialkarzinom	185	Platin-Monotherapie	Non-Platin/ Non-Texan-Monotherapie	Multiple	Mortalität
			186	Platinbasierte Kombinationstherapie	Non-Platin/ Non-Texan-Monotherapie		
			187	Non-Platin/ Non-Texan-Kombinationstherapie	Non-Platin/ Non-Texan-Monotherapie		

Erstautor	Jahr	Patientenkollektiv	Nr. Meta-Analyse	Therapieoption A	Therapieoption B	Gem. Komparator X für den indir. Vgl.	Zielgröße
Lam[147]	2007	Patienten mit Funktionsstörung des linken Ventrikels	188	ICD + Kardiale Resynchronisationstherapie	Pharmakotherapie	Multiple	Mortalität
			189	ICD + Kardiale Resynchronisationstherapie	ICD		
			190	ICD + Kardiale Resynchronisationstherapie	Kardiale Resynchronisationstherapie		
			191	Kardiale Resynchronisationstherapie	Pharmakotherapie		
			192	ICD	Pharmakotherapie		
Psaty[196]	2003	Hypertensive Patienten	193	Gering dosierte Diuretika	ACE-Hemmer	Placebo/ Keine Therapie	Kongestive Herzinsuffizienz
			194	Gering dosierte Diuretika	ACE-Hemmer		Gesamtmortalität
			195	Gering dosierte Diuretika	ACE-Hemmer		Schlaganfall
			196	Gering dosierte Diuretika	ACE-Hemmer		Koronare Herzkrankheit
			197	Gering dosierte Diuretika	ACE-Hemmer		Herz-Kreislauf-Erkrankungs-Mortalität
			198	Gering dosierte Diuretika	ACE-Hemmer		Schweres Herz-Kreislauf-Ereignis
			199	Gering dosierte Diuretika	Calciumkanalblocker		Herz-Kreislauf-Erkrankungs-Mortalität
			200	Gering dosierte Diuretika	Calciumkanalblocker		Gesamtmortalität

Erstautor	Jahr	Patientenkollektiv	Nr. Meta-Analyse	Therapieoption A	Therapieoption B	Gem. Komparator X für den indir. Vgl.	Zielgröße
Psaty[196] (Fortsetzung)	2003	Hypertensive Patienten	202	Gering dosierte Diuretika	Calciumkanalblocker	Placebo/ Keine Therapie	Schweres Herz-Kreislauf-Ereignis
			203	Gering dosierte Diuretika	Calciumkanalblocker		Kongestive Herzinsuffizienz
			204	Gering dosierte Diuretika	Calciumkanalblocker		Koronare Herzkrankheit
Stettler[231]	2007	Patienten mit Stent	205	Paclitaxel freisetzender Stent	Arzneistofffreier Metallstent	Multiple	Tod oder Herzinfarkt
			206	Paclitaxel freisetzender Stent	Arzneistofffreier Metallstent		Mortalität
			207	Paclitaxel freisetzender Stent	Arzneistofffreier Metallstent		Herzinfarkt
			208	Paclitaxel freisetzender Stent	Arzneistofffreier Metallstent		Zielläsionsrevaskularisation
			209	Paclitaxel freisetzender Stent	Arzneistofffreier Metallstent		Kardiale Mortalität
			210	Sirolimus freisetzender Stent	Arzneistofffreier Metallstent		Tod oder Herzinfarkt
			211	Sirolimus freisetzender Stent	Arzneistofffreier Metallstent		Mortalität
			212	Sirolimus freisetzender Stent	Arzneistofffreier Metallstent		Herzinfarkt
			213	Sirolimus freisetzender Stent	Arzneistofffreier Metallstent		Zielläsionsrevaskularisation
			214	Sirolimus freisetzender Stent	Arzneistofffreier Metallstent		Kardiale Mortalität
			215	Paclitaxel freisetzender Stent	Arzneistofffreier Metallstent		Endgültige Stentthrombose

Erstautor	Jahr	Patientenkollektiv	Nr. Meta-Analyse	Therapieoption A	Therapieoption B	Gem. Komparator X für den indir. Vgl.	Zielgröße
Stettler[231] (Fortsetzung)	2007	Patienten mit Stent	216	Sirolimus freisetzender Stent	Arzneistofffreier Metallstent	Multiple	Endgültige Stentthrombose
			217	Sirolimus freisetzender Stent	Paclitaxel freisetzender Stent		Tod oder Herzinfarkt
			218	Sirolimus freisetzender Stent	Paclitaxel freisetzender Stent		Mortalität
			219	Sirolimus freisetzender Stent	Paclitaxel freisetzender Stent		Herzinfarkt
			220	Sirolimus freisetzender Stent	Paclitaxel freisetzender Stent		Zielläsionsrevaskularisation
			221	Sirolimus freisetzender Stent	Paclitaxel freisetzender Stent		Kardiale Mortalität
			222	Sirolimus freisetzender Stent	Paclitaxel freisetzender Stent		Endgültige Stentthrombose
Vandermeer[261]	2007	Patienten mit chronischer Schlaflosigkeit	223	Benzodiazepine	Non-Benzodiazepine	Placebo	Wachzustand nach dem Einschlafen
			224	Benzodiazepine	Non-Benzodiazepine		Totale Schlafzeit
			225	Benzodiazepine	Non-Benzodiazepine		Einschlaflatenzzeit
			226	Benzodiazepine	Non-Benzodiazepine		Schlafeffizienz
			227	Benzodiazepine	Non-Benzodiazepine		Schlafqualität
Brophy[57]	2005	Patienten mit ischämischer Herzerkrankung	228	Abciximab+PCI	Tirofiban+PCI	Placebo	Kombinierter Endpunkt aus Mortalität, Myokardinfarkt oder wiederholter Vaskularisation

Erstautor	Jahr	Patientenkollektiv	Nr. Meta-Analyse	Therapieoption A	Therapieoption B	Gem. Komparator X für den indir. Vgl.	Zielgröße
Smith 2007[247]; Gamble 2006[108]	2007	Patienten mit fokalen epileptischen Krampfanfällen	229	Lamotrigin	Carbamazepin	Multiple	Zeit bis zum Thrapieversagen
			230				Zeit bis zum ersten Krampfanfall
Smith 2007[85]; Smith 2003[250]	2007	Patienten mit fokalen epileptischen Krampfanfällen	231	Carbamazepin	Phenobarbital	Multiple	Zeit bis zum Thrapieversagen
			232				Zeit bis zur zwölfmonatigen Remission
			233				Zeit bis zum ersten Krampfanfall
Smith 2007[85]; Smith, 2002[248]	2007	Patienten mit fokalen epileptischen Krampfanfällen	234	Carbamazepin	Phenytoin	Multiple	Zeit bis zum Thrapieversagen
			235				Zeit bis zur zwölfmonatigen Remission
			236				Zeit bis zum ersten Krampfanfall
Smith 2007[85]; Marson 2000[169]	2007	Patienten mit fokalen epileptischen Krampfanfällen	237	Carbamazepin	Valproinsäure	Multiple	Zeit bis zum Thrapieversagen
			238				Zeit bis zur zwölfmonatigen Remission
			239				Zeit bis zum ersten Krampfanfall
		Patienten mit generalisierten epileptischen Krampfanfällen	240	Carbamazepin	Valproinsäure	Multiple	Zeit bis zum Thrapieversagen
			241				Zeit bis zur zwölfmonatigen Remission
			242				Zeit bis zum ersten Krampfanfall
Smith 2007[85], Smith 2001[249]	2007	Patienten mit generalisierten epileptischen Krampfanfällen	243	Phenytoin	Valproinsäure	Multiple	Zeit bis zum Thrapieversagen
			244				Zeit bis zur zwölfmonatigen Remission
			245				Zeit bis zum ersten Krampfanfall

Erstautor	Jahr	Patientenkollektiv	Nr. Meta-Analyse	Therapieoption A	Therapieoption B	Gem. Komparator X für den indir. Vgl.	Zielgröße
Thijs[240]	2008	Patienten nach überstandener Transitorischer ischämischer Attacke oder ischämischem Schlaganfall	246	Acetylsalicylsäure + Dipyridamol	Acetylsalicylsäure	Multiple	Schwerwiegendes vaskuläres Ereignis
			247	Thienopyridine + Acetylsalicylsäure	Thienopyridine		
			248	Thienopyridine	Acetylsalicylsäure		
			249	Thienopyridine + Acetylsalicylsäure	Acetylsalicylsäure		

ACE = Angiotensin converting enzyme (Angiotensin umsetzendes Enzym).
ACR = Krankheitsaktivitätsscore des American College of Rheumatology.
BMS = Arzneistofffreier Metallstent.
COX = Cyclooxygenase.
FU = 5-Fluorouracil + Leucovorin.
Gem. = Gemeinsamer.
GPS = General Psychopathology Scale (Allgemeine pathopsychologische Skala).
H_2RA = Histamin-2-Rezeptorantagonist.
HAART = Hochaktive antiretrovirale Therapie.
HIV = Humanes Immondefizienz Virus.
ICD = Implantierbarer Cardioverter/Defibrillator.
Indir. = Indirekt.
NRTI = Nukleosidischer Reverse-Transkriptase-Inhibitor.
NNRTI = Nicht-nukleosidischer Reverse-Transkriptase-Inhibitor.
NSAR = Nicht-steroidale Antirheumatika.
PANSS = Positiv- und Negativsyndromskala.
PCI = Perkutane koronare Interventionen.
PES = Paclitaxel freisetzender Stent.
PPI = Protonenpumpeninhibitor.
ResRR = Response rate ratio (Ratio der Ansprechraten).
SES = Sirolimus freisetzender Stent.
SPID % = Sum of pain intensity difference (Summe der Schmerzintensitätsdifferenzen).
TOTPAR % = Total pain relief (Gesamtschmerzreduktion).
Vgl. = Vergleich

Tabelle 33: Hintergrundinformationen zu den indirekt vergleichenden Meta-Analysen aus den Typ-5-Publikationen

Nr. Meta-Analyse	Methodengruppe	Effektmaß	Zufällige oder feste Effekte?	Gesamtanzahl Studien	Anzahl non-RCT	Gesamtanzahl Probanden[a]	Therapieeffektunterschied (95%KI)
1	Nicht-adjustierter indirekter Vergleich über einen Gesamteffektschätzer	OR	Zufällige	2	0	Nicht berichtet	0,10 (0,03; 0,38)
2	Nicht-adjustierter indirekter Vergleich über einen Gesamteffektschätzer	OR	Zufällige	2	0	Nicht berichtet	0,45 (0,25; 0,84)
3	Nicht-adjustierter indirekter Vergleich über einen Gesamteffektschätzer	OR	Zufällige	2	0	Nicht berichtet	2,68 (1,21; 5,91)
4	Nicht-adjustierter indirekter Vergleich über einen Gesamteffektschätzer	WMD	Zufällige	2	0	Nicht berichtet	420,00 (202; 638)
5	Nicht-adjustierter indirekter Vergleich durch Betrachtung der Überlappung von Konfidenzintervallen	RR	Feste	25	0	4032	0,75 (0,59; 0,96)
6	Nicht-adjustierter indirekter Vergleich durch Betrachtung der Überlappung von Konfidenzintervallen	RR	Feste	24	0	4507	1,54 (1,13; 2,12)
7	Nicht-adjustierter indirekter Vergleich durch Betrachtung der Überlappung von Konfidenzintervallen	RR	Feste	12	0	2482	0,59 (0,46; 0,77)
8	Nicht-adjustierter indirekter Vergleich durch Betrachtung der Überlappung von Konfidenzintervallen	RR	Feste	17	0	3043	0,81 (0,58; 1,13)
9	Nicht-adjustierter indirekter Vergleich durch Betrachtung der Überlappung von Konfidenzintervallen	RR	Feste	21	0	3881	1,53 (1,21; 1,92)
10	Nicht-adjustierter indirekter Vergleich durch Betrachtung der Überlappung von Konfidenzintervallen	RR	Feste	66	0	84698	1,32 (1,17; 2,47)
11	Nicht-adjustierter indirekter Vergleich durch Betrachtung der Überlappung von Konfidenzintervallen	RR	Feste	49	0	76025	1,64 (1,54; 1,74)
12	Nicht-adjustierter indirekter Vergleich durch Betrachtung der Überlappung von Konfidenzintervallen	RR	Feste	79	0	87369	0,91 (0,81; 1,03)
13	Nicht-adjustierter indirekter Vergleich durch Betrachtung der Überlappung von Konfidenzintervallen	RR	Feste	65	0	87002	1,12 (1,03; 1,22)
14	Nicht-adjustierter indirekter Vergleich durch Betrachtung der Überlappung von Konfidenzintervallen	RR	Feste	20	0	2062	0,94 (0,73; 1,2)

Nr. Meta-Analyse	Methodengruppe	Effektmaß	Zufällige oder feste Effekte?	Gesamtanzahl Studien	Anzahl non-RCT	Gesamtanzahl Probanden[a]	Therapieeffektunterschied (95%KI)
15	Nicht-adjustierter indirekter Vergleich durch Betrachtung der Überlappung von Konfidenzintervallen	SMD	Feste	13	0	1066	0,20 (0,02; 0,35)
16	Nicht-adjustierter indirekter Vergleich durch Betrachtung der Überlappung von Konfidenzintervallen	RR	Feste	14	0	2744	0,55 (0,35; 0,87)
17	Nicht-adjustierter indirekter Vergleich durch Betrachtung der Überlappung von Konfidenzintervallen	RR	Feste	4	0	3993	19,83 (1,21; 326)
18	Nicht-adjustierter indirekter Vergleich durch Betrachtung der Überlappung von Konfidenzintervallen	RR	Feste	13	0	3185	0,73 (0,68; 0,78)
19	Nicht-adjustierter indirekter Vergleich durch Betrachtung der Überlappung von Konfidenzintervallen	RR	Feste	29	0	2787	1,16 (1,00; 1,34)
20	Nicht-adjustierter indirekter Vergleich durch Betrachtung der Überlappung von Konfidenzintervallen	RR	Feste	3	0	1441	0,86 (0,71; 1,05)
21	Nicht-adjustierter indirekter Vergleich durch Betrachtung der Überlappung von Konfidenzintervallen	RR	Feste	12	0	1030	0,68 (0,44; 1,07)
22	Nicht-adjustierter indirekter Vergleich durch Betrachtung der Überlappung von Konfidenzintervallen	RR	Feste	24	0	2231	0,69 (0,53; 0,91)
23	Nicht-adjustierter indirekter Vergleich durch Betrachtung der Überlappung von Konfidenzintervallen	RR	Feste	14	0	4329	1,06 (0,79; 1,42)
24	Nicht-adjustierter indirekter Vergleich durch Betrachtung der Überlappung von Konfidenzintervallen	OR	Feste	7	0	617	1,13 (0,86; 1,49)
25	Nicht-adjustierter indirekter Vergleich durch Betrachtung der Überlappung von Konfidenzintervallen	RR	Feste	2	0	135	0,42 (0,26; 0,66)
26	Nicht-adjustierter indirekter Vergleich durch Betrachtung der Überlappung von Konfidenzintervallen	RR	Feste	12	0	743	1,03 (0,78; 1,35)
27	Nicht-adjustierter indirekter Vergleich durch Betrachtung der Überlappung von Konfidenzintervallen	WMD	Feste	15	0	1986	0,02 (0,01; 0,02)
28	Nicht-adjustierter indirekter Vergleich durch Betrachtung der Überlappung von Konfidenzintervallen	WMD	Feste	19	0	1451	0,13 (−0,61; 0,88)
29	Nicht-adjustierter indirekter Vergleich durch Betrachtung der Überlappung von Konfidenzintervallen	RR	Feste	11	0	581	1,67 (1,15; 2,42)

Nr. Meta-Analyse	Methodengruppe	Effektmaß	Zufällige oder feste Effekte?	Gesamtanzahl Studien	Anzahl non-RCT	Gesamtanzahl Probanden[a]	Therapieeffektunterschied (95%KI)
30	Nicht-adjustierter indirekter Vergleich durch Betrachtung der Überlappung von Konfidenzintervallen	RR	Feste	9	0	1960	1,02 (0,72; 1,44)
31	Nicht-adjustierter indirekter Vergleich durch Betrachtung der Überlappung von Konfidenzintervallen	SMD	Feste	11	0	3866	1,07 (-0,28; 2,42)
32	Nicht-adjustierter indirekter Vergleich durch Betrachtung der Überlappung von Konfidenzintervallen	RR	Feste	32	0	15824	1,07 (0,97; 1,18)
33	Nicht-adjustierter indirekter Vergleich durch Betrachtung der Überlappung von Konfidenzintervallen	RR	Feste	29	0	13518	0,88 (0,74; 1,05)
34	Nicht-adjustierter indirekter Vergleich durch Betrachtung der Überlappung von Konfidenzintervallen	RR	Feste	19	0	16837	2,34 (2,02; 2,71)
35	Nicht-adjustierter indirekter Vergleich durch Betrachtung der Überlappung von Konfidenzintervallen	RR	Feste	10	0	1471	1,24 (0,91; 1,70)
36	Nicht-adjustierter indirekter Vergleich durch Betrachtung der Überlappung von Konfidenzintervallen	RR	Feste	3	0	1333	0,53 (0,40; 0,71)
37	Nicht-adjustierter indirekter Vergleich durch Betrachtung der Überlappung von Konfidenzintervallen	RR	Feste	86	0	7621	1,14 (1,03; 1,26)
38	Nicht-adjustierter indirekter Vergleich durch Betrachtung der Überlappung von Konfidenzintervallen	RR	Feste	69	0	4667	0,92 (0,81; 1,03)
39	Nicht-adjustierter indirekter Vergleich durch Betrachtung der Überlappung von Konfidenzintervallen	RR	Feste	32	0	2911	0,94 (0,81; 1,09)
40	Nicht-adjustierter indirekter Vergleich durch Betrachtung der Überlappung von Konfidenzintervallen	RR	Feste	73	0	7628	1,24 (1,13; 1,35)
41	Nicht-adjustierter indirekter Vergleich durch Betrachtung der Überlappung von Konfidenzintervallen	RR	Feste	44	0	6044	1,10 (0,98; 1,23)
42	Nicht-adjustierter indirekter Vergleich durch Betrachtung der Überlappung von Konfidenzintervallen	RR	Feste	3	0	1333	0,53 (0,40; 0,71)
43	Nicht-adjustierter indirekter Vergleich durch Betrachtung der Überlappung von Konfidenzintervallen	RR	Feste	22	0	2472	0,88 (0,80; 0,97)
44	Nicht-adjustierter indirekter Vergleich durch Betrachtung der Überlappung von Konfidenzintervallen	RR	Feste	22	0	2205	1,83 (1,49; 2,23)

Nr. Meta-Analyse	Methodengruppe	Effektmaß	Zufällige oder feste Effekte?	Gesamtanzahl Studien	Anzahl non-RCT	Gesamtanzahl Probanden[a]	Therapieeffektunterschied (95%KI)
45	Nicht-adjustierter indirekter Vergleich durch Betrachtung der Überlappung von Konfidenzintervallen	RR	Feste	15	0	1020	2,32 (1,84; 2,93)
46	Nicht-adjustierter indirekter Vergleich durch Betrachtung der Überlappung von Konfidenzintervallen	RR	Feste	27	0	2472	0,82 (0,75; 0,89)
47	Nicht-adjustierter indirekter Vergleich durch Betrachtung der Überlappung von Konfidenzintervallen	WMD	Feste	43	0	Nicht berichtet	-9,89 (-11,65; -8,13)
48	Adjustierter indirekter Vergleich über einen Gesamteffektschätzer nach Bucher	RR	Zufällige	25	0	4032	1,12 (0,80; 1,56)
49	Adjustierter indirekter Vergleich über einen Gesamteffektschätzer nach Bucher	RR	Zufällige	24	0	4507	1,06 (0,69; 1,65)
50	Adjustierter indirekter Vergleich über einen Gesamteffektschätzer nach Bucher	RR	Zufällige	12	0	2482	0,93 (0,58; 1,48)
51	Adjustierter indirekter Vergleich über einen Gesamteffektschätzer nach Bucher	RR	Zufällige	17	0	3043	1,15 (0,73; 1,80)
52	Adjustierter indirekter Vergleich über einen Gesamteffektschätzer nach Bucher	RR	Zufällige	21	0	3881	1,26 (0,85; 1,86)
53	Adjustierter indirekter Vergleich über einen Gesamteffektschätzer nach Bucher	RR	Zufällige	66	0	84698	1,02 (0,87; 1,20)
54	Adjustierter indirekter Vergleich über einen Gesamteffektschätzer nach Bucher	RR	Zufällige	49	0	76025	1,08 (0,94; 1,24)
55	Adjustierter indirekter Vergleich über einen Gesamteffektschätzer nach Bucher	RR	Zufällige	79	0	87369	0,90 (0,78; 1,04)
56	Adjustierter indirekter Vergleich über einen Gesamteffektschätzer nach Bucher	RR	Zufällige	65	0	87002	0,91 (0,80; 1,05)
57	Adjustierter indirekter Vergleich über einen Gesamteffektschätzer nach Bucher	RR	Zufällige	20	0	2062	0,77 (0,44; 1,33)
58	Adjustierter indirekter Vergleich über einen Gesamteffektschätzer nach Bucher	SMD	Zufällige	13	0	1066	0,32 (-0,52; 1,16)
59	Adjustierter indirekter Vergleich über einen Gesamteffektschätzer nach Bucher	WMD	Zufällige	48	0	11052	0,01 (-0,65; 0,67)

Nr. Meta-Analyse	Methodengruppe	Effekt-maß	Zufällige oder feste Effekte?	Gesamtanzahl Studien	Anzahl non-RCT	Gesamtanzahl Probanden[a]	Therapieeffektunterschied (95%KI)
60	Adjustierter indirekter Vergleich über einen Gesamteffektschätzer nach Bucher	RR	Zufällige	10	0	54597	0,75 (0,58; 0,96)
61	Adjustierter indirekter Vergleich über einen Gesamteffektschätzer nach Bucher	RR	Zufällige	18	0	30230	0,88 (0,41; 1,87)
62	Adjustierter indirekter Vergleich über einen Gesamteffektschätzer nach Bucher	RR	Zufällige	35	0	25632	1,33 (0,95; 1,86)
63	Adjustierter indirekter Vergleich über einen Gesamteffektschätzer nach Bucher	RR	Zufällige	6	0	9807	4,06 (0,16; 104)
64	Adjustierter indirekter Vergleich über einen Gesamteffektschätzer nach Bucher	RR	Zufällige	30	0	44179	0,90 (0,41; 1,81)
65	Adjustierter indirekter Vergleich über einen Gesamteffektschätzer nach Bucher	RR	Zufällige	15	0	22562	0,84 (0,12; 5,60)
66	Adjustierter indirekter Vergleich über einen Gesamteffektschätzer nach Bucher	RR	Zufällige	13	0	22065	0,18 (0,04; 0,91)
67	Adjustierter indirekter Vergleich über einen Gesamteffektschätzer nach Bucher	RR	Zufällige	10	0	12913	0,53 (0,30; 0,95)
68	Adjustierter indirekter Vergleich über einen Gesamteffektschätzer nach Bucher	RR	Zufällige	29	0	34232	0,93 (0,44; 1,97)
69	Adjustierter indirekter Vergleich über einen Gesamteffektschätzer nach Bucher	RR	Zufällige	14	0	14711	1,20 (0,85; 1,68)
70	Adjustierter indirekter Vergleich über einen Gesamteffektschätzer nach Bucher	RR	Zufällige	30	0	7829	1,67 (1,22; 2,28)
71	Adjustierter indirekter Vergleich über einen Gesamteffektschätzer nach Bucher	RR	Zufällige	14	0	12615	0,44 (0,03; 7,36)
72	Adjustierter indirekter Vergleich über einen Gesamteffektschätzer nach Bucher	RR	Zufällige	5	0	1140	8,87 (0,27; 294)
73	Adjustierter indirekter Vergleich über einen Gesamteffektschätzer nach Bucher	RR	Zufällige	24	0	7440	1,12 (0,83; 1,51)
74	Adjustierter indirekter Vergleich über einen Gesamteffektschätzer nach Bucher	RR	Zufällige	18	0	3105	1,49 (1,08; 2,04)

Nr. Meta-Analyse	Methodengruppe	Effekt-maß	Zufällige oder feste Effekte?	Gesamtanzahl Studien	Anzahl non-RCT	Gesamtanzahl Probanden[a]	Therapieeffektunterschied (95%KI)
75	Adjustierter indirekter Vergleich über einen Gesamteffektschätzer nach Bucher	RR	Zufällige	8	0	2002	0,72 (0,02; 33,22)
76	Adjustierter indirekter Vergleich über einen Gesamteffektschätzer nach Bucher	RR	Zufällige	7	0	2316	0,74 (0,49; 1,12)
77	Adjustierter indirekter Vergleich über einen Gesamteffektschätzer nach Bucher	RR	Zufällige	24	0	2049	0,80 (0,31; 2,11)
78	Adjustierter indirekter Vergleich über einen Gesamteffektschätzer nach Bucher	RR	Zufällige	4	0	686	16,22 (0,46; 571)
79	Adjustierter indirekter Vergleich über einen Gesamteffektschätzer nach Bucher	RR	Zufällige	14	0	2744	0,43 (0,25; 0,75)
80	Adjustierter indirekter Vergleich über einen Gesamteffektschätzer nach Bucher	RR	Zufällige	4	0	3993	5,40 (0,53; 54,82)
81	Adjustierter indirekter Vergleich über einen Gesamteffektschätzer nach Bucher	RR	Zufällige	13	0	3185	0,26 (0,14; 0,48)
82	Adjustierter indirekter Vergleich über einen Gesamteffektschätzer nach Bucher	OR	Zufällige	14	0	4042	1,28 (0,56; 2,94)
83	Adjustierter indirekter Vergleich über einen Gesamteffektschätzer nach Bucher	OR	Zufällige	14	0	4042	0,26 (0,07; 0,91)
84	Adjustierter indirekter Vergleich über einen Gesamteffektschätzer nach Bucher	RR	Zufällige	29	0	2787	0,74 (0,27; 2,02)
85	Adjustierter indirekter Vergleich über einen Gesamteffektschätzer nach Bucher	RR	Zufällige	3	0	1441	0,73 (0,56; 0,96)
86	Adjustierter indirekter Vergleich über einen Gesamteffektschätzer nach Bucher	RR	Zufällige	21	0	1608	0,65 (0,35; 1,20)
87	Adjustierter indirekter Vergleich über einen Gesamteffektschätzer nach Bucher	RR	Zufällige	9	0	1855	1,39 (0,39; 4,93)
88	Adjustierter indirekter Vergleich über einen Gesamteffektschätzer nach Bucher	RR	Zufällige	9	0	1855	1,00 (0,38; 2,66)
89	Adjustierter indirekter Vergleich über einen Gesamteffektschätzer nach Bucher	RR	Zufällige	12	0	1030	1,05 (0,25; 2,13)

Nr. Meta-Analyse	Methodengruppe	Effekt-maß	Zufällige oder feste Effekte?	Gesamtanzahl Studien	Anzahl non-RCT	Gesamtanzahl Probanden[a]	Therapieeffektunterschied (95%KI)
90	Adjustierter indirekter Vergleich über einen Gesamteffektschätzer nach Bucher	RR	Zufällige	24	0	2231	1,00 (0,53; 1,89)
91	Adjustierter indirekter Vergleich über einen Gesamteffektschätzer nach Bucher	RR	Zufällige	14	0	4329	0,97 (0,68; 1,48)
92	Adjustierter indirekter Vergleich über einen Gesamteffektschätzer nach Bucher	RR	Feste	14	0	1868	0,74 (0,58; 0,94)
93	Adjustierter indirekter Vergleich über einen Gesamteffektschätzer nach Bucher	OR	Zufällige	7	0	617	0,92 (0,36; 2,36)
94	Adjustierter indirekter Vergleich über einen Gesamteffektschätzer nach Bucher	RR	Zufällige	2	0	135	0,70 (0,38; 1,28)
95	Adjustierter indirekter Vergleich über einen Gesamteffektschätzer nach Bucher	RR	Zufällige	12	0	743	1,74 (0,59; 5,18)
96	Adjustierter indirekter Vergleich über einen Gesamteffektschätzer nach Bucher	WMD	Zufällige	15	0	1986	0,03 (0,01; 0,04)
97	Adjustierter indirekter Vergleich über einen Gesamteffektschätzer nach Bucher	WMD	Zufällige	19	0	1451	0,51 (-0,43; 1,45)
98	Adjustierter indirekter Vergleich über einen Gesamteffektschätzer nach Bucher	RR	Zufällige	11	0	581	1,49 (0,35; 6,31)
99	Adjustierter indirekter Vergleich über einen Gesamteffektschätzer nach Bucher	RR	Nicht berichtet	27	0	5602	0,68 (0,18; 1,19)
100	Adjustierter indirekter Vergleich über einen Gesamteffektschätzer nach Bucher	RR	Zufällige	9	0	1960	0,61 (0,40; 0,93)
101	Adjustierter indirekter Vergleich über einen Gesamteffektschätzer nach Bucher	SMD	Zufällige	11	0	3866	1,33 (-0,63; 3,29)
102	Adjustierter indirekter Vergleich über einen Gesamteffektschätzer nach Bucher	RR	Zufällige	32	0	15824	0,82 (0,56; 1,20)
103	Adjustierter indirekter Vergleich über einen Gesamteffektschätzer nach Bucher	RR	Zufällige	29	0	13518	0,75 (0,53; 1,06)
104	Adjustierter indirekter Vergleich über einen Gesamteffektschätzer nach Bucher	RR	Zufällige	19	0	16837	1,51 (0,90; 2,56)

Nr. Meta-Analyse	Methodengruppe	Effektmaß	Zufällige oder feste Effekte?	Gesamtanzahl Studien	Anzahl non-RCT	Gesamtanzahl Probanden[a]	Therapieeffektunterschied (95%KI)
105	Adjustierter indirekter Vergleich über einen Gesamteffektschätzer nach Bucher	RR	Zufällige	10	0	1471	0,99 (0,47; 2,08)
106	Adjustierter indirekter Vergleich über einen Gesamteffektschätzer nach Bucher	RR	Zufällige	3	0	1333	0,45 (0,31; 0,66)
107	Adjustierter indirekter Vergleich über einen Gesamteffektschätzer nach Bucher	RR	Zufällige	86	0	7621	0,89 (0,77; 1,02)
108	Adjustierter indirekter Vergleich über einen Gesamteffektschätzer nach Bucher	RR	Zufällige	69	0	4667	0,77 (0,63; 0,93)
109	Adjustierter indirekter Vergleich über einen Gesamteffektschätzer nach Bucher	RR	Zufällige	32	0	2911	0,81 (0,60; 1,10)
110	Adjustierter indirekter Vergleich über einen Gesamteffektschätzer nach Bucher	RR	Zufällige	73	0	7628	1,00 (0,86; 1,17)
111	Adjustierter indirekter Vergleich über einen Gesamteffektschätzer nach Bucher	RR	Zufällige	44	0	6044	0,88 (0,70; 1,11)
112	Adjustierter indirekter Vergleich über einen Gesamteffektschätzer nach Bucher	RR	Zufällige	3	0	1333	0,45 (0,31; 0,66)
113	Adjustierter indirekter Vergleich über einen Gesamteffektschätzer nach Bucher	OR	Feste	10	[b]	Nicht berichtet	4,51 (1,90; 10,71)
114	Adjustierter indirekter Vergleich über einen Gesamteffektschätzer nach Bucher	OR	Zufällige	9	[b]	Nicht berichtet	3,15 (1,18; 8,40)
115	Adjustierter indirekter Vergleich über einen Gesamteffektschätzer nach Bucher	OR	Zufällige	12	[b]	Nicht berichtet	5,01 (2,33; 10,77)
116	Adjustierter indirekter Vergleich über einen Gesamteffektschätzer nach Bucher	OR	Zufällige	8	[b]	Nicht berichtet	1,09 (0,50; 2,38)
117	Adjustierter indirekter Vergleich über einen Gesamteffektschätzer nach Bucher	OR	Feste	6	[b]	Nicht berichtet	0,89 (0,09; 8,63)
118	Adjustierter indirekter Vergleich über einen Gesamteffektschätzer nach Bucher	OR	Zufällige	5	[b]	Nicht berichtet	4,22 (1,69; 10,54)
119	Adjustierter indirekter Vergleich über einen Gesamteffektschätzer nach Bucher	OR	Zufällige	53	0	24364	1,01 (0,79; 1,29)

Nr. Meta-Analyse	Methodengruppe	Effekt-maß	Zufällige oder feste Effekte?	Gesamtanzahl Studien	Anzahl non-RCT	Gesamtanzahl Probanden[a]	Therapieeffektunterschied (95%KI)
120	Adjustierter indirekter Vergleich über einen Gesamteffektschätzer nach Bucher	OR	Zufällige	60	0	26660	1,08 (0,68; 1,36)
121	Adjustierter indirekter Vergleich über einen Gesamteffektschätzer nach Bucher	RR	Zufällige	22	0	2472	1,53 (1,11; 2,12)
122	Adjustierter indirekter Vergleich über einen Gesamteffektschätzer nach Bucher	RR	Zufällige	22	0	2205	2,45 (1,65; 3,64)
123	Adjustierter indirekter Vergleich über einen Gesamteffektschätzer nach Bucher	RR	Zufällige	15	0	1020	1,80 (1,12; 2,89)
124	Adjustierter indirekter Vergleich über einen Gesamteffektschätzer nach Bucher	RR	Zufällige	27	0	2472	1,40 (0,94; 2,09)
125	Adjustierter indirekter Vergleich über einen Gesamteffektschätzer nach Bucher	WMD	Zufällige	43	0	Nicht berichtet	-1,16 (-6,95; 4,64)
126	Adjustierter indirekter Vergleich nach Bucher (Ohne Einschluss von direkt vergleichenden Studien)	SMD	Zufällige	13	0	Nicht berichtet	-1,60 (-5,56; 2,36)
127	Adjustierter indirekter Vergleich nach Bucher (Ohne Einschluss von direkt vergleichenden Studien)	SMD	Zufällige	31	0	Nicht berichtet	6,66 (-10,27; 23,59)
128	Adjustierter indirekter Vergleich nach Bucher (Ohne Einschluss von direkt vergleichenden Studien)	SMD	Zufällige	16	0	Nicht berichtet	-8,27 (-25,57; 9,03)
129	Adjustierter indirekter Vergleich nach Bucher (Ohne Einschluss von direkt vergleichenden Studien)	SMD	Zufällige	54	0	Nicht berichtet	2,20 (-4,64; 9,04)
130	Adjustierter indirekter Vergleich nach Bucher (Ohne Einschluss von direkt vergleichenden Studien)	SMD	Zufällige	38	0	Nicht berichtet	0,35 (0,13; 0,57)
131	Adjustierter indirekter Vergleich (Mit Einschluss von dreiarmigen direkt vergleichenden Studien)	SMD	Zufällige	17	0	Nicht berichtet	-10,37 (-26,78; 5,84)
132	Adjustierter indirekter Vergleich (Mit Einschluss von dreiarmigen direkt vergleichenden Studien)	SMD	Zufällige	62	0	Nicht berichtet	1,63 (-4,35; 7,61)
133	Adjustierter indirekter Vergleich (Mit Einschluss von dreiarmigen direkt vergleichenden Studien)	SMD	Zufällige	16	0	Nicht berichtet	0,48 (-2,24; 3,20)
134	Adjustierter indirekter Vergleich (Mit Einschluss von dreiarmigen direkt vergleichenden Studien)	SMD	Zufällige	37	0	Nicht berichtet	11,13 (-2,51; 24,77)

Nr. Meta-Analyse	Methodengruppe	Effektmaß	Zufällige oder feste Effekte?	Gesamtanzahl Studien	Anzahl non-RCT	Gesamtanzahl Probanden[a]	Therapieeffektunterschied (95%KI)
135	Adjustierter indirekter Vergleich (Mit Einschluss von dreiarmigen direkt vergleichenden Studien)	SMD	Zufällige	45	0	Nicht berichtet	0,32 (0,14; 0,50)
136	Adjustierter indirekter Vergleich nach Song 2000 unter Einschluss von direkt vergleichenden Studien	SMD	Zufällige	16	0	Nicht berichtet	2,29 (0,44; 4,15)
137	Adjustierter indirekter Vergleich nach Song 2000 unter Einschluss von direkt vergleichenden Studien	SMD	Zufällige	39	0	Nicht berichtet	10,52 (0,88; 20,17)
138	Adjustierter indirekter Vergleich nach Song 2000 unter Einschluss von direkt vergleichenden Studien	SMD	Zufällige	19	0	Nicht berichtet	-4,82 (-17,74; 8,10)
139	Adjustierter indirekter Vergleich nach Song 2000 unter Einschluss von direkt vergleichenden Studien	SMD	Zufällige	65	0	Nicht berichtet	1,79 (-2,22; 5,81)
140	Adjustierter indirekter Vergleich nach Song 2000 unter Einschluss von direkt vergleichenden Studien	SMD	Zufällige	49	0	Nicht berichtet	0,19 (0,06; 0,32)
141	Adjustierter indirekter Vergleich mithilfe eines statistischen Tests	OR	Nicht berichtet	166	0	83204	0,99 (0,89; 1,09)
142	Adjustierter indirekter Vergleich mithilfe eines statistischen Tests	RR	Feste	6	0	957	1,08 (0,78; 1,49)
143	Adjustierter indirekter Vergleich mithilfe eines statistischen Tests	ARR	Feste	Nicht berichtet	0	Nicht berichtet	0,03 (-0,32; 0,25)
144	Adjustierter indirekter Vergleich mithilfe eines statistischen Tests	RR	Zufällige	25	1	1966	0,61 (0,30; 1,27)
145	Adjustierter indirekter Vergleich durch Betrachtung der Überlappung von Konfidenzintervallen	WMD	Zufällige	8	0	3343	-6,7 (-10,7; -3,23)
146	Adjustierter indirekter Vergleich durch Betrachtung der Überlappung von Konfidenzintervallen	WMD	Zufällige	16	0	6460	9,40 (6,39; 12,41)
147	Adjustierter indirekter Vergleich durch Betrachtung der Überlappung von Konfidenzintervallen	WMD	Zufällige	14	0	5757	6,30 (3,03; 9,57)
148	Adjustierter indirekter Vergleich durch Betrachtung der Überlappung von Konfidenzintervallen	WMD	Zufällige	17	0	5701	1,10 (-4,28; 6,48)
149	Adjustierter indirekter Vergleich durch Betrachtung der Überlappung von Konfidenzintervallen	WMD	Zufällige	12	0	3414	9,40 (6,11; 12,69)

Nr. Meta-Analyse	Methodengruppe	Effektmaß	Zufällige oder feste Effekte?	Gesamtanzahl Studien	Anzahl non-RCT	Gesamtanzahl Probanden[a]	Therapieeffektunterschied (95%KI)
150	Adjustierter indirekter Vergleich durch Betrachtung der Überlappung von Konfidenzintervallen	WMD	Zufällige	15	0	5273	-0,90 (-3,28; 1,48)
151	Adjustierter indirekter Vergleich durch Betrachtung der Überlappung von Konfidenzintervallen	WMD	Zufällige	14	0	4447	4,10 (1,12; 7,08)
152	Adjustierter indirekter Vergleich durch Betrachtung der Überlappung von Konfidenzintervallen	WMD	Zufällige	15	0	4719	-5,00 (-7,69; -2,31)
153	Adjustierter indirekter Vergleich durch Betrachtung der Überlappung von Konfidenzintervallen	WMD	Zufällige	20	0	6861	-5,30 (-7,53; -3,07)
154	Adjustierter indirekter Vergleich durch Betrachtung der Überlappung von Konfidenzintervallen	WMD	Zufällige	14	0	4020	-1,90 (-4,97; 1,17)
155	Adjustierter indirekter Vergleich durch Betrachtung der Überlappung von Konfidenzintervallen	OR	Feste	Nicht berichtet	0	6868	0,84 (0,67; 1,07)
156	Adjustierter indirekter Vergleich durch Betrachtung der Überlappung von Konfidenzintervallen	OR	Feste	Nicht berichtet	0	5248	1,24 (0,86; 1,80)
157	Adjustierter indirekter Vergleich durch Betrachtung der Überlappung von Konfidenzintervallen	OR	Feste	Nicht berichtet	0	1202	1,05 (0,66; 1,67)
158	Adjustierter indirekter Vergleich durch Betrachtung der Überlappung von Konfidenzintervallen	WMD	Zufällige	47	0	3531	2,10 (-9,98; 14,18)
159	Adjustierter indirekter Vergleich durch Betrachtung der Überlappung von Konfidenzintervallen	SMD	Feste	78	0	5284	-2,71 (-13,8; 8,40)
160	Adjustierter indirekter Vergleich durch Betrachtung der Überlappung von Konfidenzintervallen	SMD	Feste	48	0	3763	6,00 (-6,98; 18,98)
161	Adjustierter indirekter Vergleich durch Betrachtung der Überlappung von Konfidenzintervallen	RR	Feste	22	0	1541	1,00 (0,61; 1,63)
162	Adjustierter indirekter Vergleich durch Betrachtung der Überlappung von Konfidenzintervallen	SMD	Zufällige	80	0	5372	2,55 (-4,36; 9,46)
163	Adjustierter indirekter Vergleich durch Betrachtung der Überlappung von Konfidenzintervallen	SMD	Zufällige	50	0	3851	13,20 (5,53; 20,87)
164	Adjustierter indirekter Vergleich durch Betrachtung der Überlappung von Konfidenzintervallen	RR	Feste	22	0	1618	2,70 (1,26; 5,82)

Nr. Meta-Analyse	Methodengruppe	Effekt-maß	Zufällige oder feste Effekte??	Gesamtanzahl Studien	Anzahl non-RCT	Gesamtanzahl Probanden[a]	Therapieeffektunterschied (95%KI)
165	Meta-Regression	WMD	Zufällige	6	0	3326	0,09 (-0,32; 0,51)
166	Meta-Regression	WMD	Zufällige	8	0	4592	-1,68 (-4,77; 1,40)
167	Meta-Regression	WMD	Zufällige	8	0	4592	-0,64 (-1,59; 0,30)
168	Meta-Regression	WMD	Zufällige	8	0	4592	-0,53 (-1,48; 0,42)
169	Logistische (Meta-)Regression (Gemischtes Modell)	OR	Nicht berichtet	9	0	1359	1,19 (0,81; 1,75)
170	Logistische (Meta-)Regression (Gemischtes Modell)	OR	Nicht berichtet	8	0	898	0,67 (0,42; 1,06)
171	NMA	OR	Zufällige	22	0	143153	0,12 (0,01; 0,97)
172	NMA	OR	Zufällige	22	0	143153	1,03 (0,82; 1,29)
173	NMA	OR	Zufällige	22	0	143153	0,82 (0,70; 0,95)
174	NMA	OR	Zufällige	22	0	143153	0,66 (0,56; 0,77)
175	NMA	HR	Nicht berichtet	36	0	15158	0,56 (0,41; 0,76)
176	NMA	HR	Nicht berichtet	36	0	15158	0,64 (0,56; 0,73)
177	NMA	HR	Nicht berichtet	36	0	15158	0,73 (0,65; 0,82)
178	NMA	HR	Nicht berichtet	34	0	13875	1,00 (0,67; 1,54)
179	NMA	HR	Nicht berichtet	34	0	13875	0,78 (0,60; 1,03)
180	NMA	HR	Nicht berichtet	34	0	13875	1,00 (0,86; 1,17)
181	NMA	HR	Nicht berichtet	36	0	15158	1,42 (1,08; 1,86)
182	NMA	HR	Nicht berichtet	36	0	15158	1,07 (0,88; 1,30)
183	NMA	HR	Nicht berichtet	34	0	13875	0,92 (0,84; 1,01)
184	NMA	HR	Nicht berichtet	34	0	13875	0,87 (0,78; 0,98)
185	NMA	HR	Zufällige	60	0	16478	0,68 (0,59; 0,78)
186	NMA	HR	Zufällige	60	0	16478	0,70 (0,62; 0,80)
187	NMA	HR	Zufällige	60	0	16478	0,87 (0,78; 0,97)
188	NMA	OR	Zufällige	12	0	8307	0,57 (0,40; 0,80)

Nr. Meta-Analyse	Methodengruppe	Effektmaß	Zufällige oder feste Effekte?	Gesamtanzahl Studien	Anzahl non-RCT	Gesamtanzahl Probanden[a]	Therapieeffektunterschied (95%KI)
189	NMA	OR	Zufällige	12	0	8307	0,82 (0,57; 1,18)
190	NMA	OR	Zufällige	12	0	8307	0,85 (0,60; 1,22)
191	NMA	OR	Zufällige	12	0	8307	0,66 (0,50; 0,89)
192	NMA	OR	Zufällige	12	0	8307	0,69 (0,55; 0,87)
193	NMA	RR	Zufällige	14	0	Nicht berichtet	0,86 (0,63; 1,19)
194	NMA	RR	Zufällige	22	0	Nicht berichtet	0,96 (0,84; 1,09)
195	NMA	RR	Zufällige	24	0	Nicht berichtet	0,83 (0,67; 1,02)
196	NMA	RR	Zufällige	24	0	Nicht berichtet	0,94 (0,76; 1,16)
197	NMA	RR	Zufällige	25	0	Nicht berichtet	0,85 (0,69; 1,04)
198	NMA	RR	Zufällige	28	0	Nicht berichtet	0,88 (0,77; 1,01)
199	NMA	RR	Zufällige	26	0	Nicht berichtet	0,91 (0,72; 1,15)
200	NMA	RR	Zufällige	23	0	Nicht berichtet	0,99 (0,88; 1,13)
201	NMA	RR	Zufällige	25	0	Nicht berichtet	0,96 (0,78; 1,17)
202	NMA	RR	Zufällige	29	0	Nicht berichtet	0,90 (0,78; 1,03)
203	NMA	RR	Zufällige	15	0	Nicht berichtet	0,85 (0,68; 1,06)
204	NMA	RR	Zufällige	25	0	Nicht berichtet	0,81 (0,66; 0,99)
205	NMA	HR	Zufällige	38	0	18023	1,00 (0,84; 1,23)
206	NMA	HR	Zufällige	38	0	18023	1,03 (0,84; 1,22)
207	NMA	HR	Zufällige	37	0	17962	1,00 (0,81; 1,23)
208	NMA	HR	Zufällige	37	0	17712	0,42 (0,33; 0,53)
209	NMA	HR	Zufällige	36	0	17705	1,05 (0,80; 1,36)
210	NMA	HR	Zufällige	38	0	18023	0,92 (0,77; 1,08)
211	NMA	HR	Zufällige	38	0	18023	1,00 (0,82; 1,25)
212	NMA	HR	Zufällige	37	0	17962	0,81 (0,66; 0,97)

Nr. Meta-Analyse	Methodengruppe	Effektmaß	Zufällige oder feste Effekte?	Gesamtanzahl Studien	Anzahl non-RCT	Gesamtanzahl Probanden[a]	Therapieeffektunterschied (95%KI)
213	NMA	HR	Zufällige	37	0	17712	0,30 (0,24; 0,37)
214	NMA	HR	Zufällige	36	0	17705	1,02 (0,80; 1,31)
215	NMA	HR	Zufällige	24	0	12973	1,38 (0,96; 2,24)
216	NMA	HR	Zufällige	24	0	12973	1,00 (0,68; 1,63)
217	NMA	HR	Zufällige	38	0	18023	0,92 (0,79; 1,08)
218	NMA	HR	Zufällige	38	0	18023	0,96 (0,83; 1,24)
219	NMA	HR	Zufällige	37	0	17962	0,83 (0,71; 1,00)
220	NMA	HR	Zufällige	37	0	17712	0,70 (0,56; 0,84)
221	NMA	HR	Zufällige	36	0	17705	0,99 (0,74; 1,26)
222	NMA	HR	Zufällige	24	0	12973	0,71 (0,48; 1,13)
223	NMA	SMD	Zufällige	19	0	Nicht berichtet	-3,91 (-19,8; 9,86)
224	NMA	SMD	Zufällige	39	0	Nicht berichtet	9,98 (-0,53; 20,26)
225	NMA	SMD	Zufällige	65	0	Nicht berichtet	1,74 (-3,33; 6,62)
226	NMA	SMD	Zufällige	16	0	Nicht berichtet	1,50 (-1,12; 4,09)
227	NMA	SMD	Zufällige	49	0	Nicht berichtet	0,22 (0,08; 0,37)
228	Sonstige Methoden	OR	Nicht berichtet	9	0	4265	0,71 (0,31; 1,38)
229	Sonstige Methoden	HR	Feste	17	0	4265	0,70 (0,58; 0,83)
230	Sonstige Methoden	HR	Feste	19	0	3959	1,29 (1,13; 1,48)
231	Sonstige Methoden	HR	Feste	17	0	4265	0,63 (0,48; 0,82)
232	Sonstige Methoden	HR	Feste	14	0	3526	1,01 (0,77; 1,31)
233	Sonstige Methoden	HR	Feste	19	0	3959	0,77 (0,61; 0,96)
234	Sonstige Methoden	HR	Feste	17	0	4265	0,76 (0,43; 1,02)
235	Sonstige Methoden	HR	Feste	14	0	3526	0,85 (0,59; 1,06)
236	Sonstige Methoden	HR	Feste	19	0	3959	0,96 (0,76; 1,12)

Nr. Meta-Analyse	Methodengruppe	Effekt-maß	Zufällige oder feste Effekte?	Gesamtanzahl Studien	Anzahl non-RCT	Gesamtanzahl Probanden[a]	Therapieeffektunterschied (95%KI)
237	Sonstige Methoden	HR	Feste	17	0	4265	1,00 (0,76; 1,18)
238	Sonstige Methoden	HR	Feste	14	0	3526	0,80 (0,58; 0,99)
239	Sonstige Methoden	HR	Feste	19	0	3959	0,77 (0,59; 0,94)
240	Sonstige Methoden	HR	Feste	17	0	1552	1,45 (1,07; 1,96)
241	Sonstige Methoden	HR	Feste	14	0	1360	1,00 (0,81; 1,22)
242	Sonstige Methoden	HR	Feste	19	0	1765	1,21 (0,99; 1,47)
243	Sonstige Methoden	HR	Feste	17	0	1552	0,92 (0,72; 1,18)
244	Sonstige Methoden	HR	Feste	14	0	1360	1,03 (0,71; 1,51)
245	Sonstige Methoden	HR	Feste	19	0	1765	0,97 (0,77; 1,23)
246	Sonstige Methoden	OR	Feste	24	0	42688	0,78 (0,70; 0,87)
247	Sonstige Methoden	OR	Feste	24	0	42688	0,95 (0,84; 1,07)
248	Sonstige Methoden	OR	Feste	24	0	42688	0,93 (0,85; 1,02)
249	Sonstige Methoden	OR	Feste	24	0	42688	0,88 (0,77; 1,00)

[a] Die Probanden in Verum- und Kontrollgruppe`n) wurden addiert.
[b] Im gesamten Review sind 69 von 99 kontrollierten Studien auch als RCTs eingestuft worden.

Tabelle 34: Hintergrundinformationen zu den direkt vergleichenden Meta-Analysen aus den Typ-5-Publikationen

Meta-Analyse-Nummer	Effektmaß	Zufällige oder feste Effekte?	Gesamtanzahl Studien, im direkten Vergleich	Anzahl non-RCTs im direkten Vergleich	Gesamtanzahl Probanden im direktem Vergleich	Schätzung des Therapieeffektunterschieds		
						Erwartungswert	Untere Konfi.	Obere Konfi.
1	OR	Feste	5	0	933	0,57	0,32	0,99
2	OR	Feste	5	0	933	0,68	0,47	0,98
3	OR	Feste	5	0	933	1,93	1,44	2,59
4	WMD	Zufällige	5	0	933	283,60	212,90	354,30
5	RR	Zufällige	2	Nicht berichtet	82	1,16	0,43	3,16
6	RR	Nur eine Studie	1	Nicht berichtet	310	0,94	0,62	1,43
7	RR	Nur eine Studie	1	Nicht berichtet	309	1,15	0,76	1,74
8	RR	Zufällige	2	Nicht berichtet	493	1,01	0,71	1,45
9	RR	Zufällige	10	Nicht berichtet	2531	1,03	0,84	1,27
10	RR	Zufällige	4	Nicht berichtet	1163	1,17	0,88	1,54
11	RR	Zufällige	3	Nicht berichtet	2425	0,96	0,81	1,15
12	RR	Zufällige	3	Nicht berichtet	3471	0,71	0,38	1,34
13	RR	Zufällige	16	Nicht berichtet	5669	1,01	0,87	1,16
14	RR	Zufällige	9	Nicht berichtet	481	0,67	0,51	0,89
15	SMD	Nur eine Studie	1	Nicht berichtet	134	0,09	-0,25	0,43
16	RR	Zufällige	8	Nicht berichtet	1618	0,45	0,22	0,91
17	RR	Nur eine Studie	1	Nicht berichtet	1276	2,19	1,00	4,77
18	RR	Zufällige	13	Nicht berichtet	1615	0,56	0,48	0,66
19	RR	Zufällige	5	Nicht berichtet	401	1,39	1,08	1,79
20	RR	Zufällige	3	Nicht berichtet	1267	0,64	0,49	0,82
21	RR	Zufällige	3	Nicht berichtet	247	0,91	0,36	2,31

Meta-Analyse-Nummer	Effektmaß	Zufällige oder feste Effekte?	Gesamtanzahl Studien, im direkten Vergleich	Anzahl non-RCTs im direkten Vergleich	Gesamtanzahl Probanden im direktem Vergleich	Schätzung des Therapieeffektunterschieds		
						Erwartungswert	Untere Konfi.	Obere Konfi.
23	RR	Zufällige	2	Nicht berichtet	681	1,07	0,94	1,22
24	OR	Zufällige	7	Nicht berichtet	683	0,53	0,36	0,78
25	RR	Nur eine Studie	1	Nicht berichtet	39	0,82	0,55	1,22
26	RR	Zufällige	11	Nicht berichtet	622	1,24	1,01	1,54
27	WMD	Zufällige	4	Nicht berichtet	248	0,03	0,01	0,05
28	WMD	Zufällige	3	Nicht berichtet	202	1,22	0,00	2,45
29	RR	Zufällige	4	Nicht berichtet	505	2,20	1,52	3,17
30	RR	Nur eine Studie	1	Nicht berichtet	425	0,28	0,15	0,51
31	SMD	Nur eine Studie	1	Nicht berichtet	339	1,80	-1,43	5,03
32	RR	Nur eine Studie	1	Nicht berichtet	106	0,70	0,36	1,35
33	RR	Nur eine Studie	1	Nicht berichtet	124	0,97	0,68	1,38
34	RR	Zufällige	5	Nicht berichtet	1254	1,51	1,08	2,12
35	RR	Nur eine Studie	1	Nicht berichtet	100	2,74	1,25	6,02
36	RR	Zufällige	3	Nicht berichtet	1892	0,67	0,57	0,80
37	RR	Nur eine Studie	1	Nicht berichtet	100	0,78	0,18	3,31
38	RR	Nur eine Studie	1	Nicht berichtet	120	0,80	0,45	1,35
39	RR	Nur eine Studie	1	Nicht berichtet	97	0,40	0,18	0,86
40	RR	Zufällige	5	Nicht berichtet	655	1,00	0,73	1,37
41	RR	Zufällige	3	Nicht berichtet	539	0,90	0,38	2,14
42	RR	Zufällige	3	Nicht berichtet	1892	0,67	0,57	0,80
43	RR	Nur eine Studie	1	Nicht berichtet	44	2,40	1,39	4,13
44	RR	Nur eine Studie	1	Nicht berichtet	64	2,29	1,16	4,52
45	RR	Nur eine Studie	1	Nicht berichtet	86	1,90	1,30	2,77

Meta-Analyse-Nummer	Effektmaß	Zufällige oder feste Effekte?	Gesamtanzahl Studien, im direkten Vergleich	Anzahl non-RCTs im direkten Vergleich	Gesamtanzahl Probanden im direkten Vergleich	Schätzung des Therapieeffektunterschieds		
						Erwartungswert	Untere Konfi.	Obere Konfi.
47	WMD	Zufällige	13	Nicht berichtet	897	6,97	3,56	10,37
48	RR	Zufällige	2	Nicht berichtet	82	1,16	0,43	3,16
49	RR	Nur eine Studie	1	Nicht berichtet	310	0,94	0,62	1,43
50	RR	Nur eine Studie	1	Nicht berichtet	309	1,15	0,76	1,74
51	RR	Zufällige	2	Nicht berichtet	493	1,01	0,71	1,45
52	RR	Zufällige	10	Nicht berichtet	2531	1,03	0,84	1,27
53	RR	Zufällige	4	Nicht berichtet	1163	1,17	0,88	1,54
54	RR	Zufällige	3	Nicht berichtet	2425	0,96	0,81	1,15
55	RR	Zufällige	3	Nicht berichtet	3471	0,71	0,38	1,34
56	RR	Zufällige	16	Nicht berichtet	5669	1,01	0,87	1,16
57	RR	Zufällige	9	Nicht berichtet	481	0,67	0,51	0,89
58	SMD	Nur eine Studie	1	Nicht berichtet	134	0,09	-0,25	0,43
59	WMD	Nur eine Studie	1	0	677	-0,36	-2,08	1,36
60	RR	Nur eine Studie	1	0	2649	1,01	0,68	1,50
61	RR	Nur eine Studie	1	0	90	0,25	0,03	2,15
62	RR	Nur eine Studie	1	0	90	0,50	0,16	1,54
63	RR	Nur eine Studie	1	0	49	2,67	0,11	62,42
64	RR	Nur eine Studie	1	0	289	0,22	0,01	5,38
65	RR	Nur eine Studie	1	0	287	2,01	0,84	4,84
66	RR	Nur eine Studie	1	0	287	1,29	0,50	3,38
67	RR	Nur eine Studie	1	0	287	0,61	0,33	1,14
68	RR	Zufällige	2	0	909	3,05	1,03	9,06

Meta-Analyse-Nummer	Effektmaß	Zufällige oder feste Effekte?	Gesamtanzahl Studien, im direkten Vergleich	Anzahl non-RCTs im direkten Vergleich	Gesamtanzahl Probanden im direktem Vergleich	Schätzung des Therapieeffektunterschieds		
						Erwartungswert	Untere Konfi.	Obere Konfi.
70	RR	Zufällige	3	0	454	4,35	1,51	12,55
71	RR	Zufällige	2	0	972	1,51	0,06	36,71
72	RR	Nur eine Studie	1	0	118	2,90	0,12	69,81
73	RR	Zufällige	2	0	972	1,08	0,50	2,32
74	RR	Nur eine Studie	1	0	425	3,11	1,62	5,95
75	RR	Nur eine Studie	1	0	425	0,33	0,01	7,95
76	RR	Zufällige	2	0	587	0,85	0,74	0,97
77	RR	Zufällige	2	0	934	0,37	0,21	0,65
78	RR	Nur eine Studie	1	0	425	0,33	0,01	7,95
79	RR	Zufällige	8	Nicht berichtet	1618	0,45	0,22	0,91
80	RR	Nur eine Studie	1	Nicht berichtet	1276	2,19	1,00	4,77
81	RR	Zufällige	13	Nicht berichtet	1615	0,56	0,48	0,66
82	OR	Zufällige	12	0	3337	0,87	0,56	1,35
83	OR	Zufällige	12	0	3337	1,60	1,31	1,96
84	RR	Zufällige	5	Nicht berichtet	401	1,39	1,08	1,79
85	RR	Zufällige	3	Nicht berichtet	1267	0,64	0,49	0,82
86	RR	Zufällige	5	Nicht berichtet	636	1,21	0,88	1,67
87	RR	Nur eine Studie	1	0	212	1,09	0,75	1,58
88	RR	Nur eine Studie	1	0	212	1,36	1,03	1,79
89	RR	Zufällige	3	Nicht berichtet	247	0,91	0,36	2,31
90	RR	Zufällige	2	Nicht berichtet	226	0,53	0,12	2,36
91	RR	Zufällige	2	Nicht berichtet	681	1,07	0,94	1,22

Meta-Analyse-Nummer	Effektmaß	Zufällige oder feste Effekte?	Gesamtanzahl Studien, im direkten Vergleich	Anzahl non-RCTs im direkten Vergleich	Gesamtanzahl Probanden im direktem Vergleich	Schätzung des Therapieeffektunterschieds		
						Erwartungswert	Untere Konfi.	Obere Konfi.
93	OR	Zufällige	7	Nicht berichtet	682	0,53	0,36	0,78
94	RR	Nur eine Studie	1	Nicht berichtet	39	0,82	0,55	1,22
95	RR	Zufällige	10	Nicht berichtet	622	1,24	1,01	1,54
96	WMD	Zufällige	4	Nicht berichtet	248	0,03	0,01	0,05
97	WMD	Zufällige	3	Nicht berichtet	202	1,22	0,00	2,45
98	RR	Zufällige	4	Nicht berichtet	505	2,20	1,52	3,17
99	RR	Nicht berichtet	7	0	Nicht berichtet	0,58	0,34	0,98
100	RR	Nur eine Studie	1	Nicht berichtet	425	0,28	0,15	0,51
101	SMD	Nur eine Studie	1	Nicht berichtet	339	1,80	-1,43	5,03
102	RR	Nur eine Studie	1	Nicht berichtet	106	0,70	0,36	1,35
103	RR	Nur eine Studie	1	Nicht berichtet	124	0,97	0,68	1,38
104	RR	Zufällige	5	Nicht berichtet	1254	1,51	1,08	2,12
105	RR	Nur eine Studie	1	Nicht berichtet	100	2,74	1,25	6,02
106	RR	Zufällige	3	Nicht berichtet	1892	0,67	0,57	0,80
107	RR	Nur eine Studie	1	Nicht berichtet	100	0,78	0,18	3,31
108	RR	Nur eine Studie	1	Nicht berichtet	120	0,80	0,45	1,35
109	RR	Nur eine Studie	1	Nicht berichtet	97	0,40	0,18	0,86
110	RR	Zufällige	5	Nicht berichtet	655	1,00	0,73	1,37
111	RR	Zufällige	3	Nicht berichtet	539	0,90	0,38	2,14
112	RR	Zufällige	3	Nicht berichtet	1892	0,67	0,57	0,80
113	OR	Feste	2	Nicht berichtet	172	3,12	1,55	6,29
114	OR	Feste	7	Nicht berichtet	310	4,56	2,76	7,52

Meta-Analyse-Nummer	Effektmaß	Zufällige oder feste Effekte?	Gesamtanzahl Studien, im direkten Vergleich	Anzahl non-RCTs im direkten Vergleich	Gesamtanzahl Probanden im direktem Vergleich	Schätzung des Therapieeffektunterschieds		
						Erwartungswert	Untere Konfi.	Obere Konfi.
116	OR	Feste	7	Nicht berichtet	310	4,56	2,76	7,52
117	OR	Feste	2	Nicht berichtet	172	3,12	1,55	6,29
118	OR	Feste	3	Nicht berichtet	243	1,20	0,72	2,00
119	OR	Nur eine Studie	1	0	60	2,66	1,70	4,15
120	OR	Zufällige	2	0	548	1,14	0,20	6,42
121	RR	Nur eine Studie	1	Nicht berichtet	44	2,40	1,39	4,13
122	RR	Nur eine Studie	1	Nicht berichtet	64	2,29	1,16	4,52
123	RR	Nur eine Studie	1	Nicht berichtet	86	1,90	1,30	2,77
124	RR	Zufällige	3	Nicht berichtet	235	1,08	0,79	1,48
125	WMD	Zufällige	13	Nicht berichtet	897	6,97	3,56	10,37
126	SMD	Zufällige	3	0	Nicht berichtet	3,39	1,29	5,49
127	SMD	Zufällige	8	0	Nicht berichtet	12,38	0,64	24,12
128	SMD	Zufällige	3	0	Nicht berichtet	-0,46	-19,88	18,97
129	SMD	Zufällige	11	0	Nicht berichtet	1,58	-3,38	6,54
130	SMD	Zufällige	11	0	Nicht berichtet	0,11	-0,04	0,27
131	SMD	Zufällige	3	0	Nicht berichtet	-0,46	-19,88	18,97
132	SMD	Zufällige	11	0	Nicht berichtet	1,58	-3,38	6,54
133	SMD	Zufällige	3	0	Nicht berichtet	3,39	1,29	5,49
134	SMD	Zufällige	8	0	Nicht berichtet	12,38	0,64	24,12
135	SMD	Zufällige	11	0	Nicht berichtet	0,11	-0,04	0,27
136	SMD	Zufällige	3	0	Nicht berichtet	3,39	1,29	5,49
137	SMD	Zufällige	8	0	Nicht berichtet	12,38	0,64	24,12

Meta-Analyse-Nummer	Effektmaß	Zufällige oder feste Effekte?	Gesamtanzahl Studien, im direkten Vergleich	Anzahl non-RCTs im direkten Vergleich	Gesamtanzahl Probanden im direkten Vergleich	Schätzung des Therapieeffektunterschieds		
						Erwartungswert	Untere Konfl.	Obere Konfl.
139	SMD	Zufällige	11	0	Nicht berichtet	1,58	-3,38	6,54
140	SMD	Zufällige	11	0	Nicht berichtet	0,11	-0,04	0,27
141	OR	Nicht berichtet	27	0	34452	0,92	0,85	0,99
142	RR	Feste	3	0	716	1,30	1,10	1,50
143	ARR	Nur eine Studie	1	0	Nicht berichtet	0,15	0,07	0,25
144	RR	Nur eine Studie	1	0	70	0,94	0,20	4,34
145	WMD	Nur eine Studie	1	0	154	1,00	-12,00	15,00
146	WMD	Nur eine Studie	1	0	414	12,00	4,00	20,00
147	WMD	Nur eine Studie	1	0	581	9,00	1,00	16,00
148	WMD	Nur eine Studie	1	0	551	12,00	4,00	19,00
149	WMD	Nur eine Studie	1	0	244	4,00	-4,00	12,00
150	WMD	Zufällige	2	0	561	-8,00	-14,00	-2,00
151	WMD	Zufällige	2	0	521	3,00	-3,00	9,00
152	WMD	Zufällige	2	0	553	-12,00	-20,00	-5,00
153	WMD	Zufällige	2	0	933	-4,00	-9,00	2,00
154	WMD	Nur eine Studie	1	0	989	-1,00	-6,00	5,00
155	OR	Nur eine Studie	1	0	143	7,71	0,79	75,35
156	OR	Nur eine Studie	1	0	533	1,22	0,86	1,73
157	OR	Nur eine Studie	1	0	533	0,99	0,69	1,41
158	WMD	Zufällige	2	0	139	8,48	0,95	16,01
159	SMD	Nur eine Studie	1	0	134	-1,33	-11,96	9,30
160	SMD	Nur eine Studie	1	0	141	0,21	-13,32	13,74

Meta-Analyse-Nummer	Effektmaß	Zufällige oder feste Effekte?	Gesamtanzahl Studien, im direkten Vergleich	Anzahl non-RCTs im direkten Vergleich	Gesamtanzahl Probanden im direktem Vergleich	Schätzung des Therapieeffektunterschieds		
						Erwartungswert	Untere Konfi.	Obere Konfi.
162	SMD	Zufällige	3	0	224	5,28	-0,87	11,43
163	SMD	Zufällige	3	0	224	6,25	-1,58	14,08
164	RR	Nur eine Studie	1	0	134	1,06	0,74	1,52
165	WMD	Nur eine Studie	1	0	339	0,00	-0,23	0,23
166	WMD	Zufällige	2	0	746	-0,86	-3,82	2,11
167	WMD	Zufällige	2	0	746	0,39	-0,60	1,37
168	WMD	Zufällige	2	0	746	-0,31	-1,23	0,61
169	OR	Nur eine Studie	1	0	391	0,81	0,50	1,32
170	OR	Nicht berichtet	2	0	377	1,44	0,86	2,41
171	OR	Nur eine Studie	1	0	392	0,57	0,46	0,72
172	OR	Zufällige	2	0	8752	0,90	0,75	1,09
173	OR	Zufällige	2	0	13069	0,75	0,62	0,90
174	OR	Zufällige	2	0	13676	0,67	0,56	0,80
175	HR	Zufällige	2	0	Nicht berichtet	0,51	0,38	0,70
176	HR	Zufällige	6	0	Nicht berichtet	0,69	0,62	0,76
177	HR	Zufällige	9	0	Nicht berichtet	0,72	0,67	0,77
178	HR	Nur eine Studie	1	0	Nicht berichtet	0,97	0,46	2,03
179	HR	Zufällige	2	0	Nicht berichtet	0,81	0,60	1,08
180	HR	Zufällige	3	0	Nicht berichtet	0,99	0,73	1,34
181	HR	Nur eine Studie	1	0	Nicht berichtet	1,39	1,03	1,87
182	HR	Zufällige	3	0	Nicht berichtet	1,04	0,71	1,53
183	HR	Zufällige	9	0	Nicht berichtet	0,88	0,82	0,94

Meta-Analyse-Nummer	Effektmaß	Zufällige oder feste Effekte?	Gesamtanzahl Studien, im direkten Vergleich	Anzahl non-RCTs im direkten Vergleich	Gesamtanzahl Probanden im direktem Vergleich	Schätzung des Therapieeffektunterschieds		
						Erwartungswert	Untere Konfi.	Obere Konfi.
185	HR	Nicht berichtet	3	0	Nicht berichtet	0,63	0,48	0,83
186	HR	Nicht berichtet	6	0	Nicht berichtet	0,78	0,64	0,94
187	HR	Nicht berichtet	11	0	Nicht berichtet	0,83	0,74	0,94
188	OR	Nur eine Studie	1	0	903	0,64	0,46	0,90
189	OR	Zufällige	3	0	1045	0,81	0,48	1,37
190	OR	Nur eine Studie	1	0	1212	0,79	0,60	1,06
191	OR	Zufällige	4	0	2249	0,67	0,50	0,90
192	OR	Zufällige	4	0	3470	0,69	0,58	0,81
193	RR	Nur eine Studie	1	0	6083	1,13	0,82	1,56
194	RR	Nur eine Studie	1	0	6083	1,08	0,89	1,30
195	RR	Nur eine Studie	1	0	6083	0,96	0,73	1,24
196	RR	Nur eine Studie	1	0	6083	1,13	0,93	1,38
197	RR	Nur eine Studie	1	0	6083	0,98	0,72	1,33
198	RR	Nur eine Studie	1	0	6083	1,08	0,97	1,21
199	RR	Zufällige	3	0	8149	0,83	0,59	1,26
200	RR	Zufällige	4	0	9032	0,99	0,80	1,22
201	RR	Zufällige	4	0	9032	1,03	0,77	1,38
202	RR	Zufällige	4	0	9032	0,89	0,78	1,01
203	RR	Zufällige	4	0	9032	0,50	0,27	0,92
204	RR	Zufällige	4	0	9032	0,83	0,61	1,11
205	RR	Zufällige	8	0	4874	1,01	0,85	1,20
206	RR	Zufällige	8	0	4874	0,91	0,72	1,17

Meta-Analyse-Nummer	Effektmaß	Zufällige oder feste Effekte?	Gesamtanzahl Studien, im direkten Vergleich	Anzahl non-RCTs im direkten Vergleich	Gesamtanzahl Probanden im direktem Vergleich	Schätzung des Therapieeffektunterschieds		
						Erwartungswert	Untere Konfi.	Obere Konfi.
208	RR	Zufällige	8	0	4874	0,58	0,46	0,72
209	RR	Zufällige	8	0	4874	0,90	0,65	1,26
210	RR	Zufällige	17	0	5537	0,98	0,82	1,16
211	RR	Zufällige	17	0	5537	1,12	0,88	1,44
212	RR	Zufällige	17	0	5537	0,86	0,67	1,09
213	RR	Zufällige	17	0	5537	0,40	0,32	0,51
214	RR	Zufällige	17	0	5537	1,21	0,86	1,69
215	RR	Zufällige	8	0	4874	1,20	0,68	2,11
216	RR	Zufällige	17	0	5537	1,29	0,80	2,07
217	RR	Zufällige	15	0	8438	0,87	0,75	1,01
218	RR	Zufällige	15	0	8438	0,94	0,75	1,17
219	RR	Zufällige	15	0	8438	0,84	0,69	1,02
220	RR	Zufällige	15	0	8438	0,76	0,66	0,88
221	RR	Zufällige	15	0	8438	0,88	0,66	1,17
222	RR	Zufällige	15	0	8438	0,69	0,45	1,06
223	SMD	Zufällige	3	0	Nicht berichtet	1,99	-28,02	25,24
224	SMD	Zufällige	8	0	Nicht berichtet	10,53	-0,38	24,50
225	SMD	Zufällige	11	0	Nicht berichtet	1,62	-4,81	6,88
226	SMD	Zufällige	3	0	Nicht berichtet	3,40	0,39	6,24
227	SMD	Zufällige	11	0	Nicht berichtet	0,11	-0,06	0,28
228	HR	Nur eine Studie	1	0	4809	0,96	0,82	1,11
229	HR	Feste	4	0	870	0,62	0,45	0,86

Meta-Analyse-Nummer	Effektmaß	Zufällige oder feste Effekte?	Gesamtanzahl Studien, im direkten Vergleich	Anzahl non-RCTs im direkten Vergleich	Gesamtanzahl Probanden im direktem Vergleich	Schätzung des Therapieeffektunterschieds		
						Erwartungswert	Untere Konfi.	Obere Konfi.
231	HR	Feste	4	0	519	1,60	1,18	2,17
232	HR	Feste	4	0	517	1,03	0,72	1,49
233	HR	Feste	4	0	517	0,71	0,55	0,91
234	HR	Feste	4	0	591	0,97	0,74	1,28
235	HR	Feste	3	0	551	1,00	0,78	1,29
236	HR	Feste	3	0	551	1,10	0,87	1,39
237	HR	Feste	5	0	813	1,00	0,79	1,26
238	HR	Feste	5	0	830	0,82	0,67	1,00
239	HR	Feste	5	0	830	1,22	1,04	1,44
240	HR	Feste	4	0	382	0,89	0,61	1,29
241	HR	Feste	4	0	395	0,96	0,75	1,24
242	HR	Feste	4	0	395	0,86	0,68	1,09
243	HR	Feste	5	0	341	0,98	0,60	1,58
244	HR	Feste	4	0	270	1,06	0,71	1,57
245	HR	Feste	5	0	395	0,80	0,59	1,08
246	OR	Feste	6	0	7795	0,79	0,70	0,90
247	OR	Feste	2	0	7869	0,97	0,84	1,10
248	OR	Feste	4	0	11632	0,77	0,58	1,03
249	OR	Feste	2	0	13798	0,83	0,67	1,03

Zugehörige Therapieeffektunterschiede sind im Forest-Plot unter der entsprechenden Meta-Analyse-Nummer dargestellt (siehe Abschnitt 7.8, S. 273ff.) Konfi. = Konfidenzintervallgrenze

Tabelle 35: Weitere Parameter der Gegenüberstellung der Therapieeffektunterschiede zwischen direktem und indirektem Vergleich in den Meta-Analysen der Typ-5-Publikationen

Meta-Analyse-Nummer	Zeigen der dir. Vgl. und der indir. Vgl. gleichermaßen einen sign. bzw. nicht-sign. Therapieeffektunterschied an?	Zu- bzw. Abnahme der Weite des Konfidenzintervalls[a]	Faktor, größere Anzahl Studien[b]	Faktor, größere Anzahl Probanden[c]	z-Wert	Anmerkungen zur Methodik des Vergleiches und eigenen Berechnungen
1	Ja, der Therapieeffektunterschied ist signifikant.	125 %	0,4	Nicht berechenbar aufgrund fehlender Daten	2,46*	In direktem und indirektem Vergleich Modelle für feste und zufällige Effekte unterschiedlich gewählt.
2	Ja, der Therapieeffektunterschied ist signifikant.	65 %	0,4	Nicht berechenbar aufgrund fehlender Daten	1,14	
3	Ja, der Therapieeffektunterschied ist signifikant.	170 %	0,4	Nicht berechenbar aufgrund fehlender Daten	-0,76	
4	Ja, der Therapieeffektunterschied ist signifikant.	208 %	0,4	Nicht berechenbar aufgrund fehlender Daten	-1,17	
5	Nein, der Therapieeffektunterschied ist im indirekten Vergleich signifikant und im direkten Vergleich nicht signifikant.	-76 %	12,5	49,2	0,83	
6	Ja, es gibt keinen signifikanten Therapieeffektunterschied.	-25 %	24,0	14,5	-1,85	
7	Nein, der Therapieeffektunterschied ist im indirekten Vergleich signifikant und im direkten Vergleich nicht signifikant.	-38 %	12,0	8,0	2,68*	
8	Ja, es gibt keinen signifikanten Therapieeffektunterschied.	-7 %	8,5	6,2	0,89	
9	Ja, es gibt keinen signifikanten Therapieeffektunterschied.	12 %	2,1	1,5	-2,50*	
10	Nein, der Therapieeffektunterschied ist im indirekten Vergleich signifikant und im direkten Vergleich nicht signifikant.	-59 %	16,5	72,8	-0,78	
11	Nein, der Therapieeffektunterschied ist im indirekten Vergleich signifikant und im direkten Vergleich nicht signifikant.	-65 %	16,3	31,4	-5,66*	

Meta-Analyse-Nummer	Zeigen der dir. Vgl. und der indir. Vgl. gleichermaßen einen sign. bzw. nicht-sign. Therapieeffektunterschied an?	Zu- bzw. Abnahme der Weite des Konfidenzintervalls[a]	Faktor, größere Anzahl Studien[b]	Faktor, größere Anzahl Probanden[c]	z-Wert	Anmerkungen zur Methodik des Vergleiches und eigenen Berechnungen
12	Ja, es gibt keinen signifikanten Therapieeffektunterschied.	-81 %	26,3	25,2	-0,76	
13	Ja, es gibt keinen signifikanten Therapieeffektunterschied.	-41 %	4,1	15,3	-1,21	
14	Nein, der Therapieeffektunterschied ist im direkten Vergleich signifikant und im indirekten Vergleich nicht signifikant.	-11 %	2,2	4,3	-1,78	
15	Nein, der Therapieeffektunterschied ist im indirekten Vergleich signifikant und im direkten Vergleich nicht signifikant.	-51 %	13,0	8,0	-0,57	
16	Ja, der Therapieeffektunterschied ist signifikant.	-36 %	1,8	1,7	-0,47	
17	Nein, der Therapieeffektunterschied ist im indirekten Vergleich signifikant und im direkten Vergleich nicht signifikant.	258 %	4,0	3,1	-1,49	
18	Ja, der Therapieeffektunterschied ist signifikant.	-57 %	1,0	2,0	-3,00*	
19	Nein, der Therapieeffektunterschied ist im direkten Vergleich signifikant und im indirekten Vergleich nicht signifikant.	-42 %	5,8	7,0	1,21	
20	Nein, der Therapieeffektunterschied ist im direkten Vergleich signifikant und im indirekten Vergleich nicht signifikant.	-24 %	1,0	1,1	-1,79	
21	Ja, es gibt keinen signifikanten Therapieeffektunterschied.	-52 %	4,0	4,2	0,55	
22	Nein, der Therapieeffektunterschied ist im indirekten Vergleich signifikant und im direkten Vergleich nicht signifikant.	-82 %	12,0	9,9	-0,34	
23	Ja, es gibt keinen signifikanten Therapieeffektunterschied.	125 %	7,0	6,4	0,06	

Meta-Analyse-Nummer	Zeigen der dir. Vgl. und der indir. Vgl. gleichermaßen einen sign. bzw. nicht-sign. Therapieeffektunterschied an?	Zu- bzw. Abnahme der Weite des Konfidenzintervalls[a]	Faktor, größere Anzahl Studien[b]	Faktor, größere Anzahl Probanden[c]	z-Wert	Anmerkungen zur Methodik des Vergleiches und eigenen Berechnungen
24	Nein, der Therapieeffektunterschied ist im direkten Vergleich signifikant und im indirekten Vergleich nicht signifikant.	-29 %	1,0	0,9	-3,13*	
25	Nein, der Therapieeffektunterschied ist im indirekten Vergleich signifikant und im direkten Vergleich nicht signifikant.	17 %	2,0	3,5	2,14*	
26	Nein, der Therapieeffektunterschied ist im direkten Vergleich signifikant und im indirekten Vergleich nicht signifikant.	30 %	1,1	1,2	1,05	
27	Ja, der Therapieeffektunterschied ist signifikant.	-82 %	3,8	8,0	1,14	
28	Ja, es gibt keinen signifikanten Therapieeffektunterschied.	-39 %	6,3	7,2	1,49	
29	Ja, der Therapieeffektunterschied ist signifikant.	1 %	2,8	1,2	1,03	
30	Nein, der Therapieeffektunterschied ist im direkten Vergleich signifikant und im indirekten Vergleich nicht signifikant.	-43 %	9,0	4,6	-3,60*	
31	Ja, es gibt keinen signifikanten Therapieeffektunterschied.	-58 %	11,0	11,4	0,41	
32	Ja, es gibt keinen signifikanten Therapieeffektunterschied.	-85 %	32,0	149,3	-1,24	
33	Ja, es gibt keinen signifikanten Therapieeffektunterschied.	-51 %	29,0	109,0	0,48	
34	Ja, der Therapieeffektunterschied ist signifikant.	-56 %	3,8	13,4	-2,33*	
35	Nein, der Therapieeffektunterschied ist im direkten Vergleich signifikant und im indirekten Vergleich nicht signifikant.	-60 %	10,0	14,7	1,84	

Meta-Analyse-Nummer	Zeigen der dir. Vgl. und der indir. Vgl. gleichermaßen einen sign. bzw. nicht-sign. Therapieeffektunterschied an?	Zu- bzw. Abnahme der Weite des Konfidenzintervalls[a]	Faktor, größere Anzahl Studien[b]	Faktor, größere Anzahl Probanden[c]	z-Wert	Anmerkungen zur Methodik des Vergleiches und eigenen Berechnungen
36	Ja, der Therapieeffektunterschied ist signifikant.	69 %	1,0	0,7	1,38	
37	Nein, der Therapieeffektunterschied ist im indirekten Vergleich signifikant und im direkten Vergleich nicht signifikant.	-93 %	86,0	76,2	-0,51	
38	Ja, es gibt keinen signifikanten Therapieeffektunterschied.	-78 %	69,0	38,9	-0,49	
39	Nein, der Therapieeffektunterschied ist im direkten Vergleich signifikant und im indirekten Vergleich nicht signifikant.	-81 %	32,0	30,0	-2,10*	
40	Nein, der Therapieeffektunterschied ist im indirekten Vergleich signifikant und im direkten Vergleich nicht signifikant.	-72 %	14,6	11,6	-1,29	
41	Ja, es gibt keinen signifikanten Therapieeffektunterschied.	-87 %	14,7	11,2	-0,45	
42	Ja, der Therapieeffektunterschied ist signifikant.	69 %	1,0	0,7	1,38	
43	Nein, im direkten Vergleich ist die eine Therapieoption signifikant überlegen und im indirekten Vergleich die andere.	-82 %	22,0	56,2	3,56*	
44	Ja, der Therapieeffektunterschied ist signifikant.	-70 %	22,0	34,5	0,62	
45	Ja, der Therapieeffektunterschied ist signifikant.	-39 %	15,0	11,9	-0,88	
46	Nein, der Therapieeffektunterschied ist im indirekten Vergleich signifikant und im direkten Vergleich nicht signifikant.	-73 %	9,0	10,5	1,66	
47	Nein, im direkten Vergleich ist die eine Therapieoption signifikant überlegen und im indirekten Vergleich die andere.	-48 %	3,3	Nicht berechenbar aufgrund fehlender Daten	8,62*	

Meta-Analyse-Nummer	Zeigen der dir. Vgl. und der indir. Vgl. gleichermaßen einen sign. bzw. nicht-sign. Therapieeffektunterschied an?	Zu- bzw. Abnahme der Weite des Konfidenzintervalls[a]	Faktor, größere Anzahl Studien[b]	Faktor, größere Anzahl Probanden[c]	z-Wert	Anmerkungen zur Methodik des Vergleiches und eigenen Berechnungen
48	Ja, es gibt keinen signifikanten Therapieeffektunterschied.	-67 %	12,5	49,2	0,07	
49	Ja, es gibt keinen signifikanten Therapieeffektunterschied.	4 %	24,0	14,5	-0,39	
50	Ja, es gibt keinen signifikanten Therapieeffektunterschied.	13 %	12,0	8,0	0,67	
51	Ja, es gibt keinen signifikanten Therapieeffektunterschied.	26 %	8,5	6,2	-0,44	
52	Ja, es gibt keinen signifikanten Therapieeffektunterschied.	89 %	2,1	1,5	-0,89	
53	Ja, es gibt keinen signifikanten Therapieeffektunterschied.	-43 %	16,5	72,8	0,83	
54	Ja, es gibt keinen signifikanten Therapieeffektunterschied.	-21 %	16,3	31,4	-1,03	
55	Ja, es gibt keinen signifikanten Therapieeffektunterschied.	-77 %	26,3	25,2	-0,72	
56	Ja, es gibt keinen signifikanten Therapieeffektunterschied.	-5 %	4,1	15,3	1,03	
57	Nein, der Therapieeffektunterschied ist im direkten Vergleich signifikant und im indirekten Vergleich nicht signifikant.	99 %	2,2	4,3	-0,44	
58	Ja, es gibt keinen signifikanten Therapieeffektunterschied.	147 %	13,0	8,0	-0,50	

Meta-Analyse-Nummer	Zeigen der dir. Vgl. und der indir. Vgl. gleichermaßen einen sign. bzw. nicht-sign. Therapieeffektunterschied an?	Zu- bzw. Abnahme der Weite des Konfidenzintervalls[a]	Faktor, größere Anzahl Studien[b]	Faktor, größere Anzahl Probanden[c]	z-Wert	Anmerkungen zur Methodik des Vergleiches und eigenen Berechnungen
59	Ja, es gibt keinen signifikanten Therapieeffektunterschied.	-62 %	48,0	16,3	-0,39	Auf Nachfrage wurde berichtet, dass die direkt vergleichende Studie eine Studie mit fünf Armen ist (Vardenafil 5mg, 10mg, 20mg, Sildenafil 50mg und Placebo). Die Arme Sildenafil 50mg und Vardenafil 10mg wurden nur für den direkten Vergleich benutzt sowie die Arme Vardenafil 20mg und Placebo nur für den indirekten Vergleich. Da es keine Überschneidungen zwischen den für den direkten und indirekten Vergleich benutzten Patientenpopulationen gibt, kann die Studie berücksichtigt werden.
60	Nein, der Therapieeffektunterschied ist im indirekten Vergleich signifikant und im direkten Vergleich nicht signifikant.	-36 %	10,0	20,6	1,24	Eigene Berechnung des Therapieeffektunterschiedes im direkten Vergleich auf Basis der direkt vergleichenden Studie.
61	Ja, es gibt keinen signifikanten Therapieeffektunterschied.	-64 %	18,0	335,9	-1,09	Fragestellung des Reviews: Welche Co-Medikation oder Ersatzmedikation wirkt am stärksten protektiv gegen NSAR-induzierte gastrointestinale Komplikationen. Die Zielgrößen Tod, schwere kardiovaskuläre oder renale Komplikationen und Drop-out-Rate wurden nicht berücksichtigt. Sie waren in keinem aktiv- oder placebo-kontrolliertem Vergleich signifikant, was darauf schließen lässt, dass sie keine relevanten Zielgrößen sind. Drop-out- Raten können viele Ursachen haben, die nicht zwangsläufig auf die Wirksamkeit der Arzneistoffe schließen lassen.
62	Ja, es gibt keinen signifikanten Therapieeffektunterschied.	-70 %	35,0	284,8	-1,62	
63	Ja, es gibt keinen signifikanten Therapieeffektunterschied.	2 %	6,0	200,1	-0,18	
64	Nein, der Therapieeffektunterschied ist im direkten Vergleich signifikant und im indirekten Vergleich nicht signifikant.	-76 %	30,0	152,9	-0,85	
65	Ja, es gibt keinen signifikanten Therapieeffektunterschied.	119 %	15,0	78,6	0,81	
66	Nein, der Therapieeffektunterschied ist im indirekten Vergleich signifikant und im direkten Vergleich nicht signifikant.	64 %	13,0	76,9	2,11*	

Meta-Analyse-Nummer	Zeigen der dir. Vgl. und der indir. Vgl. gleichermaßen einen sign. bzw. nicht-sign. Therapieeffektunterschied an?	Zu- bzw. Abnahme der Weite des Konfidenzintervalls[a]	Faktor, größere Anzahl Studien[b]	Faktor, größere Anzahl Probanden[c]	z-Wert	Anmerkungen zur Methodik des Vergleiches und eigenen Berechnungen
67	Nein, der Therapieeffektunterschied ist: im indirekten Vergleich signifikant und im direkten Vergleich nicht signifikant.	-7 %	10,0	45,0	0,33	Siehe vorherige Seite
68	Nein, der Therapieeffektunterschied ist im direkten Vergleich signifikant und in indirekten Vergleich nicht signifikant.	-31 %	14,5	37,7	1,76	
69	Nein, der Therapieeffektunterschied ist im direkten Vergleich signifikant und im indirekten Vergleich nicht signifikant.	42 %	14,0	30,5	1,58	
70	Ja, der Therapieeffektunterschied ist signifikant.	-70 %	10,0	17,2	1,70	
71	Ja, es gibt keinen signifikanten Therapieeffektunterschied.	-14 %	7,0	13,0	0,57	
72	Ja, es gibt keinen signifikanten Therapieeffektunterschied.	10 %	5,0	9,7	-0,46	
73	Ja, es gibt keinen signifikanten Therapieeffektunterschied.	-61 %	12,0	7,7	-0,09	
74	Ja, der Therapieeffektunterschied ist signifikant.	-51 %	18,0	7,3	1,99*	
75	Ja, es gibt keinen signifikanten Therapieeffektunterschied.	11 %	8,0	4,7	-0,31	
76	Nein, der Therapieeffektunterschied ist im direkten Vergleich signifikant und im indirekten Vergleich nicht signifikant.	205 %	3,5	3,9	0,62	
77	Nein, der Therapieeffektunterschied ist im direkten Vergleich signifikant und im indirekten Vergleich nicht signifikant.	70 %	12,0	2,2	-1,36	
78	Ja, es gibt keinen signifikanten Therapieeffektunterschied.	7 %	4,0	1,6	-1,56	

Meta-Analyse-Nummer	Zeigen der dir. Vgl. und der indir. Vgl. gleichermaßen einen sign. bzw. nicht-sign. Therapieeffektunterschied an?	Zu- bzw. Abnahme der Weite des Konfidenzintervalls[a]	Faktor, größere Anzahl Studien[b]	Faktor, größere Anzahl Probanden[c]	z-Wert	Anmerkungen zur Methodik des Vergleiches und eigenen Berechnungen
79	Ja, der Therapieeffektunterschied ist signifikant.	-23 %	1,8	1,7	0,10	
80	Ja, es gibt keinen signifikanten Therapieeffektunterschied.	197 %	4,0	3,1	-0,72	
81	Ja, der Therapieeffektunterschied ist signifikant.	287 %	1,0	2,0	2,36*	
82	Ja, es gibt keinen signifikanten Therapieeffektunterschied.	88 %	1,2	1,2	-0,81	
83	Nein, im direkten Vergleich ist die eine Therapieoption signifikant überlegen und im indirekten Vergleich die andere.	537 %	1,2	1,2	2,74	
84	Nein, der Therapieeffektunterschied ist im direkten Vergleich signifikant und im indirekten Vergleich nicht signifikant.	298 %	5,8	7,0	1,19	
85	Ja, der Therapieeffektunterschied ist signifikant.	5 %	1,0	1,1	-0,69	
86	Ja, es gibt keinen signifikanten Therapieeffektunterschied.	92 %	4,2	2,5	1,75	
87	Ja, es gibt keinen signifikanten Therapieeffektunterschied.	240 %	9,0	8,8	-0,36	Eigene Berechnung des Therapieeffektunterschiedes im direkten Vergleich auf Basis der direkt vergleichenden Studie. Der
88	Nein, der Therapieeffektunterschied ist im direkten Vergleich signifikant und im indirekten Vergleich nicht signifikant.	252 %	9,0	8,8	0,60	direkte und indirekte Vergleich sind aufgrund unterschiedlicher Nachbeobachtungszeiten schlecht vergleichbar. Im indirekten Vergleich lag die mittlere Nachbeobachtungszeit bei ca. sieben Monaten (31,4 Wochen). Deshalb wurden aus den Nachbeobachtungszeiten der direkt vergleichenden Studien die Werte für sechs Monate zur Gegenüberstellung ausgewählt
89	Ja, es gibt keinen signifikanten Therapieeffektunterschied.	-24 %	4,0	4,2	-0,24	

Meta-Analyse-Nummer	Zeigen der dir. Vgl. und der indir. Vgl. gleichermaßen einen sign. bzw. nicht-sign. Therapieeffektunterschied an?	Zu- bzw. Abnahme der Weite des Konfidenzintervalls[a]	Faktor, größere Anzahl Studien[b]	Faktor, größere Anzahl Probanden[c]	z-Wert	Anmerkungen zur Methodik des Vergleiches und eigenen Berechnungen
90	Ja, es gibt keinen signifikanten Therapieeffektunterschied.	-57 %	12,0	9,9	-0,77	
91	Ja, es gibt keinen signifikanten Therapieeffektunterschied.	198 %	7,0	6,4	0,47	
92	Ja, der Therapieeffektunterschied ist signifikant.	-35 %	4,7	14,2	-1,08	
93	Ja, der Therapieeffektunterschied ist signifikant.	143 %	1,0	0,9	-1,06	
94	Ja, es gibt keinen signifikanten Therapieeffektunterschied.	52 %	2,0	3,5	0,43	
95	Nein, der Therapieeffektunterschied ist im direkten Vergleich signifikant und im indirekten Vergleich nicht signifikant.	415 %	1,2	1,2	-0,60	
96	Ja, der Therapieeffektunterschied ist signifikant.	-36 %	3,8	8,0	0,15	
97	Ja, es gibt keinen signifikanten Therapieeffektunterschied.	-23 %	6,3	7,2	0,90	
98	Nein, der Therapieeffektunterschied ist im direkten Vergleich signifikant und im indirekten Vergleich nicht signifikant.	293 %	2,8	1,2	0,51	
99	Nein, der Therapieeffektunterschied ist im direkten Vergleich signifikant und im indirekten Vergleich nicht signifikant.	78 %	3,9	Nicht berechenbar aufgrund fehlender Daten	-0,29	
100	Ja, der Therapieeffektunterschied ist signifikant.	-31 %	9,0	4,6	-2,05*	
101	Ja, es gibt keinen signifikanten Therapieeffektunterschied.	-39 %	11,0	11,4	0,24	
102	Ja, es gibt keinen signifikanten Therapieeffektunterschied.	-42 %	32,0	149,3	-0,41	

Meta-Analyse-Nummer	Zeigen der dir. Vgl. und der indir. Vgl. gleichermaßen einen sign. bzw. nicht-sign. Therapieeffektunterschied an?	Zu- bzw. Abnahme der Weite des Konfidenzintervalls[a]	Faktor, größere Anzahl Studien[b]	Faktor, größere Anzahl Probanden[c]	z-Wert	Anmerkungen zur Methodik des Vergleiches und eigenen Berechnungen
103	Ja, es gibt keinen signifikanten Therapieeffektunterschied.	-2 %	29,0	109,0	1,02	
104	Nein, der Therapieeffektunterschied ist im direkten Vergleich signifikant und im indirekten Vergleich nicht signifikant.	55 %	3,8	13,4	0,00	
105	Nein, der Therapieeffektunterschied ist im direkten Vergleich signifikant und im indirekten Vergleich nicht signifikant.	-5 %	10,0	14,7	1,84	
106	Ja, der Therapieeffektunterschied ist signifikant.	123 %	1,0	0,7	1,88	
107	Ja, es gibt keinen signifikanten Therapieeffektunterschied.	-90 %	86,0	76,2	-0,18	
108	Nein, der Therapieeffektunterschied ist im indirekten Vergleich signifikant und im direkten Vergleich nicht signifikant.	-65 %	69,0	38,9	0,13	
109	Nein, der Therapieeffektunterschied ist im direkten Vergleich signifikant und im indirekten Vergleich nicht signifikant.	-61 %	32,0	30,0	-1,65	
110	Ja, es gibt keinen signifikanten Therapieeffektunterschied.	-51 %	14,6	11,6	0,00	
111	Ja, es gibt keinen signifikanten Therapieeffektunterschied.	-73 %	14,7	11,2	0,05	
112	Ja, der Therapieeffektunterschied ist signifikant.	123 %	1,0	0,7	1,88	
113	Ja, der Therapieeffektunterschied ist signifikant.	23 %	5,0	Nicht berechenbar aufgrund fehlender Daten	-0,65	
114	Ja, der Therapieeffektunterschied ist signifikant.	96 %	1,3	Nicht berechenbar aufgrund fehlender Daten	0,66	In direktem und indirektem Vergleich Modelle für feste und zufällige Effekte unterschiedlich gewählt.

Meta-Analyse-Nummer	Zeigen der dir. Vgl. und der indir. Vgl. gleichermaßen einen sign. bzw. nicht-sign. Therapieeffektunterschied an?	Zu- bzw. Abnahme der Weite des Konfidenzintervalls[a]	Faktor, größere Anzahl Studien[b]	Faktor, größere Anzahl Probanden[c]	z-Wert	Anmerkungen zur Methodik des Vergleiches und eigenen Berechnungen
115	Nein, der Therapieeffektunterschied ist im direkten Vergleich signifikant und im indirekten Vergleich nicht signifikant.	50 %	4,0	Nicht berechenbar aufgrund fehlender Daten	-3,04*	In direktem und indirektem Vergleich Modelle für feste und zufällige Effekte unterschiedlich gewählt.
116	Nein, der Therapieeffektunterschied ist im direkten Vergleich signifikant und im indirekten Vergleich nicht signifikant.	56 %	1,1	Nicht berechenbar aufgrund fehlender Daten	3,03*	In direktem und indirektem Vergleich Modelle für feste und zufällige Effekte unterschiedlich gewählt.
117	Nein, der Therapieeffektunterschied ist im direkten Vergleich signifikant und im indirekten Vergleich nicht signifikant.	226 %	3,0	Nicht berechenbar aufgrund fehlender Daten	1,03	
118	Nein, der Therapieeffektunterschied ist im direkten Vergleich signifikant und im indirekten Vergleich nicht signifikant.	79 %	1,7	Nicht berechenbar aufgrund fehlender Daten	-2,35*	In direktem und indirektem Vergleich Modelle für feste und zufällige Effekte unterschiedlich gewählt.
119	Nein, der Therapieeffektunterschied ist im direkten Vergleich signifikant und im indirekten Vergleich nicht signifikant.	-45 %	53,0	406,1	3,73*	
120	Ja, es gibt keinen signifikanten Therapieeffektunterschied.	-80 %	30,0	48,6	0,06	
121	Ja, der Therapieeffektunterschied ist signifikant.	-41 %	22,0	56,2	1,39	
122	Ja, der Therapieeffektunterschied ist signifikant.	-42 %	22,0	34,5	-0,17	
123	Ja, der Therapieeffektunterschied ist signifikant.	25 %	15,0	11,9	0,17	
124	Ja, es gibt keinen signifikanten Therapieeffektunterschied.	27 %	9,0	10,5	-1,00	
125	Nein, der Therapieeffektunterschied ist im direkten Vergleich signifikant und im indirekten Vergleich nicht signifikant.	70 %	3,3	Nicht berechenbar aufgrund fehlender Daten	2,37*	
126	Ja, der Therapieeffektunterschied ist signifikant.	89 %	4,3	Nicht berechenbar aufgrund fehlender Daten	2,18*	

Meta-Analyse-Nummer	Zeigen der dir. Vgl. und der indir. Vgl. gleichermaßen einen sign. bzw. nicht-sign. Therapieeffektunterschied an?	Zu- bzw. Abnahme der Weite des Konfidenzintervalls[a]	Faktor, größere Anzahl Studien[b]	Faktor, größere Anzahl Probanden[c]	z-Wert	Anmerkungen zur Methodik des Vergleiches und eigenen Berechnungen
127	Ja, der Therapieeffektunterschied ist signifikant.	44 %	3,9	Nicht berechenbar aufgrund fehlender Daten	0,54	
128	Ja, es gibt keinen signifikanten Therapieeffektunterschied.	-11 %	5,3	Nicht berechenbar aufgrund fehlender Daten	0,59	
129	Ja, es gibt keinen signifikanten Therapieeffektunterschied.	38 %	4,9	Nicht berechenbar aufgrund fehlender Daten	-0,14	
130	Nein, der Therapieeffektunterschied ist im indirekten Vergleich signifikant und im direkten Vergleich nicht signifikant.	42 %	3,5	Nicht berechenbar aufgrund fehlender Daten	-1,75	
131	Ja, es gibt keinen signifikanten Therapieeffektunterschied.	-16 %	5,7	Nicht berechenbar aufgrund fehlender Daten	0,77	
132	Ja, es gibt keinen signifikanten Therapieeffektunterschied.	21 %	5,6	Nicht berechenbar aufgrund fehlender Daten	-0,01	
133	Nein, der Therapieeffektunterschied ist im direkten Vergleich signifikant und im indirekten Vergleich nicht signifikant.	30 %	5,3	Nicht berechenbar aufgrund fehlender Daten	1,66	
134	Nein, der Therapieeffektunterschied ist im direkten Vergleich signifikant und im indirekten Vergleich nicht signifikant.	16 %	4,6	Nicht berechenbar aufgrund fehlender Daten	0,14	
135	Nein, der Therapieeffektunterschied ist im indirekten Vergleich signifikant und im direkten Vergleich nicht signifikant.	16 %	4,1	Nicht berechenbar aufgrund fehlender Daten	-1,73	
136	Ja, der Therapieeffektunterschied ist signifikant.	-12 %	5,3	Nicht berechenbar aufgrund fehlender Daten	0,77	
137	Ja, der Therapieeffektunterschied ist signifikant.	-18 %	4,9	Nicht berechenbar aufgrund fehlender Daten	0,24	
138	Ja, es gibt keinen signifikanten Therapieeffektunterschied.	-33 %	6,3	Nicht berechenbar aufgrund fehlender Daten	0,37	
139	Ja, es gibt keinen signifikanten Therapieeffektunterschied.	-19 %	5,9	Nicht berechenbar aufgrund fehlender Daten	-0,06	

Meta-Analyse-Nummer	Zeigen der dir. Vgl. und der indir. Vgl. gleichermaßen einen sign. bzw. nicht-sign. Therapieeffektunterschied an?	Zu- bzw. Abnahme der Weite des Konfidenzintervalls[a]	Faktor, größere Anzahl Studien[b]	Faktor, größere Anzahl Probanden[c]	z-Wert	Anmerkungen zur Methodik des Vergleiches und eigenen Berechnungen
140	Nein, der Therapieeffektunterschied ist im indirekten Vergleich signifikant und im direkten Vergleich nicht signifikant.	-16 %	4,5	Nicht berechenbar aufgrund fehlender Daten	-0,78	
141	Nein, der Therapieeffektunterschied ist im direkten Vergleich signifikant und im indirekten Vergleich nicht signifikant.	33 %	6,1	2,4	-1,09	Zur Validitätsprüfung wird der Gesamteffektschätzer mit Konfidenzintervall für den indirekten Vergleich nach Bucher berechnet.
142	Nein, der Therapieeffektunterschied ist im direkten Vergleich signifikant und im indirekten Vergleich nicht signifikant.	109 %	2,0	1,3	1,03	
143	Nein, der Therapieeffektunterschied ist im direkten Vergleich signifikant und im indirekten Vergleich nicht signifikant.	211 %	Nicht berechenbar aufgrund fehlender Daten	Nicht berechenbar aufgrund fehlender Daten	0,79	Nur der harte Endpunkt Prävention von Glukocortoidinduzierten Knochenbrüchen wird in die Analyse aufgenommen und nicht die Surrogatparameter zur Knochendichte, da für diese keine Konfidenzintervalle berichtet werden.
144	Ja, es gibt keinen signifikanten Therapieeffektunterschied.	-53 %	25,0	28,1	0,49	Zur Validitätsprüfung wird der Gesamteffektschätzer mit Konfidenzintervall für den indirekten Vergleich nach Bucher berechnet.
145	Nein, der Therapieeffektunterschied ist im direkten Vergleich signifikant und im indirekten Vergleich nicht signifikant.	-74 %	8,0	21,7	1,08	Zur Validitätsprüfung wird der Gesamteffektschätzer mit Konfidenzintervall für den indirekten Vergleich nach Bucher berechnet. Aufgrund der Fülle an Therapievergleichen und Zielgrößen wurde nur die Zielgröße "Langfristige Schmerzfreiheit" übernommen, da er die klinisch relevanteste Zielgröße bei der Wirksamkeitsmessung von Triptanen bei Migräne ist (eigene Aussage des Autors) und anstatt von Vergleichen verschiedener Triptane mit Sumatriptan verschiedener Dosen 100mg, 50mg, und 25mg, wird nur der Vergleich der verschiedenen Triptane mit Sumatriptan 100mg übernommen.
146	Ja, der Therapieeffektunterschied ist signifikant.	-62 %	16,0	15,6	0,60	
147	Ja, der Therapieeffektunterschied ist signifikant.	-56 %	14,0	9,9	0,65	
148	Nein, der Therapieeffektunterschied ist im direkten Vergleich signifikant und im indirekten Vergleich nicht signifikant.	-28 %	17,0	10,3	2,31*	
149	Nein, der Therapieeffektunterschied ist im indirekten Vergleich signifikant und im direkten Vergleich nicht signifikant.	-59 %	12,0	14,0	-1,22*	

Meta-Analyse-Nummer	Zeigen der dir. Vgl. und der indir. Vgl. gleichermaßen einen sign. bzw. nicht-sign. Therapieeffektunterschied an?	Zu- bzw. Abnahme der Weite des Konfidenzintervalls[a]	Faktor, größere Anzahl Studien[b]	Faktor, größere Anzahl Probanden[c]	z-Wert	Anmerkungen zur Methodik des Vergleiches und eigenen Berechnungen
150	Nein, der Therapieeffektunterschied ist im direkten Vergleich signifikant und im indirekten Vergleich nicht signifikant.	-60 %	7,5	9,4	-2,16*	Fortsetzung von vorheriger Seite: Durch diese zwei Maßnahmen wurde die Zahl der Meta-Analysen von 66 auf 10 verringert. Alle Angaben der Therapieeffekte sind in Prozent.
151	Nein, der Therapieeffektunterschied ist im indirekten Vergleich signifikant und im direkten Vergleich nicht signifikant.	-50 %	7,0	8,5	-0,32	
152	Ja, der Therapieeffektunterschied ist signifikant.	-64 %	7,5	8,5	-1,72	
153	Nein, der Therapieeffektunterschied ist im indirekten Vergleich signifikant und im direkten Vergleich nicht signifikant.	-59 %	10,0	7,4	0,43	
154	Ja, es gibt keinen signifikanten Therapieeffektunterschied.	-44 %	14,0	4,1	0,28	
155	Ja, es gibt keinen signifikanten Therapieeffektunterschied.	-90 %	Nicht berechenbar aufgrund fehlender Daten	48,0	1,89	Zur Validitätsprüfung wird der Gesamteffektschätzer mit Konfidenzintervall für den indirekten Vergleich nach Bucher berechnet.
156	Ja, es gibt keinen signifikanten Therapieeffektunterschied.	5 %	Nicht berechenbar aufgrund fehlender Daten	9,8	-0,08	
157	Ja, es gibt keinen signifikanten Therapieeffektunterschied.	30 %	Nicht berechenbar aufgrund fehlender Daten	2,3	-0,20	
158	Nein, der Therapieeffektunterschied ist im direkten Vergleich signifikant und im indirekten Vergleich nicht signifikant.	60 %	23,5	25,4	0,88	

Meta-Analyse-Nummer	Zeigen der dir. Vgl. und der indir. Vgl. gleichermaßen einen sign. bzw. nicht-sign. Therapieeffektunterschied an?	Zu- bzw. Abnahme der Weite des Konfidenzintervalls[a]	Faktor, größere Anzahl Studien[b]	Faktor, größere Anzahl Probanden[c]	z-Wert	Anmerkungen zur Methodik des Vergleiches und eigenen Berechnungen
159	Ja, es gibt keinen signifikanten Therapieeffektunterschied.	5 %	78,0	39,4	0,18	Zur Validitätsprüfung wird der Gesamteffektschätzer mit Konfidenzintervall für den indirekten Vergleich nach Bucher berechnet.
160	Ja, es gibt keinen signifikanten Therapieeffektunterschied.	-4 %	48,0	26,7	-0,61	
161	Ja, es gibt keinen signifikanten Therapieeffektunterschied.	57 %	22,0	24,1	0,59	
162	Ja, es gibt keinen signifikanten Therapieeffektunterschied.	12 %	26,7	24,0	0,58	
163	Nein, der Therapieeffektunterschied ist im indirekten Vergleich signifikant und im direkten Vergleich nicht signifikant.	-2 %	16,7	17,2	-1,24	
164	Nein, der Therapieeffektunterschied ist im indirekten Vergleich signifikant und im direkten Vergleich nicht signifikant.	113 %	22,0	12,1	-2,17*	
165	Ja, es gibt keinen signifikanten Therapieeffektunterschied.	80 %	6,0	9,8	-0,37	
166	Ja, es gibt keinen signifikanten Therapieeffektunterschied.	4 %	4,0	6,2	0,38	
167	Ja, es gibt keinen signifikanten Therapieeffektunterschied.	-4 %	4,0	6,2	1,48	
168	Ja, es gibt keinen signifikanten Therapieeffektunterschied.	3 %	4,0	6,2	0,33	Als Effektmaß werden neben dem Odds Ratio auch das relative Risiko und die absolute Risikodifferenz berechnet. Da diese Effektmaße in einander umrechenbar sind und nicht zu anderen Resultaten führen können, werden nur die Ergebnisse für ein Effektmaß (Odds Ratio) in die Analyse übernommen. Probanden aus den Placeboarmen der placebokontrollierten direkt vergleichenden Studien werden für den indirekten Vergleich doppelt gezählt.
169	Ja, es gibt keinen signifikanten Therapieeffektunterschied.	-21 %	9,0	3,5	-1,22	

Meta-Analyse-Nummer	Zeigen der dir. Vgl. und der indir. Vgl. gleichermaßen einen sign. bzw. nicht-sign. Therapieeffektunterschied an?	Zu- bzw. Abnahme der Weite des Konfidenzintervalls[a]	Faktor, größere Anzahl Studien[b]	Faktor, größere Anzahl Probanden[c]	z-Wert	Anmerkungen zur Methodik des Vergleiches und eigenen Berechnungen
						Fortsetzung von vorheriger Seite: Dies ist in den Gesamtprobandenzahlen berücksichtigt. Ohne Doppelzählung wären es 271 Probanden weniger im indirekten Vergleich.
170	Ja, es gibt keinen signifikanten Therapieeffektunterschied.	-10 %	4,0	2,4	2,17*	
171	Ja, der Therapieeffektunterschied ist signifikant.	921 %	22,0	365,2	1,33	
172	Ja, es gibt keinen signifikanten Therapieeffektunterschied.	21 %	11,0	16,4	-0,90	
173	Ja, der Therapieeffektunterschied ist signifikant.	-18 %	11,0	11,0	-0,73	
174	Ja, der Therapieeffektunterschied ist signifikant.	-11 %	11,0	10,5	0,12	
175	Ja, der Therapieeffektunterschied ist signifikant.	1 %	18,0	Nicht berechenbar aufgrund fehlender Daten	-0,42	
176	Ja, der Therapieeffektunterschied ist signifikant.	30 %	6,0	Nicht berechenbar aufgrund fehlender Daten	0,88	
177	Ja, der Therapieeffektunterschied ist signifikant.	67 %	4,0	Nicht berechenbar aufgrund fehlender Daten	-0,20	
178	Ja, es gibt keinen signifikanten Therapieeffektunterschied.	-44 %	34,0	Nicht berechenbar aufgrund fehlender Daten	-0,07	
179	Ja, es gibt keinen signifikanten Therapieeffektunterschied.	-8 %	17,0	Nicht berechenbar aufgrund fehlender Daten	0,19	
180	Ja, es gibt keinen signifikanten Therapieeffektunterschied.	-49 %	11,3	Nicht berechenbar aufgrund fehlender Daten	-0,06	
181	Ja, es gibt keinen signifikanten Therapieeffektunterschied.	-9 %	36,0	Nicht berechenbar aufgrund fehlender Daten	-0,10	

Meta-Analyse-Nummer	Zeigen der dir. Vgl. und der indir. Vgl. gleichermaßen einen sign. bzw. nicht-sign. Therapieeffektunterschied an[a]	Zu- bzw. Abnahme der Weite des Konfidenzintervalls[a]	Faktor, größere Anzahl Studien[b]	Faktor, größere Anzahl Probanden[c]	z-Wert	Anmerkungen zur Methodik des Vergleiches und eigenen Berechnungen
182	Ja, es gibt keinen signifikanten Therapieeffektunterschied.	-49 %	12,0	Nicht berechenbar aufgrund fehlender Daten	-0,13	
183	Nein, der Therapieeffektunterschied ist im direkten Vergleich signifikant und im indirekten Vergleich nicht signifikant.	35 %	3,8	Nicht berechenbar aufgrund fehlender Daten	-0,76	
184	Nein, der Therapieeffektunterschied ist im indirekten Vergleich signifikant und im direkten Vergleich nicht signifikant.	-4 %	5,7	Nicht berechenbar aufgrund fehlender Daten	1,17	
185	Ja, der Therapieeffektunterschied ist signifikant.	-49 %	20,0	Nicht berechenbar aufgrund fehlender Daten	-0,49	
186	Ja, der Therapieeffektunterschied ist signifikant.	-34 %	10,0	Nicht berechenbar aufgrund fehlender Daten	0,92	
187	Ja, der Therapieeffektunterschied ist signifikant.	-9 %	5,5	Nicht berechenbar aufgrund fehlender Daten	-0,57	
188	Ja, der Therapieeffektunterschied ist signifikant.	3 %	12,0	9,2	0,47	
189	Ja, es gibt keinen signifikanten Therapieeffektunterschied.	-31 %	4,0	7,9	-0,04	
190	Ja, es gibt keinen signifikanten Therapieeffektunterschied.	25 %	12,0	6,9	-0,32	
191	Ja, es gibt keinen signifikanten Therapieeffektunterschied.	-2 %	3,0	3,7	0,07	
192	Ja, es gibt keinen signifikanten Therapieeffektunterschied.	37 %	3,0	2,4	0,00	
193	Ja, es gibt keinen signifikanten Therapieeffektunterschied.	-1 %	14,0	Nicht berechenbar aufgrund fehlender Daten	1,18	Die ALLHAT-Studie, die auch direkte Vergleiche vornimmt, wird vom Autor nicht in die Meta-Analyse der direkt vergleichenden Studien eingeschlossen.
194	Ja, es gibt keinen signifikanten Therapieeffektunterschied.	-31 %	22,0	Nicht berechenbar aufgrund fehlender Daten	1,00	
195	Ja, es gibt keinen signifikanten Therapieeffektunterschied.	-21 %	24,0	Nicht berechenbar aufgrund fehlender Daten	0,84	

Meta-Analyse-Nummer	Zeigen der dir. Vgl. und der indir. Vgl. gleichermaßen einen sign. bzw. nicht-sign. Therapieeffektunterschied an?	Zu- bzw. Abnahme der Weite des Konfidenzintervalls[a]	Faktor, größere Anzahl Studien[b]	Faktor, größere Anzahl Probanden[c]	z-Wert	Anmerkungen zur Methodik des Vergleiches und eigenen Berechnungen
196	Ja, es gibt keinen signifikanten Therapieeffektunterschied.	7 %	24,0	Nicht berechenbar aufgrund fehlender Daten	1,25	Die ALLHAT-Studie, die auch direkte Vergleiche vornimmt, wird vom Autor nicht in die Meta-Analyse der direkt vergleichenden Studien eingeschlossen.
197	Ja, es gibt keinen signifikanten Therapieeffektunterschied.	-33 %	25,0	Nicht berechenbar aufgrund fehlender Daten	0,76	
198	Ja, es gibt keinen signifikanten Therapieeffektunterschied.	23 %	28,0	Nicht berechenbar aufgrund fehlender Daten	2,29*	
199	Ja, es gibt keinen signifikanten Therapieeffektunterschied.	-38 %	8,7	Nicht berechenbar aufgrund fehlender Daten	-0,40	
200	Ja, es gibt keinen signifikanten Therapieeffektunterschied.	-41 %	5,8	Nicht berechenbar aufgrund fehlender Daten	0,00	
201	Ja, es gibt keinen signifikanten Therapieeffektunterschied.	-31 %	6,3	Nicht berechenbar aufgrund fehlender Daten	0,39	
202	Ja, es gibt keinen signifikanten Therapieeffektunterschied.	8 %	7,3	Nicht berechenbar aufgrund fehlender Daten	-0,12	
203	Nein, der Therapieeffektunterschied ist im direkten Vergleich signifikant und im indirekten Vergleich nicht signifikant.	-64 %	3,8	Nicht berechenbar aufgrund fehlender Daten	-1,60	
204	Nein, der Therapieeffektunterschied ist im indirekten Vergleich signifikant und im direkten Vergleich nicht signifikant.	-32 %	6,3	Nicht berechenbar aufgrund fehlender Daten	0,13	
205	Ja, es gibt keinen signifikanten Therapieeffektunterschied.	11 %	4,8	3,7	0,08	Unterschiedliche Effektmaße für direkten und indirekten Vergleich gewählt.
206	Ja, es gibt keinen signifikanten Therapieeffektunterschied.	-23 %	4,8	3,7	-0,79	
207	Ja, es gibt keinen signifikanten Therapieeffektunterschied.	-13 %	4,6	3,7	0,36	
208	Ja, der Therapieeffektunterschied ist signifikant.	6 %	4,6	3,6	1,94	
209	Ja, es gibt keinen signifikanten Therapieeffektunterschied.	-20 %	4,5	3,6	-0,71	

Meta-Analyse-Nummer	Zeigen der dir. Vgl. und der indir. Vgl. gleichermaßen einen sign. bzw. nicht-sign. Therapieeffektunterschied an?	Zu- bzw. Abnahme der Weite des Konfidenzintervalls[a]	Faktor, größere Anzahl Studien[b]	Faktor, größere Anzahl Probanden[c]	z-Wert	Anmerkungen zur Methodik des Vergleiches und eigenen Berechnungen
210	Ja, es gibt keinen signifikanten Therapieeffektunterschied.	-2 %	2,2	3,3	0,51	Unterschiedliche Effektmaße für direkten und indirekten Vergleich gewählt
211	Ja, es gibt keinen signifikanten Therapieeffektunterschied.	-14 %	2,2	3,3	0,69	
212	Nein, der Therapieeffektunterschied ist im indirekten Vergleich signifikant und im direkten Vergleich nicht signifikant.	-21 %	2,2	3,2	0,38	
213	Ja, der Therapieeffektunterschied ist signifikant.	-7 %	2,2	3,2	1,77	
214	Ja, es gibt keinen signifikanten Therapieeffektunterschied.	-27 %	2,1	3,2	0,80	
215	Ja, es gibt keinen signifikanten Therapieeffektunterschied.	-25 %	3,0	2,7	-0,39	
216	Ja, es gibt keinen signifikanten Therapieeffektunterschied.	-8 %	1,4	2,3	0,77	
217	Ja, es gibt keinen signifikanten Therapieeffektunterschied.	5 %	2,5	2,1	-0,51	
218	Ja, es gibt keinen signifikanten Therapieeffektunterschied.	-10 %	2,5	2,1	-0,14	
219	Ja, es gibt keinen signifikanten Therapieeffektunterschied.	-12 %	2,5	2,1	0,09	
220	Ja, der Therapieeffektunterschied ist signifikant.	41 %	2,5	2,1	0,65	
221	Ja, es gibt keinen signifikanten Therapieeffektunterschied.	-7 %	2,4	2,1	-0,59	
222	Ja, es gibt keinen signifikanten Therapieeffektunterschied.	0 %	1,6	1,5	-0,09	
223	Ja, es gibt keinen signifikanten Therapieeffektunterschied.	-44 %	6,3	Nicht berechenbar aufgrund fehlender Daten	0,38	

Meta-Analyse-Nummer	Zeigen der dir. Vgl. und der indir. Vgl. gleichermaßen einen sign. bzw. nicht-sign. Therapieeffektunterschied an?	Zu- bzw. Abnahme der Weite des Konfidenzintervalls[a]	Faktor, größere Anzahl Studien[b]	Faktor, größere Anzahl Probanden[c]	z-Wert	Anmerkungen zur Methodik des Vergleiches und eigenen Berechnungen
224	Ja, es gibt keinen signifikanten Therapieeffektunterschied.	-16 %	4,9	Nicht berechenbar aufgrund fehlender Daten	0,07	
225	Ja, es gibt keinen signifikanten Therapieeffektunterschied.	-15 %	5,9	Nicht berechenbar aufgrund fehlender Daten	-0,03	
226	Nein, der Therapieeffektunterschied ist im direkten Vergleich signifikant und im indirekten Vergleich nicht signifikant.	-11 %	5,3	Nicht berechenbar aufgrund fehlender Daten	0,95	
227	Nein, der Therapieeffektunterschied ist im indirekten Vergleich signifikant und im direkten Vergleich nicht signifikant.	-15 %	4,5	Nicht berechenbar aufgrund fehlender Daten	-0,96	
228	Ja, es gibt keinen signifikanten Therapieeffektunterschied.	393 %	9,0	Nicht berechenbar aufgrund fehlender Daten	0,78	Unterschiedliche Effektmaße für dir. und indir. Vgl. gewählt. Umrechnung des Ergebnisses des dir. Vgl. auch auf die Ansicht Abiximab + PCI vs. Tirofiban + PCI durch Kehrwertberechnung.
229	Ja, der Therapieeffektunterschied ist signifikant.	-45 %	4,3	4,9	-0,64	
230	Ja, es gibt keinen signifikanten Therapieeffektunterschied.	-49 %	4,8	14,9	-0,05	
231	Nein, im direkten Vergleich ist eine Therapieoption signifikant überlegen und im indirekten Vergleich die andere.	-12 %	4,3	8,2	4,54*	Umrechnung des Ergebnisses des indirekten Vergleichs auch auf die Ansicht Carbamazepin vs. Phenobarbital durch Kehrwertberechnung.
232	Ja, es gibt keinen signifikanten Therapieeffektunterschied.	-27 %	3,5	6,8	0,09	
233	Ja, der Therapieeffektunterschied ist signifikant.	-10 %	4,8	7,7	-0,47	
234	Ja, es gibt keinen signifikanten Therapieeffektunterschied.	58 %	4,3	7,2	0,93	Der direkte Vergleich enthält im Gegensatz zum indirekten Vergleich sowohl Patienten mit fokalen als auch generalisierten Anfällen.

Meta-Analyse-Nummer	Zeigen der dir. Vgl. und der indir. Vgl. gleichermaßen einen sign. bzw. nicht-sign. Therapieeffektunterschied an?	Zu- bzw. Abnahme der Weite des Konfidenzintervalls[a]	Faktor, größere Anzahl Studien[b]	Faktor, größere Anzahl Probanden[c]	z-Wert	Anmerkungen zur Methodik des Vergleiches und eigenen Berechnungen
235	Ja, es gibt keinen signifikanten Therapieeffektunterschied.	16 %	4,7	6,4	0,82	
236	Ja, es gibt keinen signifikanten Therapieeffektunterschied.	-17 %	6,3	7,2	0,88	
237	Ja, es gibt keinen signifikanten Therapieeffektunterschied.	-6 %	3,4	5,2	0,00	
238	Nein, der Therapieeffektunterschied ist im direkten Vergleich signifikant und im indirekten Vergleich nicht signifikant.	34 %	2,8	4,2	0,14	
239	Nein, im direkten Vergleich ist die eine Therapieoption signifikant überlegen und im indirekten Vergleich die andere.	43 %	3,8	4,8	3,18*	
240	Ja, es gibt keinen signifikanten Therapieeffektunterschied.	-19 %	4,3	4,1	-1,99*	
241	Ja, es gibt keinen signifikanten Therapieeffektunterschied.	-19 %	3,5	3,4	-0,25	
242	Ja, es gibt keinen signifikanten Therapieeffektunterschied.	-16 %	4,8	4,5	-2,17*	
243	Ja, es gibt keinen signifikanten Therapieeffektunterschied.	-49 %	3,4	4,6	0,23	
244	Ja, es gibt keinen signifikanten Therapieeffektunterschied.	-5 %	3,5	5,0	0,10	
245	Ja, es gibt keinen signifikanten Therapieeffektunterschied.	-23 %	3,8	4,5	-0,99	
246	Ja, der Therapieeffektunterschied ist signifikant.	-13 %	4,0	5,5	0,15	
247	Ja, es gibt keinen signifikanten Therapieeffektunterschied.	-10 %	12,0	5,4	0,23	

Meta-Analyse-Nummer	Zeigen der dir. Vgl. und der indir. Vgl. gleichermaßen einen sign. bzw. nicht-sign. Therapieeffektunterschied an?	Zu- bzw. Abnahme der Weite des Konfidenzintervalls[a]	Faktor, größere Anzahl Studien[b]	Faktor, größere Anzahl Probanden[c]	z-Wert	Anmerkungen zur Methodik des Vergleiches und eigenen Berechnungen
248	Ja, es gibt keinen signifikanten Therapieeffektunterschied.	-68 %	6,0	3,7	-1,23	
249	Ja, es gibt keinen signifikanten Therapieeffektunterschied.	-39 %	12,0	3,1	-0,46	

[a] Zu- bzw. Abnahme der Weite des Konfidenzintervalls des Therapieeffektunterschieds aus dem indirekten Vergleich in Relation zur derjenigen aus dem direkten in Prozent. Binäre Daten logarithmiert.
[b] Faktor, um den die Anzahl der in den indirekten Vergleich eingeschlossenen Studien größer ist als die des direkten Vergleichs
[c] Faktor, um den die Anzahl der in den indirekten Vergleich eingeschlossenen Probanden größer ist als die des direkten Vergleichs
* $p < 0,05$

Dir. = Direkt; Indir = Indirekt; Vgl. = Vergleich; Sign. = Signifikant

7.8 Forest-Plots der Diskrepanzen zwischen direkten und indirekten Vergleichen

Nach der verwendeten Methodik des indirekten Vergleichs stratifiziert werden die Diskrepanzen in Forest-Plots dargestellt (siehe Abbildung 24 bis 31, S. 274ff.). Forest-Plots werden im Allgemeinen dazu eingesetzt eine Meta-Analyse graphisch darzustellen.

In dieser Analyse werden nicht die Diskrepanzen sondern die z-Werte ungewichtet gepoolt. Das Ergebnis, der Mittelwert der Beträge der z-Werte, wird im Anschluss an die Forest-Plot-Darstellung im Text angegeben. Die den z-Werten zugrunde liegenden Effektschätzer für die Diskrepanz können im Forest-Plot hinsichtlich ihrer Präzision beurteilt werden. Zudem können statistisch signifikante Diskrepanzen sowohl an einem Betrag des z-Werts erkannt werden, der größer als 1,96 ist, als auch an einem Konfidenzintervall der Diskrepanz, das den Wert „Null" nicht mit einschließt. Die Datensätze (hier synonym als Meta-Analyse-Nummern bezeichnet), die statistisch signifikante Diskrepanz aufweisen, werden ebenfalls im Anschluss an den Forest-Plot benannt.

In den Forest-Plots ist die Trennung nach dichotomen und kontinuierlichen Effektmaßen notwendig, da unterschiedliche Skalierungen für ihre Darstellung gewählt werden mussten. Die dichotomen Daten werden logarithmiert dargestellt. Durch diese mathematische Umformung zeigt bei den dichotomen, wie bei den kontinuierlichen, Daten der Schnittpunkt des Balkens mit dem Wert „Null" einen nicht signifikanten Therapieeffektunterschied an ($\alpha = 0.05$).

Aus Gründen der Übersichtlichkeit werden in den Abbildungen keine weiteren Informationen zu den Meta-Analysen gegeben. Diese können folgenden Tabellen unter den angegebenen Meta-Analyse-Nummern (-Nr.) der entsprechenden Datensätze entnommen werden:

- Tabelle 32 (siehe S. 208ff.) weist Informationen zu Autor und Erscheinungsjahr des Reviews, dem untersuchten Patientenkollektiv, den verglichenen Therapieoptionen, dem gemeinsamen Komparator für den indirekten Vergleich und der Zielgröße auf.
- Tabelle 33 (siehe S. 225ff.) enthält das Effektmaß, die Gesamtzahl der eingeschlossenen Studien und Probanden, den geschätzten Therapieeffektunterschied und die Information, ob Modelle mit festen oder zufälligen Effekten für die Meta-Analyse gewählt wurden.
- Tabelle 34 (siehe S. 240ff.) zeigt die entsprechenden Charakteristika für die direkten Vergleiche.

Nicht-adjustierter indirekter Vergleich

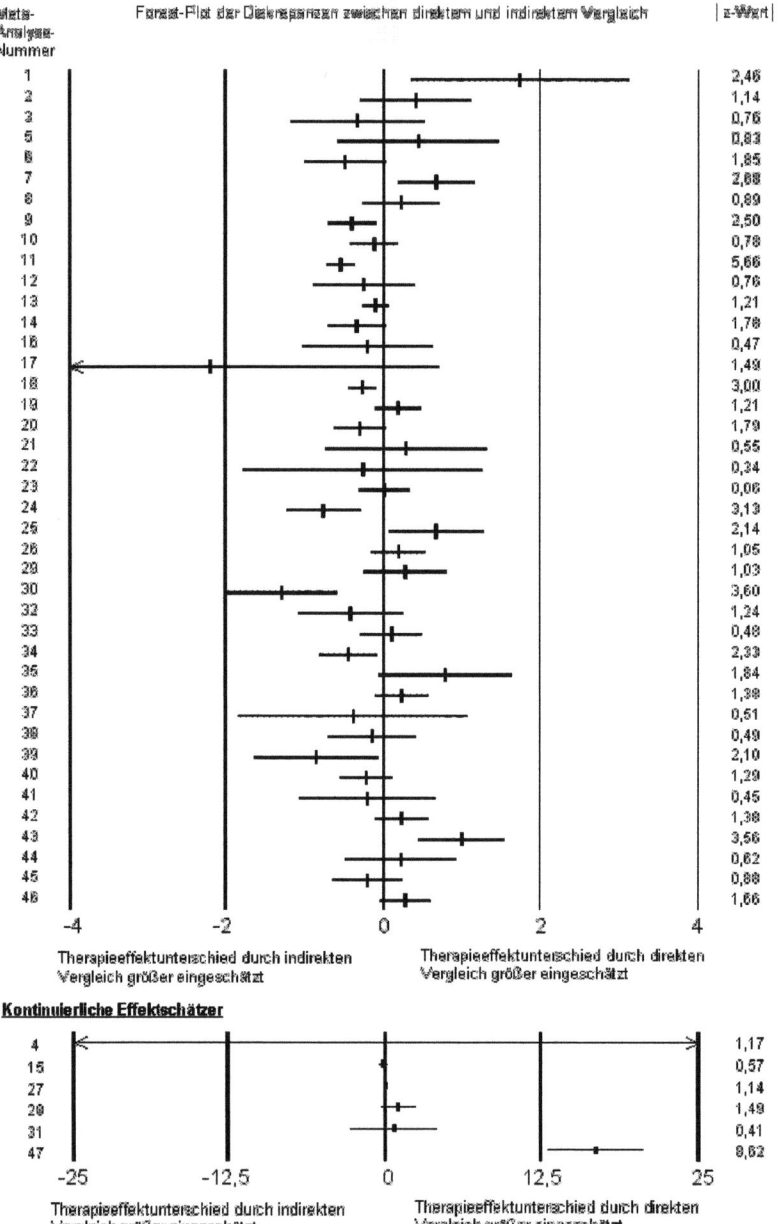

Abbildung 24: Diskrepanz zwischen direktem und indirektem Vergleich bei der Verwendung von nicht-adjustierten indirekten Verfahren

Der Mittelwert der Beträge der z-Werte der 47 Datensätze ist $\overline{|z_{i,j}|}$ = 1,63 [95%KI: 1,20; 2,07].

In zwölf der 47 Datensätze (25,5 % [95%KI: 13,1 %; 38 %]) werden statistisch signifikante Diskrepanzen zwischen den Ergebnissen der direkten und indirekten Vergleiche gefunden: Meta-Analyse-Nummern 1, 7, 9, 11, 18, 24, 25, 30, 34, 39, 43 und 47.

Adjustierter indirekter Vergleich

Eine Betrachtung der Diskrepanzen zwischen direktem und adjustierten indirektem Vergleich nehmen Abbildung 25 bis 27 vor. In Abbildung 25 (siehe S. 276) und 26 (siehe S. 277) werden diejenigen Datensätze, in denen dichotome Effektmaße gewählt wurden, dargestellt. Abbildung 27 (siehe S. 278) ergänzt diejenigen Datensätze, in denen kontinuierlichen Effektmaße eingesetzt wurden.

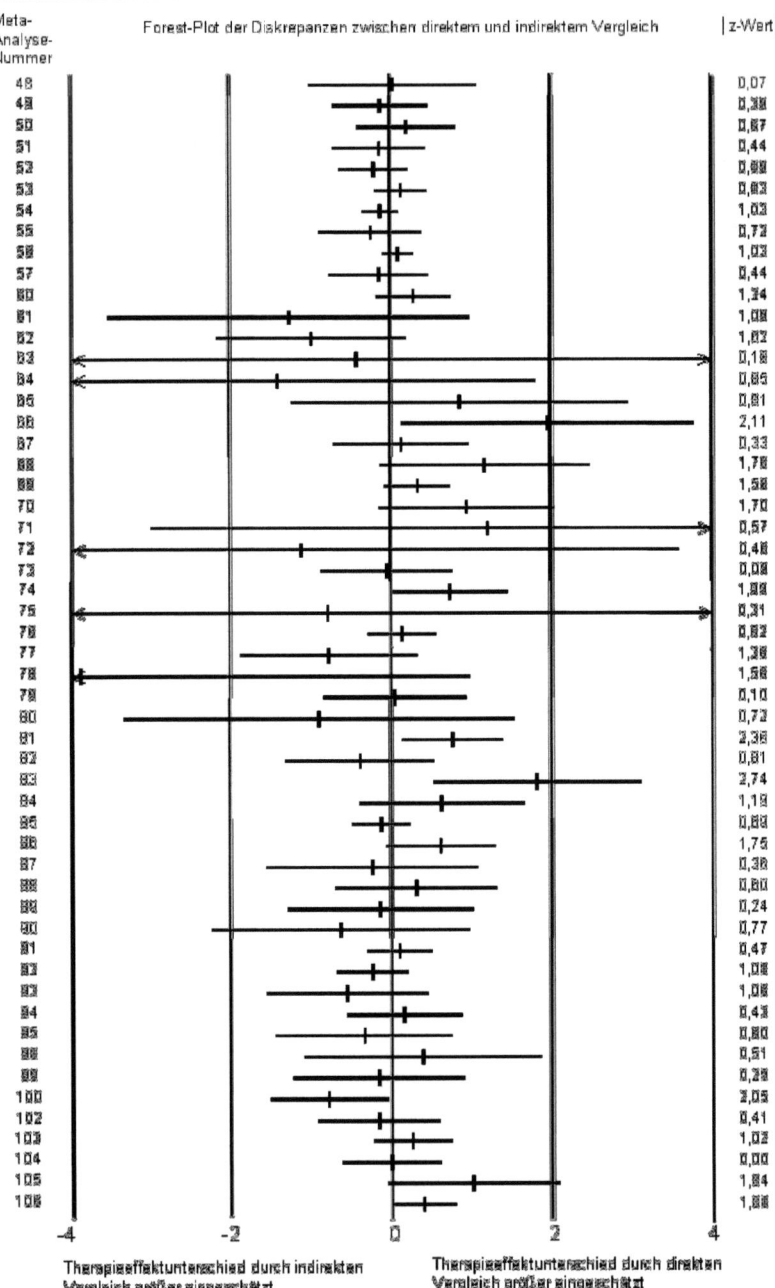

Abbildung 25: Diskrepanz zwischen direktem und indirektem Vergleich bei der Verwendung von adjustierten indirekten Verfahren und dichotomen Daten; Teil 1

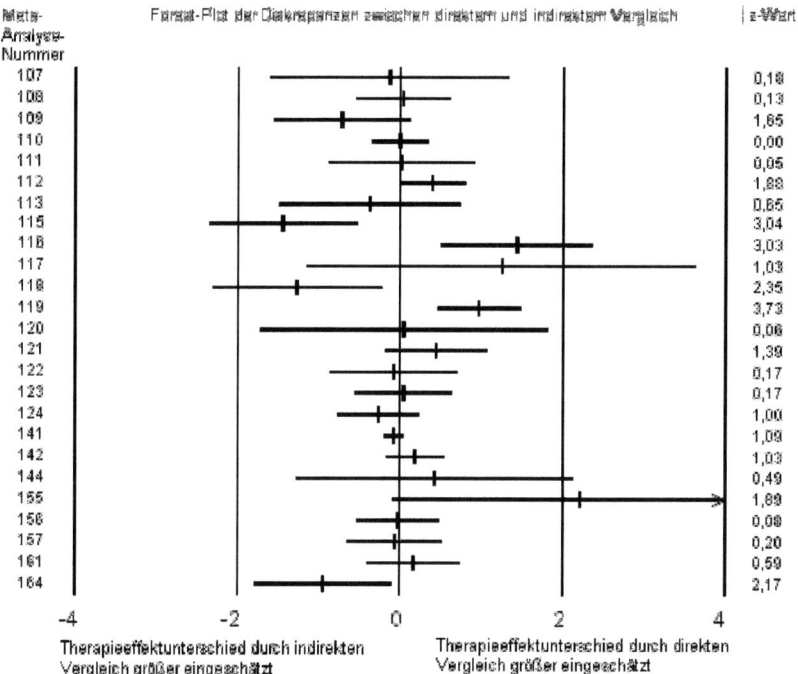

Abbildung 26: Diskrepanz zwischen direktem und indirektem Vergleich bei der Verwendung von adjustierten indirekten Verfahren und dichotomen Daten; Teil 2

Kontinuierliche Effektschätzer

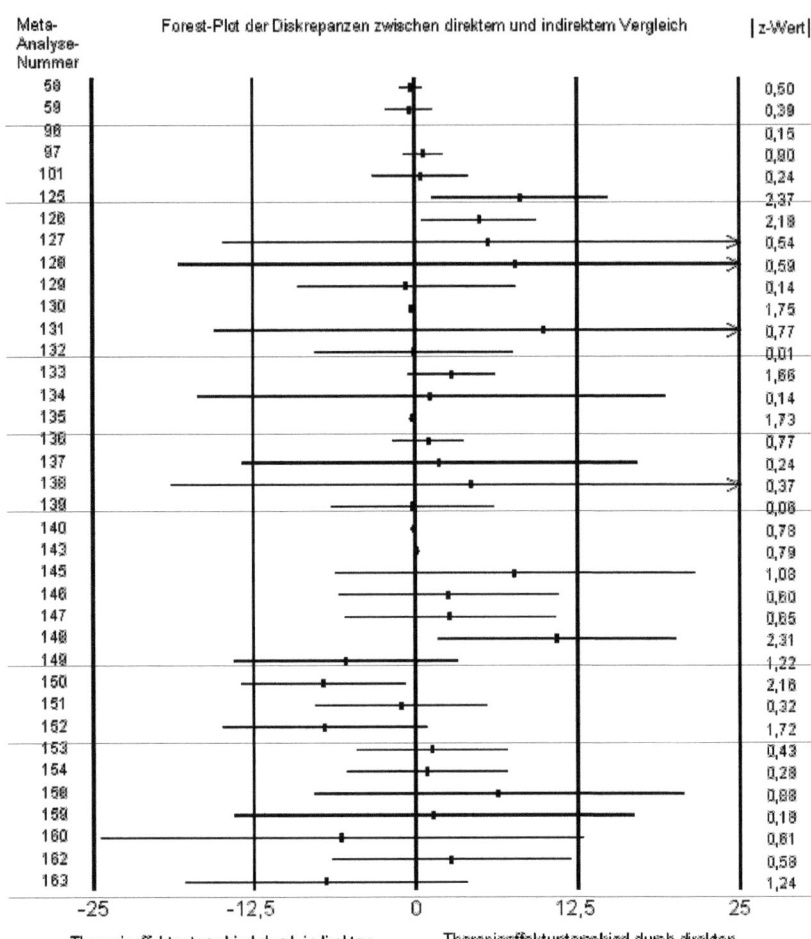

Abbildung 27: Diskrepanz zwischen direktem und indirektem Vergleich bei der Verwendung von adjustierten indirekten Verfahren und kontinuierlichen Daten

Alle 117 Datensätze aus den drei Abbildungen zusammengefasst weisen beim Mittelwert der Beträge der z-Werte einen $\overline{|z_{i,j}|}$ von 0,95 [95%KI: 0,80; 1,09] auf.

Es treten einige extreme Werte auf, deren Diskrepanz zwischen direktem und indirektem Vergleich statistische Signifikanz erreicht (Anteil: 12,1 % [95%KI: 6,1 %; 18 %]). Dies betrifft die folgenden 14 Datensätze: Meta-Analyse-Nr. 66, 74, 81, 83, 100, 115, 116, 118, 119, 125, 126, 148, 150 und 164.

Meta-Regression

In Abbildung 28 sind die Diskrepanzen, die bei dem Einsatz von Meta-Regressionen für den indirekten Vergleich auftraten, im Forest-Plot dargestellt.

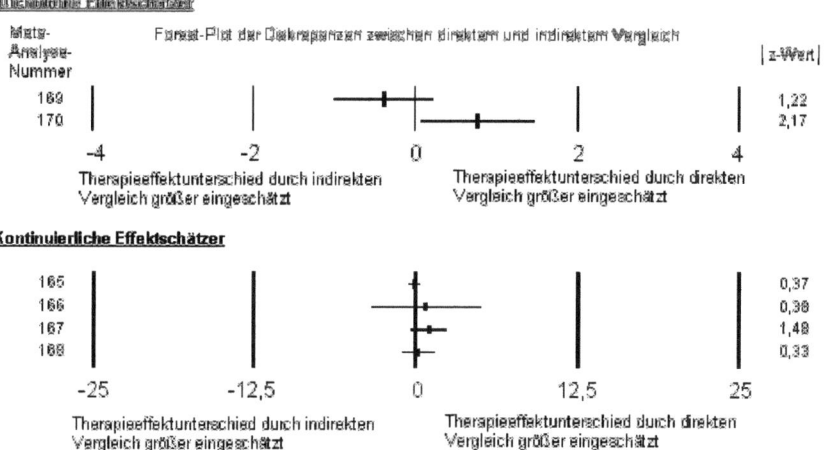

Abbildung 28: Diskrepanz zwischen direktem und indirektem Vergleich bei der Verwendung von Meta-Regressionen für den indirekten Vergleich

Der Mittelwert der Beträge der z-Werte beträgt: $\overline{|z_{i,j}|}$ = 0,99 [95%KI: 0,20 bis 1,79].

Es existiert mit dem Meta-Analysenpaar Nr. 170 ein Datensatz, der statistisch signifikante Diskrepanz aufweist.

Netzwerk-Meta-Analyse

Abbildung 29 stellt die Diskrepanzen zwischen Vergleichen und NMAs dar, die kontinuierliche Effektmaße verwendeten. Abbildung 30 (siehe S. 280) ergänzt weitere Datensätze, die dichotome Effektmaße wählten.

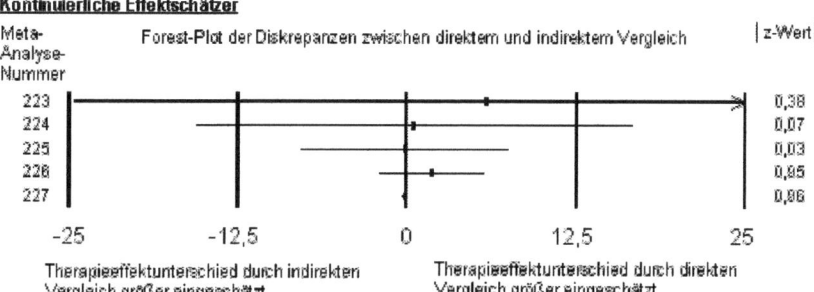

Abbildung 29: Diskrepanz zwischen direktem und indirektem Vergleich bei der Verwendung von NMA mit kontinuierlichen Daten

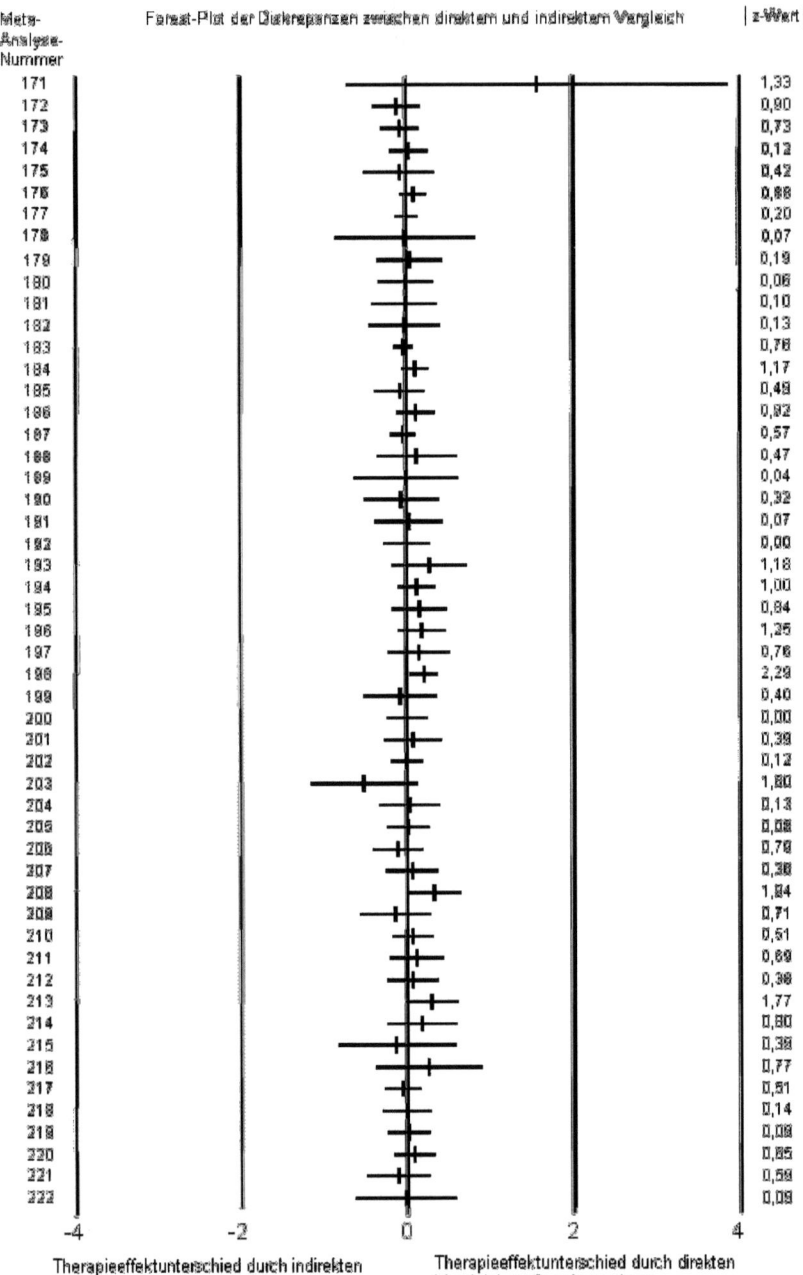

Abbildung 30: Diskrepanz zwischen direktem und indirektem Vergleich bei der Verwendung von NMA mit dichotomen Daten

Der Mittelwert der Beträge der z-Werte ist $\overline{|z_{i,j}|}$ = 0,59 [95%KI: 0,45; 0,73].

Nur ein Datensatz, im Forest-Plot als Meta-Analyse-Nr. 198 erkenntlich, weist signifikante Diskrepanz zwischen den Ergebnissen des direkten und indirekten Vergleichs auf.

Sonstige Methoden für indirekte Vergleiche

In Abbildung 31 sind die Diskrepanzen für die „sonstigen Methoden" dargestellt. Hierbei wurden die Methoden nach Brophy et al. (Meta-Analyse-Nr. 228), Tudur Smith et al. (Meta-Analyse-Nr. 229 bis 245) und Thijs et al. (Meta-Analyse-Nr. 246 bis 249) zusammengefasst. Für die Methodik nach Moore et al. und Hind et al. liegen keine systematischen Reviews vor, in denen auch ein direkter Vergleich durchgeführt worden.ist

Da Brophy et al. und Tudur Smith et al. nur dichotome Effektschätzer verwendeten, sind auch nur diese in Abbildung 31 dargestellt.

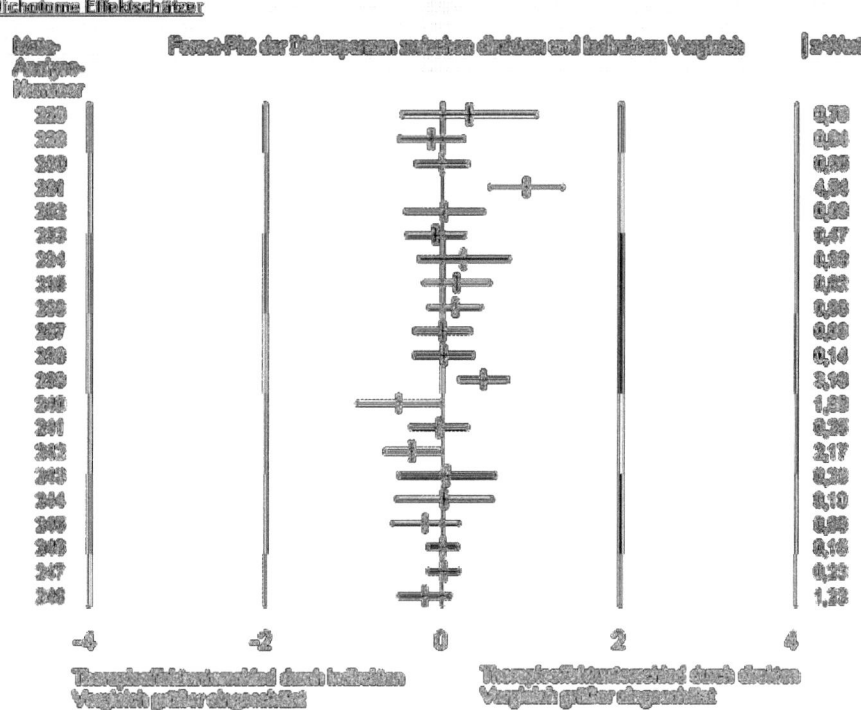

Abbildung 31: Diskrepanz zwischen direktem und indirektem Vergleich bei der Verwendung von sonstigen Methoden

Aufgrund der Unterschiedlichkeit der unter dem Punkt „Sonstige" zusammengefassten Methoden wurde bewusst auf eine Berechnung des Mittelwerts der Beträge der z-Werte verzichtet.

Die Diskrepanzen bei Meta-Analyse-Nr. 231, 239, 240 und 242 erreichen statistische Signifikanz. Diese Datensätze entstammen der Methodik nach Tudur Smith et al.

Die Methoden nach Brophy et al. und Thijs et al. weisen keine signifikanten Diskrepanzen auf. Allerdings steht für beide Methoden nur je ein systematischer Review für die Validitätsprüfung zur Verfügung.

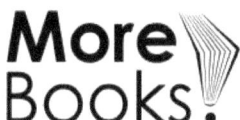

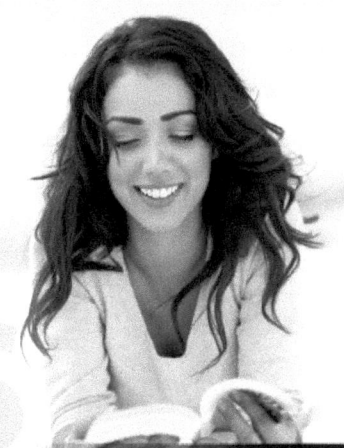

I want morebooks!

Buy your books fast and straightforward online - at one of world's fastest growing online book stores! Environmentally sound due to Print-on-Demand technologies.

Buy your books online at
www.morebooks.shop

Kaufen Sie Ihre Bücher schnell und unkompliziert online – auf einer der am schnellsten wachsenden Buchhandelsplattformen weltweit! Dank Print-On-Demand umwelt- und ressourcenschonend produziert.

Bücher schneller online kaufen
www.morebooks.shop

KS OmniScriptum Publishing
Brivibas gatve 197
LV-1039 Riga, Latvia
Telefax: +371 686 204 55

info@omniscriptum.com
www.omniscriptum.com

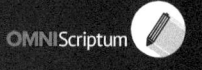

MIX
Papier aus verantwortungsvollen Quellen
Paper from responsible sources
FSC® C105338

Printed by Books on Demand GmbH, Norderstedt / Germany